壮瑶医优势病种诊疗方案

岳桂华　　黄国东　　主编
黄瑾明　　黄汉儒　　主审

化学工业出版社
·北京·

内 容 简 介

本书内容以壮瑶医诊疗优势病种为主，各病种按照气道病、谷道病、水道病、龙路病、火路病及其他进行分类，这些疾病包括现代内科、外科、儿科、妇产科、急诊、五官科等常见病、多发病。每种疾病均给出其壮医病名、中医病名、西医病名，并阐述了每种疾病的症候诊断、治疗方法。在症候诊断中给出各种症候的主症、脉诊、舌诊、目诊及甲诊；在治疗方法中给出了辨证口服壮药汤剂、壮医外治疗法、院内制剂使用、西医治疗原则、护理调摄等内容。在附录中给出了21种壮瑶医非药物疗法操作规程。本书内容丰富实用，特色突出，充分展示了壮瑶医的特色和优势。可供中医药专业人员、民族医专业人员参考阅读。

图书在版编目（CIP）数据

壮瑶医优势病种诊疗方案 / 岳桂华，黄国东主编. —北京：化学工业出版社，2022.10
ISBN 978-7-122-41802-9

Ⅰ.①壮… Ⅱ.①岳…②黄… Ⅲ.①壮医 - 诊疗②瑶医 - 诊疗 Ⅳ.①R29

中国版本图书馆 CIP 数据核字（2022）第 115194 号

责任编辑：赵兰江　　　　　　　　　　装帧设计：张　辉
责任校对：刘曦阳

出版发行：化学工业出版社（北京市东城区青年湖南街13号　邮政编码100011）
印　　装：大厂聚鑫印刷有限责任公司
710mm×1000mm　1/16　印张21　字数399千字　2022年10月北京第1版第1次印刷

购书咨询：010-64518888　　　　　　售后服务：010-64518899
网　　址：http://www.cip.com.cn

定　　价：98.00元　　　　　　　　　　　　版权所有　违者必究

编写人员名单

主　　编　岳桂华　黄国东

主　　审　黄瑾明　黄汉儒

副 主 编　蒋桂江　滕红丽　王成龙　张译敏　曾翠琼
　　　　　马　艳

编　　者　马　艳　王成龙　韦邦宁　王　军　韦进新
　　　　　王凯华　王　强　韦斯军　王振常　甘　娜
　　　　　石慧娟　吕冬宁　刘　涛　米　琨　陈　灵
　　　　　李芳梅　李凤珍　李龙春　陆灵娟　巫　赢
　　　　　肖常青　肖　林　杨体泉　张安东　张　帆
　　　　　张海添　张文捷　张译敏　林　琴　岳桂华
　　　　　周雪珍　胡春明　胡晓玥　唐国都　唐华民
　　　　　徐先增　徐扬凯　秦日昇　卿荣珍　黄国东
　　　　　黄　永　黄　源　蒋桂江　曾翠琼　蔡　利
　　　　　廖炼炼　钟　文　潘惠萍　潘明甫　滕红丽

前言

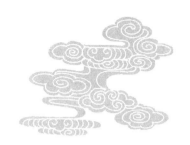

壮族人民从远古的布洛陀时代一路走来，留下了大量的物质文化和口头的、无形的非物质文化遗产，创造了适合岭南地区人民需要的民族医药。随着壮医药学的逐步发展及其与祖国医学的进一步融会贯通，现代壮医药学得到了更进一步的发展，临床应用更加广泛。

随着《中华人民共和国执业医师法》《医疗机构管理条例》《医疗事故处理条例》等一系列法律法规的实施，制定诊疗方案以规范医疗行为成为当务之急。现行的由国家中医药管理局医政司编制的《7个民族41个病种的民族医诊疗方案》对民族医临床实践的诊断和治疗提出了原则性的意见，但是符合广西特色的壮瑶医诊疗方案纳入较少，因此编制能够反映广西国际壮医医院壮瑶医实践经验的诊疗方案十分必要。

为贯彻落实《广西中医药壮瑶医药发展"十四五"规划》（桂政办发〔2022〕12号）精神，按照广西国际壮医医院"11255"工作总思路，进一步强化壮瑶医药特色优势，提高广西国际壮医医院壮瑶医药服务能力和水平，更好地在临床上推广应用壮医独特有效的诊疗技法，在院领导的直接领导下，广西国际壮医医院民族医疗管理办公室组织有关专家编写了本书。编者在前人发掘整理、经验运用的基础上，对各专科的临床常见病、多发病的诊疗方案进行了系统深入的规范化研究，传承和创新并驱，使之从学术理论到临床运用更加系统化、标准化。

本书的内容和体例经过广西国际壮医医院专家广泛的研究与讨论，涉及内科、外科、妇产科、儿科、五官科及急诊科等临床常见病、多发病的壮瑶医诊查要点、辨证用药和外治技术，反映了目前比较成熟、规范的壮瑶医诊疗方法和手段。壮瑶医临床强调辨病辨证、重视外治，这种个体化、整体性的诊疗方法，充分体现了壮瑶医的特色和优势。因此，壮瑶医临床实践可以本书作为指导和参考，以壮瑶医理论为依据，根据患者的实际情况，充分遵循壮医"三气同步""三道两路"等原则,进行诊疗活动。

本书的编写,包含着医院领导和专家对我院医疗工作的期望,也凝结着广西国际壮医医院全体一线医务工作者的智慧与辛勤劳动。编者力求体现广西国际壮医医院壮瑶医等民族医的诊疗特色和医疗水平,但难免有遗漏、不足之处,恳请各位专家、医务人员斧正。

编者

2022 年 4 月

目录

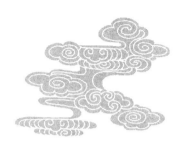

附录　广西国际壮医医院壮、瑶等民族医非药物疗法操作　规程　/260

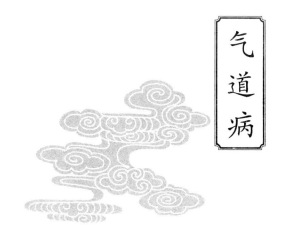

气道病

钵北（社区获得性肺炎）

一、诊断

（一）疾病诊断

壮医诊断：钵北。

中医诊断：咳嗽。

西医诊断：社区获得性肺炎。

（二）证候诊断

主症：咳嗽，或咳声重浊，或干咳作呛弱，或喉间痰鸣，或咳剧气促，或咳声有力，或咳声低微，可兼有咳痰，咽痒，咽痛，胸痛，胸闷不适等。

兼症：根据发病的不同特点可分为以下不同类型。

1. 阳证

（1）风邪犯肺型（风毒型）：发热重，恶寒轻，咳嗽痰白、口微渴，头痛，鼻塞。舌边尖红，苔薄白或微黄，脉浮数。

目诊：见"勒答"白睛上肺支气管反应区，龙路脉络着色鲜红，边界湿润混浊、模糊不清，或脉络多而散乱，分布毫无规则。

甲诊：见甲床色鲜红，甲体平滑，月痕清晰，甲襞均匀，按之血色恢复均匀。

（2）风热毒型：咳嗽频剧，气粗声哑，喉燥咽痛，咳痰不爽，痰黏稠或稠黄，常伴恶风身热，肢体酸楚；舌红苔薄黄。

目诊：见"勒答"白睛上肺支气管反应区，龙路脉络着色鲜红，弯曲增多而散乱，分布无规则。

甲诊：见甲色鲜明，色红，按压甲尖放开后，恢复原色快。

（3）燥热毒型：喉痒干咳，咽喉干痛，唇鼻干燥，无痰或痰少而粘连成丝，不易略出，常伴身热，头痛鼻塞；舌红干少津，苔薄白脉浮数。

目诊：见"勒答"白睛上肺支气管反应区，龙路脉络颜色稍红，弯曲增多，弯度较大。

甲诊：见甲薄而脆，色鲜红，月痕暴露，按压甲尖放开后，恢复原色稍快。

（4）痰浊阻肺型：咳嗽反复，咳声重浊，胸闷，咯白黏痰，晨起痰多，痰黏腻或稠厚成块，伴有疲倦纳呆，腹胀，大便溏。舌淡红，苔白腻，脉滑。

目诊：见"勒答"白睛上肺支气管反应区，龙路脉络着色鲜红，边界湿润混浊、模糊不清，或脉络多而散乱，分布毫无规则。

甲诊：见甲床色鲜红，甲体平滑，月痕清晰，甲襞均匀，按之血色恢复均匀。

（5）痰热壅肺型：高热不退，咳嗽，咳痰黄稠或咳铁锈色痰，胸痛，呼吸气促，口渴烦躁，小便黄赤，伴见大便干燥或便秘。舌红苔黄，脉洪数或滑数。

目诊：见"勒答"白睛上肺支气管反应区，龙路脉络着色鲜红，边界湿润混浊、模糊不清，或脉络多而散乱，分布毫无规则。

甲诊：见甲床色鲜红，甲体平滑，月痕暴露过多，甲襞均匀，按之血色恢复均匀。

2. 阴证

正虚邪恋型：久咳嗽不止，干咳少痰，或风痰中带血丝，口燥咽干，腹胀，神倦纳差。舌淡红苔白腻，或舌红少津，脉细滑或脉细数。

目诊：见"勒答"白睛上肺支气管反应区，龙路脉络着色浅淡，边界湿润混浊、模糊不清，或脉络多而散乱，分布毫无规则。

甲诊：见甲床色淡红或鲜红，甲体可见瘀斑，月痕清晰，甲襞均匀，按之血色恢复缓慢。

二、治疗方法

（一）辨证口服壮药汤剂

1. 阳证

（1）风邪犯肺型

治法：祛风毒，止咳嗽，通气道。

方药：银翘散合麻杏石甘汤加减。

金银花（恩华）10g、连翘 10g、桔梗 15g、荆芥（棵荆该）12g、麻黄 6g、石膏 25g（先煎）、北杏仁 10g、甘草 6g。

（2）风热毒邪型

治法：清热毒，止咳嗽，通气道。

方药：① 肿节风 50g、一点红 50g、马鞭草 15g、鱼腥草 30g，每日 1 剂，水煎服。

② 鱼腥草 30g、银花藤 30g、枇杷叶 10g、桑根 30g、甘草 6g、每日 1 剂，水煎服。

③ 鱼腥草、罗汉果、鬼灯笼、虎杖、七叶莲、不出林、翠云草、油桐寄生各 6g，水煎服，每日 1 剂。

④ 鱼腥草 30g、百合 30g、天冬 15g、麦冬 15g、栀子根 30g、紫苏 10g、每日 1 剂，水煎服。

（3）燥热毒邪型

治法：润燥排毒，止咳嗽，通气道。

方药：① 红毛毡、石上桃、一枝香、桔梗、罗汉果各 10g，陈皮 3g，水煎服，每日 1 剂，治疗肺热咳嗽。

② 水蚕根、石仙桃、吊兰、千年竹、红毛毡、七叶一枝花、通草、罗汉果、红背草各 10g，配猪肺，水煎调蜂蜜服，每日 1 剂。

③ 麦冬 9g、百部 9g、桑根 15g、石仙桃 30g、牛耳朵 30g，每日 1 剂，水煎服。

④ 木蝴蝶 3g、安南子 2g、桔梗 4g、桑白皮 9g、麦冬 9g，每日 1 剂，水煎服。

（4）痰浊阻肺型

治法：化瘀毒，除湿毒，止咳嗽，通气道。

方药：二陈汤合三子养亲汤加减。

法半夏 10g、陈皮 15g（能柑）、苏子 15g、莱菔子 10g、白芥子 15g、茯苓 15g、甘草 6g。

（5）痰热壅肺型

治法：清热毒，止咳嗽，化痰饮，通气道。

方药：清金化痰汤加减。

黄芩 12g、栀子（粉给现）10g、桔梗 12g、麦冬（甲细）15g、浙贝母 15g、陈皮 15g（能柑）、茯苓 15g、桑白皮 12g（楝桑）、知母 10g、瓜蒌仁（冷蛮仿）15g、甘草 6g。

2. 阴证

正虚邪恋型

治法：补气虚，补阴虚，止咳嗽，通气道。

方药：沙参麦冬汤加减。

① 沙参 15g、麦冬（甲细）15g、党参 20g、五味子 10g、茯苓 15g、白术 15g、陈皮（能柑）15g、青蒿（埃虽）10g、黄芩 10g。

② 石仙桃 60g、蜂蜜 30g、柑果皮 60g，浸酒 1000mL，每日服 10～20mL，治老弱久咳。

③ 细茶叶、红糖各适量，炒干，每次取 120g，开水泡服，每日 2 次。

④ 生姜汁、萝卜汁、梨汁、蜂蜜各 120g，白糖 60g，紫苏、杏仁各 30g，制成药膏，常服。

⑤ 向日葵根 90g，水煎服，每日适量，治疗老人咳嗽。

⑥ 猪肺适量、姜汁半杯、蜂蜜 120mL、杏仁 4～9 粒，水煎 30 分钟，睡前将猪肺和药汤一次吃完，每日 1 剂，治疗久咳不止。

⑦ 鲜香附全草（切碎）、蜂蜜各适量，用冷开水适量，浸泡 1 周后服，每次适量，每日 2～3 次，治疗慢性咳嗽。

⑧ 生姜汁、萝卜汁、梨汁、蜂蜜各 120g，白糖 60g，紫苏、杏仁各 30g 制成膏，每日适量服用，治疗慢性久咳。

⑨ 瓜蒌皮、白茅根、卜芥根、一点红、百部根、枇杷叶、铁包金各 10g，柑果皮 15 克，水煎服，每日 1 剂，治老年咳嗽。

（二）壮医外治疗法

根据病情选择运用。

（1）壮医敷贴治疗。

（2）壮医药物竹罐治疗。

（3）壮医药熨治疗。

（4）壮医刺血治疗。

（5）壮医药浴治疗。

（6）壮医滚蛋治疗。

（7）中药硬膏热贴敷治疗（壮药）

适用于阴证、阳证伴胸痛患者。

协定膏药"复方走马胎止痛膏"外敷患者疼痛部位活血通络止痛。

（三）院内制剂使用

杏石清肺合剂，每天三次，每次 40mL，7 天为 1 疗程。

退热止嗽合剂，每天三次，每次 40mL，7 天为 1 疗程。

化饮通肺合剂，每天三次，每次 40mL，7 天为 1 疗程。

（四）西医治疗原则

生活起居

予以抗感染、化痰止咳、雾化吸入等疗法。

（五）护理调摄

1. 生活起居

应注意经常改变体位、翻身、拍背、有效咳嗽咳痰。

（1）阳证：忌剧烈运动、暴晒阳光、避免劳累；宜居于阴凉、空气清新、通风好的住所内，规律生活，适当运动，预防感冒。免潮热及寒湿直接刺激。

（2）阴证：居住环境宜温暖向阳，通风干燥、干净整洁，避免室内过于潮湿，避免淋雨受风寒。

2. 饮食指导

选择高蛋白、高维生素、营养丰富、易消化的食品，药食同源，合理膳食，荤素搭配，七分饱为度，喝汤吃肉，饮茶。多吃新鲜水果、蔬菜等清淡、性平凉的饮食。少吃鱼、虾、蟹及肥甘油腻物、辣椒等，禁食煎炸热性食物。

（1）阴证：可食散寒毒、祛风毒、调补气道、止咳化痰之品，如壮医药膳，姜糖仙人汤、姜葱鸡汤、水莲白芷炖乌鸡、苁蓉茴香羊肉汤、补钵止咳散等。

（2）阳证：可食清热毒、化痰毒、止咳嗽、调气道之品，如壮医药膳，银花五味粥、柚子柠檬鸡汤、腥草海螺茶、壮医畅肺饮等。

3. 情志调理

（1）主动和患者建立良好的关系，消除陌生感和紧张感，使患者愉快地配合治疗和护理。

（2）指导患者通过聊天、听音乐等转移注意力，放松情绪，静心休养。

（3）多与患者介绍有关疾病知识及治疗成功经验，增强患者信心，鼓励患者积极面对疾病。

4. 运动康复

可适当打太极拳，做壮医三气养生操、壮药绣球操等增强体质。

钵叮塞（慢性阻塞性肺疾病）

一、诊断

（一）疾病诊断

壮医诊断：钵叮塞。

中医诊断：肺胀。

西医诊断：慢性阻塞性肺疾病。

（二）证候诊断

1. 阳证

（1）寒饮停肺型：咳逆喘满不得卧，气短气急，咳痰白稀，呈泡沫状，胸部膨满，恶寒，周身酸楚，或有口干不欲饮，面色青暗；舌体胖大，舌质暗淡，舌苔白滑，脉浮紧。

目诊：见"勒答"白睛上肺支气管反应区，龙路脉络着色鲜红，脉络弯曲少、弯度小，边界湿润混浊、模糊不清，或脉络多而散乱，分布毫无规则。

甲诊：见甲色鲜红，甲体薄而脆，月痕暴露过多，甲襞均匀，按之血色恢复缓慢。

（2）痰浊壅肺型：咳嗽痰多，色白黏腻或呈泡沫，短气喘息，稍劳即著，怕风汗多，脘痞纳少，倦怠乏力。舌质偏淡，苔薄腻或厚腻，脉滑。

目诊：见"勒答"白睛上肺支气管反应区，龙路脉络着色深红，脉络弯曲多、弯度大，边界湿润混浊、模糊不清，或脉络多而散乱，分布毫无规则。

甲诊：见甲色鲜红，甲体增厚，月痕暴露清晰，甲襞均匀，按之血色恢复均匀。

（3）痰热郁肺型：咳喘气短，痰黄稠黏，胸憋闷不能平卧，烦躁，大便秘结，小便赤黄，口干渴，面部下肢浮肿，口唇发绀。舌红或紫绛，苔黄或黄腻，脉数或滑数。

目诊：见"勒答"白睛上肺支气管反应区，龙路脉络着色深红，脉络弯曲多、弯度大，边界湿润混浊、模糊不清，或脉络多而散乱，分布毫无规则。

甲诊：见甲色鲜红，甲体增厚，月痕暴露清晰，甲襞均匀，按之血色恢复均匀。

2. 阴证

（1）阳虚水泛型：咳喘加重，动则尤甚，喘不能卧，面浮，下肢肿，甚至一身悉肿。按之凹陷，胸部胀满有水，心悸心慌，咳痰清稀，脘痞纳差，少尿肢冷。舌胖质暗，苔白或白滑腻，脉沉细或沉涩无力。

目诊：见"勒答"白睛上肺支气管反应区，龙路脉络着色鲜红，脉络弯曲少、弯度小，边界湿润混浊、模糊不清，或脉络多而散乱，分布毫无规则。

甲诊：见甲色晦暗，甲体呈弓形，月痕暴露过多，甲襞均匀，按之血色恢复缓慢。

（2）肺肾气虚型：呼吸浅短难续，声低气怯，甚则张口抬肩，倚息不能平卧，咳嗽，痰白如沫，咳吐不利，胸闷心慌，形寒汗出，或腰酸肢冷，小便清长。舌淡紫暗，脉沉细无力。

目诊：见"勒答"白睛上肺支气管反应区，龙路脉络着色鲜红，脉络弯曲少、弯度小，边界湿润混浊、模糊不清，或脉络多而散乱，分布毫无规则。

甲诊：见甲色晦暗，甲体呈弓形，月痕暴露清晰，甲襞均匀，按之血色恢复缓慢。

二、治疗方法

（一）辨证口服壮药汤剂

1. 阳证

（1）寒饮停肺型

治法：散寒毒，化痰毒，调气道。

方药：小青龙汤加减。

麻黄 6g、桂枝 10g（能葵）、干姜 6g、细辛 3g、半夏（楝半夏）10g、炙甘草 6g、白芍 12g、五味子 10g。

（2）痰浊壅肺型

治法：补"咪钵""咪隆"，化痰饮，通气道。

方药：苏子降气汤和三子养亲汤加减。

苏子 15g、白芥子 10g、莱菔子 10g、葶苈子 15g、橘红（卜能盆）15g、法半夏（楝半夏）10g、前胡 10g、茯苓 15g。

（3）痰热郁肺型

治法：清热毒，化痰毒，畅气机。

方药：越婢加半夏汤或桑白皮汤。

麻黄 6g、石膏 20g、甘草 6g、生姜（兴）6g、大枣 10g、半夏（楝半夏）10g

或桑白皮（棵桑）12g、苏子 15g、杏仁 10g、贝母 15g、黄芩 10g、黄连 3g、栀子（粉给现）12g。

2. 阴证

（1）阳虚水泛型

治法：补"咪腰""咪隆"，通调水道、气道。

方药：真武汤加减。

熟附子 15g、茯苓 15g、白术 15g、白芍 12、生姜（兴）3 片。

（2）肺肾气虚证

治法：补"咪钵""咪腰"，调气道，止咳喘。

方药：平喘固本汤和补肺汤加减。

党参 15g、黄芪 15g、甘草 6g、熟地黄 15g、胡桃肉 10g、五味子 10g、灵磁石 25g、紫菀 15g、款冬花 15g、苏子 15g、半夏（棵半夏）10g、橘红（卜能盆）15g。

肺脾两虚者用六君子汤和玉屏风散加减。

（二）壮医外治疗法

根据病情选择运用。

（1）壮医敷贴治疗。

（2）壮医药线点灸治疗。

（3）壮医药熨治疗。

（4）中药硬膏热贴敷治疗（壮药）：适用于阴证、阳证伴胸痛患者。协定膏药"复方走马胎止痛膏"外敷患者疼痛部位活血通络止痛。

（三）院内制剂使用

参芪补气合剂，每天两次，每次 30mL，7 天为 1 疗程。
杏石清肺合剂，每天三次，每次 40mL，7 天为 1 疗程。
苍陈化浊合剂，每日两次，每次 30mL，7 天为 1 疗程。

（四）西医治疗原则

予以抗感染、解痉平喘、雾化吸入、化痰止咳等对症治疗。

（五）护理调摄

1. 生活起居指导

（1）保持室内空气新鲜流通，温湿度适宜。指导患者戒烟，室内勿放鲜花等可能引起过敏的物品，避免花粉及刺激性气体的吸入。

（2）在寒冷季节或气候转变时，及时增减衣物勿汗出当风，在呼吸道传染病流行期间，尽量避免去人群密集的公共场所，避免感受外邪诱发或加重病情。

（3）劳逸结合，起居有常，保证充分的休息和睡眠，病情加重时减少活动量。

2. 饮食指导

（1）阴证

宜进食开郁宣肺、降气平喘的食物，如杏仁粥、萝卜生姜汁、白果煲鸡等。

（2）阳证

进食疏风清热、宣肺化痰、理气止咳的食物，如金银花茶、雪梨银耳百合汤等。

3. 情志调理

（1）采用暗示疗法、认知疗法、移情调志法，帮助患者建立积极的情志状态。

（2）指导患者倾听五音中的商调音乐，抒发情感，缓解紧张焦虑的心态，达到调理气血阴阳的作用。

（3）责任护士多与患者沟通，了解其心理状态，及时予心理辅导。

（4）鼓励家属多陪伴患者，亲朋好友给予情感支持。鼓励病友间相互交流治疗体会，提高认知，增强治疗信心。

4. 功能锻炼

（1）呼吸操：经常做深呼吸，腹式呼吸和缩唇呼气联合应用，提高肺活量，改善呼吸功能。呼吸肌功能锻炼，做腹式呼吸，缩唇深慢呼气，加强呼吸肌的活动，增加膈肌的活动能力，以提高通气量。其方法如下。取仰卧位或半卧位，双膝半屈，站立时上半身略前倾，使腹肌放松，舒缩自如；用鼻吸气，经口缩唇呼气，呼吸要缓慢均匀，不要用力呼气，吸气时腹肌放松，腹部隆起，呼气时腹肌收缩，腹部下陷。开始进行训练时，病人可将一手放在腹部，另一手放在前胸，以便感知胸、腹的起伏。呼吸时应使胸廓保持最小的活动度。腹部可用手适当加压，以增加呼吸时膈肌的活动度，练习数次后，可稍事休息，两手交换位置后继续训练。每日训练 2 次，每次 10 ~ 15 分钟，以后可逐步增加训练次数和时间，并可随意采用各种体位进行练习。注意训练时全身肌肉，特别是辅助呼吸肌要尽量放松。

（2）指导患者进行八段锦、简化太极拳、壮医三气养生操、壮药绣球操的锻炼。

钵管墨（支气管哮喘）

一、诊断

（一）疾病诊断

壮医诊断：钵管墨。
中医诊断：哮病。
西医诊断：支气管哮喘。

（二）证候诊断

1. 阳证

（1）寒痰阻肺型

主症：喉中哮鸣如水鸡声，呼吸急促，喘憋气逆，胸膈满闷如塞。咳不甚，痰少咯吐不爽，色白而多泡沫。舌苔白滑，脉弦紧或浮紧。

目诊：见"勒答"白睛上肺支气管反应区，龙路脉络着色鲜红，边界湿润混浊、模糊不清，或脉络多而散乱，分布毫无规则。

甲诊：见甲床色鲜红，甲体平滑，月痕清晰，甲襞均匀，按之血色恢复均匀。

（2）痰热郁肺型

主症：喉中痰鸣如吼，喘而气粗息涌，胸高胁胀，咳呛阵作。咳痰色黄或白，黏浊稠厚，排吐不利。舌苔黄腻、质红，脉滑数。

目诊：见"勒答"白睛上肺支气管反应区，龙路脉络着色鲜红，边界湿润混浊、模糊不清，或脉络多而散乱，分布毫无规则。

甲诊：见甲床色鲜红，甲体平滑，月痕清晰，甲襞均匀，按之血色恢复均匀。

（3）风痰闭阻型

主症：喉中痰涎壅盛，声如拽锯，或鸣声如吹哨笛，喘急胸满，但坐不得卧，咳痰黏腻难出，或为白色泡沫痰液，面色青黯，起病多急，常倏忽来去，发前自觉鼻、咽、眼、耳发痒，喷嚏、鼻塞、流涕、胸部憋塞，随之迅即发作。舌苔厚浊，脉滑实。

目诊：见"勒答"白睛上肺支气管反应区，龙路脉络着色鲜红，边界湿润混浊、模糊不清，或脉络多而散乱，分布毫无规则。

甲诊：见甲床色鲜红，甲体平滑，月痕清晰，甲襞均匀，按之血色恢复均匀。

2. 阴证

肺气亏虚型

主症：喉中哮鸣如鼾，声低，气短息促，动则喘甚，发作频繁，甚则持续喘哮，口唇爪甲青紫，咳痰无力，痰涎清稀或质黏起沫，面色苍白或颧红唇紫，口不渴或咽干口渴，形寒肢冷或烦热。舌质淡或偏红，或紫黯，脉沉细或细数。

目诊：见"勒答"白睛上肺支气管反应区，龙路脉络着色浅淡，边界湿润混浊、模糊不清，或脉络多而散乱，分布毫无规则。

甲诊：见甲床色淡红或鲜红，甲体可见瘀斑，月痕清晰，甲襞均匀，按之血色恢复缓慢。

二、治疗方法

（一）辨证口服壮药汤剂

1. 阳证

（1）寒痰阻肺型

治法：宣肺散寒，化痰平喘。

方药：射干麻黄汤或小青龙汤加减方加减。

射干（棵射干）10g、麻黄6g、生姜（兴）6g、细辛3g、紫菀15g、款冬花12、五味子10g、法半夏10g、大枣5枚。

（2）痰热郁肺型

治法：清热宣肺，化痰定喘。

方药：定喘汤加减。

生白果（白果）10g、麻黄6g、苏子15g、甘草6g、款冬花15g、杏仁10g、桑白皮（棵桑）15g、黄芩10g、法半夏（棵半夏）10g。

（3）风痰闭阻型

治法：祛风涤痰，降气平喘。

方药：三子养亲汤加减。

苏子15g、白芥子10g、莱菔子12g、葶苈子15g、苏叶（萌紫苏）12g、防风12g、前胡10g、蝉蜕（赌频）10g、炒僵蚕12g。

2. 阴证

肺气亏虚型

治法：补肺益气，平喘定哮。

方药：六君子汤加减。

法半夏（棵半夏）10g、陈皮（能柑）15g、党参 15g、白术 12g、茯苓 15g、甘草 6g 等。

（二）壮医外治疗法

根据病情选择运用。

（1）壮医敷贴治疗。

（2）壮医药熨治疗。

（3）壮医药线点灸治疗。

（三）院内制剂使用

参芪补气合剂，每天两次，每次 30mL，7 天为 1 疗程。

化饮通肺合剂，每天三次，每次 40mL，7 天为 1 疗程。

苍陈化浊合剂，每天两次，每次 30mL，7 天为 1 疗程。

（四）西医治疗原则

予以解痉平喘，雾化吸入，氧疗，必要时抗感染等治疗。

（五）护理调摄

1. 生活起居指导

注意保暖，避风寒和暑热等。发作时卧床休息，重者取半卧位或端坐位；冷哮、虚哮证者的病室宜向阳温暖，胸背部保暖；热哮证患者的室温宜偏凉；痰黏稠难咳出时，注意翻身拍背。

2. 饮食指导

饮食宜清淡，忌食肥甘油腻、生冷、辛辣和海鲜发物，防止生痰生火。不宜过饱、过饥或过咸。保持大便通畅。戒烟戒酒。喘憋多汗者嘱多饮水。

（1）阴证：宜进补肺益气，平喘定哮的食物，如培土生金汤（五指毛桃、白术、茯苓、陈皮、生姜片）、参苓粥（党参、茯苓、生姜、粳米）等。

（2）阳证：进食清热宣肺、祛风涤痰、降气平喘的食物，如莱菔子粳米粥（莱菔子、粳米）、杏仁猪肺粥（杏仁、猪肺、粳米）等。

3. 情志调理

（1）采用暗示疗法、认知疗法、移情调志法，帮助患者建立积极的情志状态。

（2）指导患者倾听五音中的商调音乐，抒发情感，缓解紧张焦虑的心态，达到调理气血阴阳的作用。

4.运动康复

（1）急性发作期易休息，待哮喘症状控制后，积极参加体育锻炼，尽可能改善肺功能，最大程度恢复劳动能力，并预防疾病发展为不可逆气道阻塞，防止发生猝死。

（2）指导患者进行八段锦、壮医三气养生操的锻炼。

钵嗒（支气管肺癌）

一、诊断

（一）疾病诊断

壮医诊断：钵嗒。

中医诊断：肺癌病。

西医诊断：支气管肺癌。

（二）证候诊断

1. 阳证

（1）气道热毒型：咳吐黄痰，口苦身热，尿赤便结。舌红，苔黄，脉滑。

目诊：见"勒答"龙路脉络多，色鲜红，右眼11点或左眼1点方向可见薄雾状阴影圈，中间可有黑色瘀点

甲诊：见指甲颜色鲜红或深红，胬肉甲、红紫甲、横沟甲。

（2）气道燥毒型：干咳少痰，口干咽燥，形体消瘦，五心烦热。舌质红，苔少，脉细数。

目诊：见"勒答"龙路脉络色红，右眼11点或左眼1点方向见薄雾状阴影圈，中间可有黑色瘀点。

甲诊：见甲床中间凸起，见扭曲甲。

2. 阴证

（1）气道湿毒型：胸闷喘憋，面浮肢肿，恶心纳呆，咳吐痰涎，痰多色白。舌质淡红，苔白腻，脉滑。

目诊：见"勒答"龙路脉络边界浸润模糊混浊，右眼11点或左眼1点方向右眼11点或左眼1点方向见薄雾状阴影圈，中间可有黑色瘀点

甲诊：见指甲增厚，凹凸不平，鱼鳞甲。

（2）气道瘀毒型：胸部疼痛，痛处固定，肌肤甲错，日渐消瘦，口干喜饮，肢体麻木，出血，健忘等。舌质暗红，苔白，脉涩。

目诊：见"勒答"龙路脉络暗红，右眼11点或左眼1点方向可见黑斑、黑点。

甲诊：见癥瘕甲。

（3）气血两虚型：咳喘无力，神疲乏力，少气懒言，面色无华，头晕眼花，乏力心悸。舌质淡，苔白，脉细弱。

目诊：见"勒答"龙路脉络弯曲较多，弯度较大，右眼 11 点或左眼 1 点方向黑斑、黑点，边缘浸润。

甲诊：见羹匙甲、萎缩甲、暴脱甲、葱管甲。

（4）气阴两虚证：咳嗽有痰或无痰，神疲乏力，汗出气短，口干发热，午后潮热，手足心热，有时心悸。舌质红苔薄或舌质胖有齿痕，脉细。

目诊：右眼 11 点或左眼 1 点方向出现黑斑、黑点，脉络分散模糊。

二、治疗方法

（一）辨证口服壮药汤剂

1. 阳证

（1）气道热毒型

治法：调气道，祛热毒。

方药：可辨证选用壮药矮地茶（茶堆）、青天葵（棵盟朵）、白英（勾奔高）、铁包金（勾吼糯）、鱼腥草（枰危）、半枝莲（那松虽）、白花蛇舌草（雅凛偶）等及千金苇茎汤加减。

① 苇茎 30g、冬瓜子 30g、薏苡仁（吼茸）20g、桃仁 12g、矮地茶（茶堆）15g、青天葵（棵盟朵）15g、白英（勾奔高）30g、铁包金（勾吼糯）15g、半枝莲（那松虽）15g、白花蛇舌草（雅凛偶）15g。

② 二陈汤加减：陈皮（能柑）6g、法半夏 10g、茯苓 10g、白术 10g、党参 10g、薏苡仁（吼茸）10g、燀苦杏仁 6g、瓜蒌 10g、黄芩 10g、鱼腥草（枰危）10g、半枝莲（那松虽）5g、白花蛇舌草（雅凛偶）5g 等。

（2）气道燥毒型

治法：调气道，化燥毒。

方药：可辨证选用壮药青天葵（棵盟朵）、枇杷叶（盟比巴）、沙参、地骨皮（枸杞根）、半枝莲（那松虽）、白花蛇舌草（雅凛偶）等及生脉饮加减。

人参 10g、北沙参 20g、麦冬 15g、生甘草 5g、五味子 5g、青天葵（棵盟朵）15g、枇杷叶（盟比巴）12g、地骨皮（枸杞根）12g。

2. 阴证

（1）气道湿毒型

治法：调气道，祛湿毒。

方药：可辨证选用壮药矮地茶（茶堆）、土茯苓（勾浪蒿）、蛇六谷、陈皮

（能柑）、半枝莲（那松虽）、白花蛇舌草（雅凛偶）等及二陈汤加减。

陈皮（能柑）15g、茯苓 15g、法半夏 20g、杏仁 15g、土茯苓（勾浪蒿）30g、矮地茶（茶堆）15g、半枝莲（那松虽）15g、白花蛇舌草（雅凛偶）15g。

（2）气道瘀毒型

治法：调气道、祛瘀毒。

方药：可辨证选用壮药毛冬青（雅火冬）、七叶莲（勾镇楣）、铁包金（勾吼耩）、田七（棵点镇）、半枝莲（那松虽）、白花蛇舌草（雅凛偶）等及血府逐瘀汤加减。

桃仁 12g、红花 9g、当归 9g、生地黄 9g、牛膝 9g、川芎 5g、桔梗 5g、赤芍 6g、枳壳 6g、甘草 6g、柴胡 3g、铁包金（勾吼耩）12g、毛冬青（雅火冬）30g、半枝莲（那松虽）15g、白花蛇舌草（雅凛偶）15g。

（3）气血两虚型

治法：益气养血，平衡嘘勒。

方药：可辨证选用壮药黄花倒水莲（棵华现）、鸡血藤（勾勒给）、牛大力（勾两抹）、五指毛桃（棵西思）、当归藤（勾当归）、半枝莲（那松虽）、白花蛇舌草（雅凛偶）等及八珍汤加减。

党参 30g、白术 12g、白茯苓 12g、当归 12g、川芎 12g、白芍药 12g、熟地 15g、炙甘草 5g、牛大力（勾两抹）20g、五指毛桃（棵西思）20g、当归藤（勾当归）15g、鸡血藤（勾勒给）15g。

（4）气阴两虚型

治法：益气养阴。

方药：沙参麦冬汤加减。

生黄芪 10g、沙参 10g、麦冬 10g、玉竹 10g、百合（邦酐）10g、浙贝母 10g、㷷苦杏仁 6g、半枝莲（那松虽）5g、白花蛇舌草（雅凛偶）5g 等。

（二）壮瑶医外治疗法

根据病情选择运用。

（1）壮医敷贴治疗：适用于肿瘤胃肠道症状、恶性胸腹腔积液、肿块、疼痛等。

用药：高良姜（棵兴王）、公丁香、豆豉姜（高京虽）、吴茱萸、蟾蜍皮（能唝酬）、了刁竹、七叶莲（勾镇楣）、两面针（棵剩咯）、乳香、大黄、芒硝（胸腔积液者加葶苈子、花椒、防己等）等药物各适量，制成药饼。将药饼外敷肚脐或辨证选用的穴位，每天 1 次，1 周为 1 个疗程。必要时加电磁波谱治疗仪（TDP）或灸法。

（2）瑶医佩药治疗。

（3）壮医经筋针刺治疗。

（4）壮医药线点灸治疗。

（三）院内制剂使用

（1）扶正胶囊（批准文号：桂药制字 M20120001）：口服，一次 3 ～ 5 粒，每日 3 次。可通龙路、火路，调谷道，调气补虚。可以用于气血虚弱型。或在治疗过程中出现恶心、纳差等胃肠道反应时使用。

（2）排毒胶囊（批准文号：桂药制字 M20120002）：口服，一次 3 ～ 5 粒，每日 3 次。清热毒、除湿毒、祛风毒，通龙路、火路，调谷道、水道。可用于气道湿毒或气道瘀毒证。

（四）辨证选择中壮成药

（1）华蟾素胶囊（0.25g/ 粒）

用法：解毒、消肿、止痛。

用量：2 粒 / 次，3 次 / 日。

（2）复方斑蝥胶囊（0.3g/ 片）

用法：破血消瘀、攻毒蚀疮。

用量：3 粒 / 次，2 次 / 日。

（五）中医治疗

（1）中药硬膏热贴敷治疗。

（2）雷火灸。

（3）耳针（耳穴压豆）疗法。

（六）西医治疗原则

根据卫健委最新《原发性肺癌诊疗规范》和NCCN《原发性肺癌临床实践指南》等，结合患者的疾病状态选择治疗方案及周期数。

外科手术：肺癌的治疗方法中，除Ⅲb及Ⅳ期外，应以手术治疗或争取手术治疗为主导，依据不同期别、病理组织类型，酌加放射治疗、化学治疗和免疫治疗进行综合治疗。凡无手术禁忌证，明确诊断为肺癌或高度怀疑为肺癌者，可根据具体情况选择术式。若术中发现病变已超出可切除的范围，但原发癌仍可切除者宜切除原发灶，这称为减量手术，但原则上不做全肺切除，以便术后辅助其他治疗。

（七）护理调摄

1. 生活起居

保持病房空气新鲜、温湿度适宜，避免灰尘及刺激性气味。保持口腔清洁，咳痰后以淡盐水或漱口液漱口。

病室安静，防外邪入侵。适当活动，以不感觉劳累为主。重症者卧床休息，保持呼吸道通畅。

咳嗽咳痰：痰液黏稠难咳者，可变换体位。长期卧床、咳嗽无力的患者，协助翻身拍背（咳血及胸腔积液者禁翻身拍背）。教会患者有效咳嗽、咳痰、深呼吸的方法。持续咳嗽时，可频饮温开水或薄荷叶泡水代茶饮，减轻咽喉部的刺激。坚持用壮医敷贴疗法。

咳血：指导患者不用力吸气、屏气、剧咳，喉间有痰轻轻咳出。少量咳血静卧休息；大量咳血绝对卧床，头低脚高位，头偏向健侧，尽量少语、少翻身。

胸痛：给予舒适体位，避免体位突然改变。胸痛严重者，宜患侧卧位。避免剧烈咳嗽，必要时用手按住胸部疼痛处，以减轻胸痛。骨转移患者，应减少活动，下床活动者应使用拐杖，注意做好跌倒护理措施。

气促胸闷：取半卧位或半坐卧位，减少说话等活动，避免不必要的体力消耗。

2. 饮食调理

阳证：忌食辛辣、煎炸、滋腻、生冷食物，宜食马齿苋、蔬菜、荸荠、山药、田七、山楂、陈皮、茉莉花茶、玫瑰花茶、陈皮山楂茶

阴证：忌食滋腻、寒凉、生冷、煎炸食物，宜食滋补类食物如瘦肉、蛋类、桂圆、枸杞、栗子、莲子、山药、薏苡仁、千斤拔等

3. 情志调摄

保持心情舒畅，避免不良的情志刺激，切勿过悲、忧、思、恐等，以免影响气机运行。

4. 运动康复

在病情许可的情况下，可适当活动，以助气血流畅，指导患者进行壮医三气养生操；指导患者倾听五音中的商调音乐，抒发情感，缓解紧张焦虑的心态，达到调理气血阴阳的作用。

嘞爷唪墨（小儿支气管肺炎）

一、诊断

（一）疾病诊断

壮医诊断：嘞爷唪墨。

中医诊断：肺炎喘嗽。

西医诊断：小儿支气管肺炎。

（二）证候诊断

1. 阳证

（1）风热闭肺型：发热恶风，微有汗出，咳嗽气急，痰多，痰黏稠或黄，口渴咽红。舌红，苔薄白或黄，脉浮数，指纹浮紫或紫滞。

目诊：见"勒答"白睛脉络深红、粗大，弯曲增多。

甲诊：见甲呈红色，按压右手食指指甲血色归根。

（2）痰热闭肺型：发热，烦躁，咳嗽喘促，气急鼻扇，喉间痰鸣，口唇青紫，面赤口渴，胸闷胀满，泛吐痰涎。舌质红，舌苔黄腻，脉滑数，指纹紫滞。

目诊：见"勒答"白睛脉络深红、粗大，弯曲增多。

甲诊：见甲呈红色，按压右手食指指甲血色归根。

（3）邪陷厥阴型：壮热烦躁，神昏谵语，四肢抽搐，口噤项强，两目窜视。舌质红绛，指纹青紫，可达命关，或透关射甲。

目诊：见"勒答"白睛脉络鲜红、延伸。

甲诊：见甲呈红色，按压右手食指指甲血色归根。

2. 阴证

（1）风寒闭肺型：恶寒发热，无汗，呛咳气急，痰白而稀，口不渴，咽不红。舌质不红，舌苔薄白或白腻，脉浮紧，指纹浮红。

目诊：见"勒答"白睛脉络鲜红、延伸。

甲诊：见甲色淡，按压甲尖放开后恢复原色较快。

（2）阴虚肺热型：病程较长，低热盗汗，干咳无痰，甚至咳痰带血，面色潮红，手足心热，口干欲饮，小便黄少。舌苔少或花剥，脉细数或指纹淡紫。

目诊：见"勒答"白睛脉络鲜红、延伸。

甲诊：见甲色鲜红，按压甲尖放开后较快恢复原色。

（3）肺脾气虚型：低热起伏不定，面色少华，咳嗽无力，痰多，神疲倦怠，动则汗出，纳差便溏。舌质淡，苔薄白或腻，脉细数无力或指纹淡红。

目诊：见"勒答"白睛脉络浅淡。

甲诊：见甲色青紫或甲床苍白，按压甲尖放开后较慢恢复原色。

（4）心阳虚衰型：突然面色苍白，口唇青紫，呼吸困难，或呼吸浅促，额汗不温，四肢厥冷，烦躁不安，或神萎淡漠，肝脏迅速增大。舌质略紫，苔薄白，脉细弱而数，指纹青紫，可达命关。

目诊：见"勒答"白睛脉络鲜红、延伸。

甲诊：见甲色淡，按压甲尖放开后恢复原色较慢，可见紫绀甲。

二、治疗方法

（一）辨证口服壮药汤剂

1.阳证

（1）风热闭肺型

治法：辛凉宣肺，祛毒化痰，通气止咳。

方药：恩华（金银花）6g、棵薄荷（薄荷）6g、连翘6g、棵坑补（淡竹叶）9g、棵荆该（荆芥）9g、淡豆豉6g、桔梗10g、牛蒡子10g、鲜苇根10g、麻黄6g、杏仁9g、石膏15g、甘草6g。

（2）痰热闭肺型

治法：祛毒化痰，通气止咳，宣肺定喘。

方药：麻黄6g、杏仁9g、石膏15g、儿茶6g、桑白皮（棵桑）8g、虎杖（棵天岗）6g、葶苈子8g、生姜（兴）6g、大枣9g、甘草6g。

（3）邪陷厥阴型

治法：平肝熄风，清心开窍，祛毒化痰，通气止咳。

方药：羚羊角5g、钩藤（勾刮欧）9g、僵蚕6g、桑叶（盟娘侬）9g、生地黄9g、栀子（粉给现）9g、菊花（华库农）9g、茯神9g、郁金（竞闲）6g、浙贝母9g、白芍10g、黄芩5g、竹茹8g、黄连3g、甘草5g。

2.阴证

（1）风寒闭肺型

治法：辛温宣肺，祛毒化痰，通气止咳。

方药：麻黄 6g、苦杏仁 9g、荆芥（棵荆该）9g、淡豆豉 9g、前胡 9g、紫苏叶（盟紫苏）10g、桔梗 9g、防风 9g、甘草 6g。

（2）阴虚肺热型

治法：祛毒化痰，通气止咳，养阴清热。

方药：沙参 9g、麦冬（甲细）10g、玉竹 10g、天花粉（壤补龙）9g、桑白皮（棵桑）9g、款冬花 10g、白扁豆（督扁）10g、甘草 5g。

（3）肺脾气虚型

治法：祛毒化痰，通气止咳，健脾益气。

方药：党参 15g、白术 10g、茯苓 10g、五味子 5g、麦冬（甲细）10g、陈皮（能柑）6g、半夏（棵半夏）8g、紫菀 9g、莱菔子 8g、甘草 5g。

（4）心阳虚衰型

治法：益气温阳，救逆固脱，通气止咳，补虚。

方药：人参 10g、附子（黑顺片）10g、龙骨 15g、牡蛎（甲虽）15g、白芍 10g、甘草 6g。

（二）壮瑶医外治疗法

根据病情选择运用。

（1）壮医敷贴治疗。

（2）小儿经筋推拿。

（3）壮医滚蛋治疗。

（三）西医治疗原则

（1）一般治疗：空气流通；营养均衡充足；经常翻身，拍背，以利于痰液排出；注意隔离，预防交叉感染。

（2）抗感染治疗

① 抗生素治疗：明确为细菌感染或病毒感染继发细菌感染的应使用抗生素。

② 抗病毒治疗：常用磷酸奥司他韦、α-干扰素，可口服、滴鼻、雾化吸入和静脉点滴。

（3）对症治疗：吸氧、保持呼吸道通畅、降温止惊治疗。

（4）糖皮质激素的应用：适用于气喘明显或炎症反应较重的患儿。

（5）并发症的治疗：肺炎合并心力衰竭、中毒性脑病、抗利尿激素异常分泌综合征、脓胸、脓气胸、佝偻病、贫血、营养不良者，应积极治疗。

（6）生物制剂：重症患儿可酌情给予血浆和静脉注射用丙种球蛋白（IVIG）。

（四）护理调摄

（1）生活起居：注意休息，保暖，通风。

（2）饮食调理：多饮温水，清淡饮食，少吃海鲜、肥甘厚腻、辛辣食品，禁食煎炸热性食物。

（3）运动康复：康复后加强身体锻炼，增强抗病能力。

楞涩（鼻炎）

一、诊断

（一）疾病诊断

壮医诊断：楞涩。

中医诊断：鼻鼽、鼻渊、鼻窒。

西医诊断：鼻炎（急性鼻炎、慢性鼻炎、萎缩性鼻炎、变态反应性鼻炎等）。

（二）证候诊断

1. 阳证

湿热型：鼻塞渐甚，鼻涕黄稠，鼻窍内闷胀感较重，鼻痒，频打喷嚏，可伴有口干口渴，发热咳嗽等。舌红，苔薄黄，脉浮数。

目诊：见白睛右眼 3 点或左眼 9 点鼻咽喉部反应区血脉曲张、散乱，色鲜红。

甲诊：见甲床色深，拇指、无名指甲面见淡紫色花纹。

2. 阴证

（1）风寒型：鼻塞、鼻堵，流涕清白，频打喷嚏，遇风或遇寒鼻塞流涕等症状加重，可伴头痛头晕，肢体酸痛，口淡。舌淡，苔白，脉浮紧。

目诊：见白睛右眼 3 点或左眼 9 点鼻咽喉部反应区血脉曲张、散乱，色淡白。

甲诊：见甲床色青，拇指、无名指甲面见淡紫色花纹。

（2）正虚型：鼻塞呈交替性，时轻时重，流涕白而黏，或流涕清稀，可伴有倦怠，乏力，食少纳差，便溏，易感冒等。舌淡，苔白，脉缓弱。

目诊：见白睛右眼 3 点或左眼 9 点鼻咽喉部反应区血脉曲张、散乱，色淡白。

甲诊：见甲床色淡，拇指、无名指甲面见淡紫色花纹。

二、治疗方法

（一）辨证口服壮药汤剂

1.阳证

湿热型

治法：清热毒，除湿毒，通气道。

方药：七叶一枝花 10g、辛夷 10g、救必应/（美内妹）10g、金银花 12g、败酱草/（棵败唱）10g、苍耳子/（戏抖陂）12g。

2.阴证

（1）风寒型

治法：祛风毒，散寒毒，通气道。

方药：鹅不食草 5g、苍耳子 10g、桂枝 10g、黄花倒水莲 10g。

（2）正虚型

治法：补气阴，祛风毒，通气道。

方药：旱莲草 30g、沙参 10g、麦冬 15g、辛夷 5g。

（二）壮医外治法

根据病情选择运用。

（1）壮医敷贴治疗。

（2）壮医药线点灸治疗。

（3）壮医刺血治疗。

（4）壮医药物竹罐治疗。

（5）壮医经筋针刺治疗。

（三）院内制剂使用

鼻炎水滴鼻，每日 2～3 次，2 周为 1 疗程。

（四）西医治疗原则

以支持、对症、对因治疗为主，同时注意预防并发症。

（五）护理调摄

（1）生活起居：注意保暖，避风寒、劳逸结合，避免劳累，避免吸入刺激性气体。

（2）情志调摄：与患者沟通，帮助患者正确认识病情、了解治疗方法，树立战胜疾病的信心。

（3）运动康复：宜保持适当运动，有利于扶助提升正气。

（4）饮食调理：饮食清淡，忌食肥甘厚味及辛辣之品。

阳证：宜食清热毒化湿毒之品，如鱼腥草等。

阴证：宜食调气补虚的血肉有情之品，如沙参、玉竹等。食疗方有黄芪猪骨汤、辛夷鸡蛋汤等。

货咽妈（咽炎）

一、诊断

（一）疾病诊断

壮医诊断：货咽妈。

中医诊断：喉痹/小儿乳蛾。

西医诊断：咽炎。

（二）证候诊断

1. 阳证

（1）湿热毒聚型：咽部异物感，咽痛，咽干不欲饮，可伴见心烦，头痛，食欲不振，咳嗽等。舌红，苔薄黄，脉数。

目诊：见白睛右眼 3 点或左眼 9 点鼻咽喉部反应区血脉曲张、散乱，向瞳孔延伸，色鲜红。

甲诊：见甲色鲜红，拇指、无名指前端甲面见红斑。

（2）风热搏结型：咽喉疼痛，咽痒不适有异物感，吞咽不利，发热重，微恶寒，可伴鼻塞流涕，头痛身痛。舌质红，苔薄白或黄，脉浮数，指纹紫。检查见咽部黏膜红肿或喉核赤肿，尚未化脓。

目诊：见"勒答"白睛左眼鼻咽喉部反应区血脉隆起、曲张、散乱，向瞳孔延伸，色鲜红。

甲诊：见指甲颜色鲜红，月痕暴露过多，紫赤甲。

（3）热毒炽盛型：吞咽困难，壮热不退，口干口臭，大便干燥，小便黄少。舌质红，苔黄厚，脉数，指纹青紫。检查见咽部黏膜红肿，咽后壁见脓点或喉核赤肿明显，甚至溃烂化脓。

目诊：见"勒答"白睛左眼鼻咽喉部反应区血脉隆起、曲张、散乱，向瞳孔延伸，色鲜红。

甲诊：见指甲颜色深红，月痕暴露过多，紫赤甲。

2. 阴证

正虚型：咽干，微痒微痛，哽哽不利，可伴见干咳痰少而黏，午后颧红，手足心热，失眠多梦，耳鸣眼花，腰膝酸软等。舌红，少苔，脉细数或指纹青紫。

目诊：见白睛右眼 3 点或左眼 9 点鼻咽喉部反应区血脉曲张、散乱，向瞳孔延伸，色鲜红。

甲诊：见甲色淡白，拇指、无名指前端甲面见红斑。

二、治疗方法

（一）辨证口服壮药汤剂

1. 阳证

（1）湿热毒聚型

治法：清热毒，除湿毒，通气道。

方药：葫芦茶 20g、白茅根 15g，穿心莲 15g、鹅不食草 10g。

（2）风热搏结型

治法：祛风清热毒，通气道止痛。

方药：连翘 6g、金银花（恩华）6g、薄荷（棵薄荷）6g、苦桔梗 9g、淡竹叶（棵坑补）9g、生甘草 6g、荆芥（棵荆该）9g、淡豆豉 9g、牛蒡子 9g。

（3）热毒炽盛型

治法：清热祛毒，通气道止痛。

方药：牛蒡子 9g、射干（棵射干）9g、山豆根（壤笃芭）6g、栀子（粉给现）6g、桔梗 9g、玄参 6g、连翘 6g、黄芩 5g、黄连 5g、甘草 6g。

2. 阴证

正虚型

治法：补阴液，祛风毒，通气道。

方药：生地黄 9g、麦冬（甲细）10g、玄参 9g、川贝母 9g、赤芍 6g、牡丹皮 6g、薄荷（棵薄荷）6g、桔梗 9g、甘草 6g。

（二）壮瑶医外治疗法

根据病情选择运用。

（1）壮医刺血治疗。

（2）壮医药线点灸治疗。

（3）壮医敷贴治疗。

（4）壮医刮痧治疗。

（5）壮医滚蛋治疗。

（6）小儿经筋推拿。

（三）院内制剂使用

利咽Ⅰ号、利咽Ⅱ号口服，每日3次，2周为1疗程。

（四）中医治疗

耳针（耳穴压豆）。

（五）西医治疗原则

以对因、对症治疗为主。

1. 一般治疗

病毒感染者，应告诉患者或患儿家长该病的自限性和治疗目的，防止交叉感染及并发症，注意休息，居室通风，多饮水。

2. 抗感染治疗

（1）抗病毒药物：主张早期应用。可用干扰素喷喉，磷酸奥司他韦口服。

（2）抗菌药物：细菌感染者或病毒感染继发细菌感染者可选用抗生素治疗，常选用青霉素类、头孢菌素类或大环内酯类抗生素。咽拭子培养阳性有助于指导抗菌治疗。链球菌感染或既往有风湿热、肾炎病史者，青霉素疗程应为10～14日。

3. 对症治疗

（1）高热者可予对乙酰氨基酚或布洛芬，亦可采用物理降温，如温水浴或冷敷。

（2）发生热性惊厥者可予镇静、止惊等处理。

（3）鼻塞者可酌情给予减充血剂，咽痛可予咽喉含片。

（六）护理调摄

（1）生活起居：注意保暖，避风寒、劳逸结合，避免劳累，减少或避免过度说话，合理发音。

（2）情志调摄：与患者沟通，帮助患者正确认识病情、了解治疗方法，树立战胜疾病的信心。

（3）饮食调理：饮食清淡，忌食肥甘厚味及辛辣香燥刺激性食物，力戒烟酒。

① 阳证：宜食清热毒化湿毒之品，如葫芦茶、甘草等，茶饮方有葫芦茶饮、板蓝根茶饮。

② 阴证：宜食滋阴补虚之品，如西洋参、石斛。食疗方有西洋参猪骨汤等。茶饮方有石斛茶饮。

（4）运动康复：康复后加强身体锻炼，增强抗病能力。

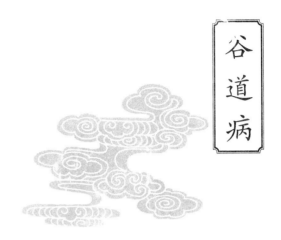

胴尹（胃炎）

一、诊断

（一）疾病诊断

壮医诊断：胴尹。
中医诊断：胃痛。
西医诊断：胃炎。

（二）证候诊断

1. 阳证

（1）痰湿蕴脾：脘腹痞塞不舒，胸膈满闷，头晕目眩，身重困倦，呕恶，纳呆，口淡不渴，小便不利；舌苔白厚腻，脉沉滑。

目诊：见"勒答"12点或6点左右胃肠区可见大"U"形、"Y"形脉络分布，根部增粗、曲张、色鲜红，且近巩膜端有顶部带瘀点的脉络分支，或该区巩膜、虹膜交界处兼有瘀点。

甲诊：见甲色鲜红，甲体平滑有润泽，月痕暴露过多，甲襞匀称，按之血色恢复迅速。可见胬肉甲。

（2）湿热中阻：胃脘疼痛，痛势急迫，脘闷灼热，口干口苦，口渴而不欲饮，纳呆恶心，小便色黄，大便不畅；舌红，苔黄腻，脉滑数。

目诊：见"勒答"12点或6点左右胃肠区可见大"U"形、"Y"形脉络分布，根部增粗、曲张、色鲜红，且近巩膜端有顶部带瘀点的脉络分支，或该区巩膜、虹膜交界处兼有瘀点。

甲诊：见甲色鲜红，甲体平滑有润泽，月痕暴露过多，甲襞匀称，按之血色恢复迅速。可见胬肉甲。

（3）食积胃肠：胃脘疼痛，胀满拒按，嗳腐吞酸，或呕吐不消化食物，其味腐臭，吐后痛减，不思饮食，大便不爽，得矢气及便后稍舒；舌苔厚腻，脉滑。

目诊：见"勒答"12点或6点左右胃肠区可见大"U"形、"Y"形脉络分布，根部增粗、曲张、色鲜红，且近巩膜端有顶部带瘀点的脉络分支，或该区巩膜、虹膜交界处兼有瘀点。

甲诊：见甲色鲜红，甲体平滑有润泽，月痕暴露过多，甲襞匀称，按之血色恢复迅速。可见胬肉甲。

2. 阴证

（1）胃阴不足：胃脘隐隐灼痛，似饥而不欲食，口燥咽干，五心烦热，消瘦乏力，口渴思饮，大便干结；舌红少津，脉细数。

目诊：见"勒答"12点或6点左右胃肠区可见"U"形或"Y"形脉络分布，根部弯曲小、色淡红。

甲诊：见甲色淡白，甲体平滑有润泽，月痕清晰或暴露过少，甲襞均匀，按之血色恢复缓慢。

（2）肝郁脾虚：脘腹痞闷，情志抑郁，肢倦乏力，胁肋隐痛不适，饮食欠香，大便不调；舌苔薄白，脉细弦。

目诊：见"勒答"12点或6点左右胃肠区可见"U"形或"Y"形脉络分布，根部弯曲小、色淡红。

甲诊：见甲色淡白，甲体平滑有润泽，月痕清晰或暴露过少，甲襞均匀，按之血色恢复缓慢。

（3）脾胃虚弱：脘腹满闷，时轻时重，喜温喜按，纳呆便溏，神疲乏力，少气懒言，语声低微；舌质淡，苔薄白，脉细弱。

目诊：见"勒答"12点或6点左右胃肠区可见"U"形或"Y"形脉络分布，根部弯曲小、色淡红。

甲诊：见甲色淡白，甲体平滑有润泽，月痕清晰或暴露过少，甲襞均匀，按之血色恢复缓慢。

二、治疗方法

（一）辨证口服壮药汤剂

1. 阳证

（1）痰湿蕴脾

治法：祛湿毒，安胃化痰，通调谷道。

方药：平胃散/安胃汤2号/胴尹除湿汤。

柴胡12g、陈皮（能柑）12g、枳壳10g、香附（棵寻谋）6g、苍术15g、半夏9g、厚朴（棵厚朴）10g、白芍12g、百合（邦酬）10g、丹参（拉岜勒）10g、黄连3g、干姜6g、甘草10g。

（2）湿热中阻

治法：清热毒，除湿毒，安胃止痛。

方药：清中汤/胴尹清热汤。

黄连3g、栀子10g、半夏9g、茯苓12g、陈皮12g、草豆蔻10g、救必应12g、两面针10g、甘草10g。若湿偏重者，加苍术、藿香；若热偏重者加蒲公英、黄芩；若恶心呕吐者，加竹茹、橘皮；若大便秘结不通者，可加大黄；若气滞腹胀者，加厚朴、枳实；若纳呆少食者，加神曲、炒谷芽、炒麦芽。

（3）食积胃肠

治法：消食导滞，和胃止痛。

方药：保和丸。

山楂12g、神曲12g、半夏9g、茯苓15g、陈皮15g、连翘10g、莱菔子10g。若脘腹胀甚者，加枳实、砂仁、槟榔；若呃逆较甚者，加旋覆花、代赭石等；若胃脘胀痛而便闭者，加黄连、大黄、火麻仁。

2. 阴证

（1）胃阴不足

治法：补虚，健脾益气，通调谷道。

方药：麦冬汤加减。

石斛10g、厚朴12g、海螵蛸10g、白芍12g、甘草10g、当归10g、沙参10g、麦冬10g、生地黄10g、枸杞子10g、川楝子10g。

（2）肝郁脾虚

治法：补虚、疏肝解郁、健脾益气。

方药：柴胡疏肝散。

柴胡12g、枳壳10g、白芍10g、川芎10g、党参12g、白术10g、陈皮10g、茯苓10g、紫苏梗10g、莱菔子8g、法半夏8g、厚朴8g、泽泻10g、甘草6g。

（3）脾胃虚弱

治法：补虚壮胃，通调谷道。

方药：胴尹补虚汤。

砂仁（棵砂仁）6g、人参12g、绞股蓝（棵镇楣）10g、木香6g、陈皮（能柑）12g、半夏9g、白术12g、茯苓12g、甘草10g、当归10g。

（二）辨证选择中壮成药

康复新液：具有调谷道、通气血之功；阳证阴证患者均适用；10mL/次，3次/天，7天为1疗程。

金胃泰胶囊：具有清热毒，通调谷道之效，阳证患者适用。3粒/次，3次/天。

（三）壮医外治疗法

根据病情选择运用。
（1）壮医敷贴治疗。
（2）壮医药线点灸治疗。
（3）壮医熏洗疗法。
（4）壮医药熨治疗。

（四）中医治疗

埋针治疗（穴位埋线）。

（五）院内制剂

脾胃虚弱者可选院内协定方"健脾益气汤"。

（六）西医治疗原则

抑酸、促胃肠动力、促进黏膜修复、促消化、抗幽门螺杆菌、改善情绪。

内镜下治疗：当合并消化道出血可行内镜下止血术；当合并高级别瘤变可行内镜下黏膜下剥离术。

（七）护理调摄

（1）生活起居：病室环境宜清洁安静、空气流通，温度、湿度适宜，注意生活有规律，防止胃脘部受凉。

阴证：病室温暖向阳，慎风寒，防外感，注意休息，不妄作劳。

阳证：病室宜凉爽通风，适当活动，避免噪声，勿令过劳。

（2）情志调摄：稳定患者情绪，消除各种不良因素刺激，避免精神紧张，可用转移注意力、深呼吸等方法，以缓解疼痛。多听健脾养胃、消积导滞的宫调音乐。

（3）饮食调理：饮食宜清淡、易消化、富有营养，细嚼慢咽，以细软、少量多餐为原则，注意饮食卫生，避免暴饮暴食。忌烟酒、浓茶、咖啡，忌食辛辣、肥甘之品。

阴证：宜食性温去湿之品，如黄花倒水莲、土茯苓、红豆、冬瓜、薏苡仁等；食疗方有丝瓜络方、蓝靛瘦肉汤、薏米红小豆粥。

阳证：宜食清热解毒之品，如苦瓜、绿豆、梨、芹菜等；食疗方有莲子粳米粥、菊花山楂粥。

屙意勒（消化性溃疡）

一、诊断

（一）疾病诊断

壮医诊断：屙意勒。

中医诊断：便血。

西医诊断：消化性溃疡。

（二）证候诊断

1. 阳证

（1）胃热炽盛型：便血鲜红或柏油样黑便，出血量多，伴有脘腹胀闷，胃脘灼痛，心烦易怒，胁痛口苦，口臭便秘，小便黄赤。舌红，苔黄，脉滑数。

目诊：见"勒答"白睛脉络弯曲多，弯度大而集中，靠近瞳仁，脉络边界浸润混浊，模糊不清。

甲诊：见指甲颜色淡白，月痕暴露过少，出现胬肉甲。

（2）肠道湿热：便血鲜红或柏油样黑便，或有腹痛，大便不畅或稀溏，口苦。舌红，苔黄腻，脉濡数。

目诊：见"勒答"白睛脉络弯曲多，弯度大而集中，靠近瞳仁，脉络边界浸润混浊，模糊不清。

甲诊：见指甲颜色淡白，月痕暴露过少，出现胬肉甲。

2. 阴证

（1）气虚不摄型：便血鲜红或柏油样黑便，伴有胃脘隐痛，喜温喜按，心悸气短，自汗，食少，体倦乏力，面色萎黄，心悸，少寐，便溏色黑。舌质淡，苔白，脉细。

目诊：见"勒答"白睛脉络弯曲少，弯度小。

甲诊：见指甲淡白，月痕暴露过多，或出现软薄甲。

（2）脾胃虚弱型：便血紫暗，腹部隐痛，面色无华，神疲懒言，便溏。舌淡，舌边有齿痕，脉细弱。

目诊：见"勒答"白睛脉络弯曲少，弯度小。

甲诊：见指甲淡白，月痕暴露过多，或出现软薄甲。

二、治疗方法

（一）辨证口服壮药汤剂

1. 阳证

（1）胃热炽盛型

治法：清热毒，调谷道，止血。

方药：三黄泻心汤合清胃散加减。

黄芩10g、黄连3g、大黄3g、生地黄10g、牡丹皮10g、当归10g、白茅根（壤哈）10g、小蓟10g。

（2）肠道湿热型

治法：清热毒，除湿毒，调谷道，止血。

方药：地榆散合槐角丸。

地榆10g、黄连3g、犀角屑（用水牛角代）10g、茜根10g、黄芩10g、栀子仁10g、槐角10g、当归6g、防风10g、枳壳10g。

2. 阴证

（1）气虚不摄型

治法：补气血，调谷道，养血止血。

方药：归脾汤加减。

当归10g、白术15g、茯苓15g、党参15g、黄芪30g、酸枣仁10g、远志10g、龙眼肉（诺芒俺）10g、木香6g、大枣10g、炙甘草10g。

（2）脾胃虚弱型

治法：温龙路，调谷道，止血。

方药：黄芪建中汤加减。

黄芪15g、桂枝10g、白芍12g、炮姜3g、炙甘草10g、大枣10g、饴糖10g、白术12g、白及（棵白及）12g、乌贼骨（弄么雨）15g、三七（棵点镇）10g。

（二）壮医外治疗法

根据病情选择运用。

1. 壮医敷贴治疗

敷贴药方：阳证用救必应（美内妹）、黄芩、栀子（粉给现）、蒲公英（棵凛给）等，阴证用黄花倒水莲（棵华现）、土人参、仙鹤草（牙猜骂）等。

操作方法：将相应的壮药共碾成粉末，用醋或盐水调，敷贴患处，每次2～6小时。

2. 壮医药线点灸治疗

取穴：脐周四穴、风池、合谷、血海、足三里等穴位。

（三）中医治疗

（1）雷火灸。

（2）耳针（耳穴压豆）。

（四）院内制剂

脾胃虚弱者可选院内协定方"健脾益气汤"。

（五）西医治疗原则

监测生命征、开通静脉通道、扩容补液、抑酸、止血；必要时内镜下止血治疗（如内镜喷洒药物和／或黏膜下注射、内镜下钛夹植入、套扎、电凝、介入、手术）。

（六）护理调摄

1. 生活起居

（1）轻症患者应注意休息，重症者则应卧床，减少活动，防止变生脱证。

（2）解二便时，勿用力过猛，同时要防止突然站立时昏厥。

（3）及时更换衣物，保持肛周皮肤清洁干燥。

（4）及时清理、倾倒排泄物。

2. 情志调摄

耐心对患者解释病情，帮助其了解屙意勒（消化道出血）病因及现有病情，树立其战胜疾病的信心，配合治疗。对反复发作的患者，经常进行相关知识宣教，避免诱发因素。大便出血在留取标本后及时倾倒，减少对患者的不良刺激。

3. 饮食调理

饮食以半流质为主，忌辛辣厚味刺激之品。大出血时应禁食，出血减少或停止后才可以逐渐从流质、半流质、软普食到普食。防止热毒、湿毒的入侵及内生。

（1）阴证：宜食补虚之品，如五指牛奶、黄花倒水莲、鸡血藤、千斤拔；食疗方有山姜圆肉汤、参芪三七炖鸡。

（2）阳证：宜食祛毒止血之品，如茯苓、田七、红豆、冬瓜、薏苡仁等；食疗方有三七三汁奶、红黑木耳汤。

蛮仇辈尹（急性胰腺炎）

一、诊断

（一）疾病诊断

壮医诊断：蛮仇辈尹。

中医诊断：胰瘅。

西医诊断：急性胰腺炎。

（二）证候诊断

1. 阳证

（1）热实结胸型：腹部硬满而痛，拒按，寒热往来，胸胁苦满，心烦喜呕，大便秘结。舌红苔黄腻或黄厚而燥，脉沉紧。

目诊：见"勒答"上龙脉脉络弯曲、红活。

甲诊：见甲色过深，月痕暴露过多，可见胬肉甲。

（2）腑实热结型：上腹疼痛，拒按，痛如刀割，腹胀难忍，时有恶心呕吐，发热口渴，烦躁，大便秘结，小便短黄。舌质红或红暗，舌苔黄厚或燥，脉弦数或洪数。

目诊：见"勒答"上龙脉脉络弯曲、红活。

甲诊：见甲色过深，月痕暴露过多，可见胬肉甲。

（3）肝胆湿热型：持续的腹部及两胁疼痛、阵发性加剧，胸闷、恶心、呕吐、发热或寒热往来，口苦、目黄、身黄、尿黄。舌质红，舌苔黄腻，脉弦滑或脉滑数。

目诊：见"勒答"上龙脉脉络弯曲、红活。

甲诊：见甲色过深，月痕暴露过多，可见胬肉甲。

（4）热毒炽盛型：壮热、脘腹胀痛，烦渴，大汗，肌肤发斑，大便秘结。舌质绛，舌苔黄腻，脉数

目诊：见"勒答"上龙脉脉络弯曲、鲜红，根部粗大。

甲诊：见甲色过深，月痕暴露过多，可见胬肉甲。

2.阴证

（1）中虚脏寒型：腹痛绵绵，时作时止，喜暖喜按，畏寒怯冷，神疲乏力，气短懒言，纳食不佳，面色微黄，大便溏薄。舌质淡，苔白，脉弱或沉缓。

目诊：见"勒答"上龙脉脉络弯曲少，色淡。

甲诊：见甲色减淡，月痕暴露减少。

（2）气阴两虚型（恢复期）：神疲乏力，气短懒言，咽干口燥，纳差，溲赤便干。舌红，苔少而干，或苔白腻，脉细数或弦滑。

目诊：见"勒答"上龙脉脉络弯曲少、根部变细，色淡。

甲诊：见甲色减淡，月痕暴露减少。

二、治疗方法

（一）辨证口服壮药汤剂

1.阳证

（1）热实结胸型

治法：通里攻下、理气活血、清热解毒，调谷道气道，固龙路。

方药：柴胡15g、黄芩15g、白芍15g、法半夏9g、枳实12g、厚朴（棵厚朴）12g、牡丹皮12g、延胡索15g、生大黄10g、芒硝（冲服）10g、甘遂10g等。

（2）腑实热结型

治法：通腑泄热，行气导滞，清热毒，通谷道，调气道。

方药

① 柴胡15g、黄芩10g、厚朴（棵厚朴）15g、枳实15g、栀子（粉给现）10g、生大黄（后下）10g、芒硝（冲服）10g、木香6g、延胡索15g、红花10g、桃仁10g、槟榔10g、甘草10g等。

② 大黄9g、枳实15g、黄芩12g、黄连12g、神曲6g、白术15g、茯苓15g、泽泻（棵泽泻）15g。

（3）肝胆湿热型

治法：疏肝利胆，清热毒，除湿毒，调谷道。

方药：龙胆草10g、栀子（粉给现）10g、黄芩10g、黄连3g、枳实15g、厚朴（棵厚朴）15g、柴胡15g、白芍10g、木香6g、延胡索30g、当归10g、茵陈10g、生大黄（后下）10g、芒硝（冲服）10g、甘草5g等。

（4）热毒炽盛型

治法：清热毒，活血、通里攻下，托里排脓。

方药：柴胡15g、黄芩10g、延胡索30g、川楝（美楝）10g、红藤10g、败酱草（棵败唱）10g、蒲公英（棵凛给）15g、金银花（恩华）10g、桃仁10g、牡丹皮 10g、大黄 10g、黄芪 10g、皂角刺 10g、当归 10g、川芎 10g。

2. 阴证

（1）中虚脏寒型

治法：祛寒毒，补虚，调谷道。

方药：桂枝（能葵）12g、生姜（兴）6g、芍药 12g、饴糖 6g、炙甘草 6g、大枣 6g。若腹痛下痢，脉微肢冷，脾肾阳虚者，可加温阳类药物；若中气大虚，少气懒言，可加黄花倒水莲、五指毛桃等调气补虚类药物。

（2）气阴两虚型（恢复期）

治法：补血壮胃，通调谷道，益气养阴、健脾和胃、活血化瘀。

方药：人参 15g、麦冬 10g、五味子 10g、黄芪 15g、白术 12g、茯苓 12g、炙甘草 10g、熟地黄 10g、陈皮（能柑）10g、当归 10g、白芍 12g 等。

（二）壮医外治疗法

根据病情选择运用。

1. 壮医药熨治疗

（1）芒硝外敷：该法适用于结胸里实证和热毒炽盛证患者。芒硝 300g，常温，以透气布袋缝合，大小根据患者体型而定，外敷上腹部，每 12 小时更换一次。

（2）清热解毒壮药外敷：该法适用于初期腑实热结、肝胆湿热、肝郁化火证型患者。

组方：大黄、黄柏、白及、薄荷叶、白芷、乌梅肉、蜂蜜。外敷于上腹部及腰胁部。每日 1 次，每次 6～8 小时，疗程 3～7 天。

2. 壮医敷贴治疗。

（三）中医治疗

（1）雷火灸。

（2）耳针（耳豆压穴）。

（3）中药灌肠。

（四）西医治疗原则

禁食、胃肠减压、监测生命征、卧床休息、灌肠通便、早期液体复苏、胆源性及合并的感染者给予强力抗感染治疗、抑制胰酶分泌、PPI 抑酸、乌司他丁抗炎、抗氧化护肝，监测降钙素原、血常规、CRP 及电解质、血淀粉酶、脂肪酶，完善腹部增强 CT 评估胰腺渗出及坏死情况，并根据检查结果进行评分及制定治疗策略。

（五）护理调摄

（1）基础护理：监测生命征、腹部症状、体征、舌质、舌苔及皮肤色泽，肛门排便排气情况、胃肠减压引流液情况、导管、口腔及补液护理。

（2）生活起居：病室环境宜安静幽雅，清洁舒适，恶寒发热者及时增减衣被。采取舒适体位，以偏向患侧卧位为宜，尽量减少不必要的搬动。变动体位缓慢，避免体位的突然改变而加重疼痛。

（3）情志调摄：情志护理告知患者胁痛随情志变化而增减，做好疏导解释工作，指导患者保持心情舒畅，避免过怒、过悲及过度紧张等不良情绪刺激，可根据患者的兴趣爱好、文化素养，选择适宜的乐曲欣赏，以分散注意力，或指导患者采用放松术，如缓慢的深呼吸，全身肌肉放松等。

（4）饮食调理：初期及进展期予禁食，恢复期予清淡无油饮食逐步过渡到清淡易消化富含维生素及纤维素饮食，少食多餐，逐渐从流质饮食→半流质饮食→软食→普通饮食。食品应以无刺激性、少油腻、易消化为原则，忌烟酒。在进食过程中如有恶心、呕吐，腹痛腹胀等不适，应暂停进食。

（5）健康指导：忌暴饮暴食。忌食油腻，远离烟酒。胆石症患者，疾病治愈后采用腹腔镜、手术或 ERCP 等手段尽快根治胆石症；高脂血症应低脂、清淡饮食，并在医师指导下服降脂药以控制血脂，坚持长期监测血脂并门诊随访。

叠尹（慢性乙型病毒性肝炎）

一、诊断

（一）疾病诊断

壮医诊断：叠尹。

中医诊断：胁痛。

西医诊断：慢性乙型病毒性肝炎。

（二）证候诊断

1. 阳证

（1）湿热蕴结型：右胁胀痛，脘腹满闷，恶心厌油，身目黄或无黄，小便黄赤，大便黏滞臭秽。舌红，舌苔白或滑腻或黄腻，脉弦滑数或弦或滑或濡。

目诊：见"勒答"上白睛右眼2点、左眼10点肝脏反应区可见血脉增粗、曲张、散乱不规则，血络色深红，肝脏反映区毛细血管充血、扩张呈淡青色或血管较细呈"U"形的信号。

甲诊：见甲色深红，月痕暴露过多。

（2）肝郁气滞型：两胁胀痛，善太息，情志抑郁，胸闷，腹胀，嗳气，乳房胀痛或结块。舌质淡红，苔薄白或薄黄，脉弦。

目诊：见"勒答"上白睛右眼2点、左眼10点肝脏反应区可见血脉增粗、曲张、散乱不规则，末端可见瘀点，黑睛肝脏反映区有色素堆积或凹陷穿隆。

甲诊：见甲色淡红，月痕暴露过多。

2. 阴证

（1）瘀血阻络证：胁痛如刺，痛处不移，朱砂掌，或蜘蛛痣，或毛细血管扩张，胁下积块，胁肋久痛，面色晦暗、唇黑，出血倾向，齿衄、鼻衄。舌质紫暗，或有瘀斑、瘀点，或舌下脉络增粗、迂曲，脉细涩。

目诊：见"勒答"上白睛有瘀斑，血络暗红、延伸、弯曲、末端有瘀点，肝脏反映区毛细血管充血、扩张呈淡青色或血管较细呈"U"形的信号，黑睛肝脏反映区有色素堆积或凹陷穿隆。

甲诊：见甲色或青或紫，月痕暴露过少。

（2）肝郁脾虚型：胁肋胀痛，情绪抑郁，纳差或食后胃脘胀满，倦怠乏力，口淡乏味，便溏不爽，嗳气，乳房胀痛或结块。舌质淡红，苔薄白或薄黄，脉弦缓。

目诊：见"勒答"上白睛血络浅淡，脉络弯曲，肝脏反映区毛细血管充血、扩张呈淡青色或血管较细呈"U"形的信号，黑睛肝脏反映区有色素堆积或凹陷穿隆。

甲诊：见甲色青、紫或苍白，月痕暴露过少。

（3）肝肾阴虚型：头晕耳鸣，腰痛或腰酸腿软，五心烦热，寐艰多梦，胁肋隐痛，劳累加重，口干咽燥，时有低热。舌红少苔，脉细或细数。

目诊：见"勒答"上白睛血络着色深、脉络增粗弯曲少，肝脏反映区毛细血管充血、扩张呈淡青色或血管较细呈"U"形的信号。

甲诊：见甲色淡白，月痕暴露过少。

（4）脾肾阳虚型：食少便溏或五更泻，腰痛或腰酸腿软，形寒肢冷，下肢浮肿，面色㿠白，性欲减退，小便清长或夜尿频数。舌胖质淡，苔润，脉沉细或迟。

目诊：见"勒答"上白睛血络浅淡，脉络弯曲少，肝脏反映区毛细血管充血、扩张呈淡青色或血管较细呈"U"形的信号。

甲诊：见甲色苍白，月痕暴露过少。

二、治疗方法

（一）辨证口服壮药汤剂

1. 阳证

（1）湿热蕴结型

治法：清热利湿，通调龙路、火路，止疼痛。

方药：白花香莲解毒方加减。

白花蛇舌草（雅凛偶）15g、黄花倒水莲（棵华现）15g、排钱草10g、田基黄（涯话耳）10g、鸡骨草（棵共给）10g、佩兰（棵培兰）12g、苍术12g、黄芩10g、黄柏10g、虎杖（棵天岗）10g、板蓝根10g。

（2）肝郁气滞型

治法：疏肝理气，通调龙路、火路、止疼痛。

方药：柴胡疏肝散加减。

柴胡15g、香附（棵寻谋）12g、枳壳15g、陈皮（能柑）10g、白芍12g、苏梗15g、八月札10g。

2. 阴证

（1）瘀血阻络型

治法：化瘀血，通调龙路、火路，止疼痛。

方药：膈下逐瘀汤加减。

当归 15g、桃仁 10g、红花 10g、川芎 12g、赤芍 12g、丹参（拉岜勒）15g、泽兰 10g。

（2）肝郁脾虚型

治法：疏肝解郁、通调龙路、火路、止疼痛、补虚。

方药：精芪补肝汤加减。

柴胡 15g、黄精 15g、黄芪 20g、白术 15g、茯苓 12g、当归 15g、白芍 12g、女贞子（美贞）10g、牡丹皮 12g、丹参（拉岜勒）15g、虎杖（棵天岗）10g。

（3）肝肾阴虚型

治法：滋肾阴、养肝阴，通调龙路、火路，止疼痛，补虚。

方药：滋阴解肝汤加减。

生地黄 15g、石斛（大黄草）10g、枸杞（碰枸杞）10g、沙参 15g、麦冬 12g、川楝子（美楝）10g、女贞子（美贞）10g、当归 15g、白花蛇舌草（雅凛偶）15g、虎杖（棵天岗）15g、绞股蓝（棵镇楣）10g。

（4）脾肾阳虚型

治法：通调龙路、火路，止疼痛，调气血，补虚。

方药：茵陈术附汤加减。

茵陈 10g、白术 15g、附子（黑顺片）10g、桂枝（能葵）12g、干姜 12g、茯苓 15g、黄芪 20g、泽泻（棵泽泻）10g、鸡骨草（棵共给）10g、田基黄（涯话耳）10g、甘草 6g。

（二）壮医外治疗法

根据病情选择运用。

（1）壮医敷贴治疗。

（2）壮医药线点灸治疗：适用于阳证、阴证患者。

取穴：膻中、屋翳、期门、支沟、行间、内关、神门、阳陵泉、阿是穴等。

（3）壮医壮火灸条治疗。

（三）中医治疗

耳针（耳穴压豆）。

（四）院内制剂使用

肝舒胶囊：清热化湿，疏肝和胃；一次 4 粒，每日 3 次，饭后口服；3 个月为 1 疗程。

（五）西医治疗原则

根据国家卫生健康委员会"十三五"国家规划教材《传染病学（第 9 版）》，中华医学会肝病分会、中华医学会感染病学分会《慢性乙型肝炎防治指南（2019 年版）》。

1. 隔离

血液与体液消毒隔离。

2. 药物治疗

（1）抗病毒治疗：视病情选用核苷（酸）类似物或聚乙二醇干扰素。

（2）抗炎、抗氧化、保肝治疗：可视病情酌情使用甘草酸制剂等、水飞蓟素制剂、多不饱和卵磷脂制剂等。

（3）抗纤维化治疗：视病情可选用安络化纤丸、扶正化瘀片、柔肝化纤颗粒等。

抗病毒治疗是关键，对具有适应证，且知情同意下应进行规范的抗病毒治疗。

（六）护理调摄

（1）生活起居：注意保暖，避风寒、劳逸结合，避免劳累。

（2）情志调摄：本病疗程长，易使患者产生紧张、悲观情绪。因此在护理工作中除了常规治疗护理外，护理人员还要多关心体贴患者，经常与其谈心，进行安慰、疏导及健康指导，并介绍与疾病相关的知识，帮助患者解决生活中的实际问题，消除思想顾虑；同时向病人介绍治愈病例，使患者消除对本病的恐惧心理，树立治疗疾病的信心。

（3）饮食调理：饮食宜清淡、易消化、富有营养，以细、软、少量多餐为原则，适量增加蛋白质等。戒烟酒、浓茶、咖啡。忌食辛辣、肥甘之品。

① 阳证：宜清淡疏利，常食萝卜、洋葱、柑橘、大蒜等。

② 阴证：宜细软多汁，少食多餐，可多食滋养肾阴或温中健脾之品，如山药、茯苓、薏苡仁等。也可服用生姜红糖汤。

水蛊（肝硬化腹水）

一、诊断

（一）疾病诊断

壮医诊断：水蛊。

中医诊断：鼓胀。

西医诊断：肝硬化腹水。

（二）证候诊断

1. 阳证

（1）湿热内蕴型：腹大坚满，脘腹胀急，烦热口苦，渴不欲饮，或有面目皮肤发黄，小便黄赤，大便秘结。舌边尖红，苔黄腻，脉弦数。

目诊：见"勒答"白睛右眼2点或左眼10点肝脏反应区见血脉增粗、弯曲，脉络多而集中，色深红，黑睛右眼8点或左眼4点肝脏反应区有凹陷穹隆，双眼卷缩轮残缺不全。

甲诊：见甲色深红，月痕暴露过多。

（2）气滞湿阻型：腹大胀满，甚者颜面浮肿，下肢浮肿，脘腹痞满，得热则舒，精神困倦，畏寒懒动，小便少，大便烂。舌苔白腻，脉缓。

目诊：见"勒答"白睛右眼2点或左眼10点肝脏反应区见血脉增粗、弯曲，脉络边界浸润混浊，散乱不规则，黑睛右眼8点或左眼4点肝脏反应区有凹陷穹隆，双眼卷缩轮残缺不全。

甲诊：见甲色黄，月痕暴露过多。

2. 阴证

（1）瘀血内阻型：脘腹坚满，青筋暴露，胁下痛如针刺，面色黧黑，或见赤丝血缕，面、颈、胸、臂出现血痔，口干不欲饮水，或见大便色黑。舌紫暗或紫斑，脉细涩。

目诊：见"勒答"白睛有瘀斑，右眼2点或左眼10点肝脏反应区见血脉增粗、弯曲，散乱不规则，末端可见瘀点，黑睛右眼8点或左眼4点肝脏反应区有凹陷穹隆，双眼卷缩轮残缺不全。

甲诊：见甲色或青或紫，月痕暴露过少。

（2）肝郁脾虚型：腹胀按之不坚，胁下胀满，饮食减少，食后胀甚，得嗳气、失气稍减，小便短少。舌苔薄白，脉弦。

目诊：见"勒答"白睛右眼 2 点或左眼 10 点肝脏反应区见血脉向瞳孔方向延伸，末端可见瘀点，黑睛右眼 8 点或左眼 4 点肝脏反应区有凹陷穿隆，双眼卷缩轮残缺不全。

甲诊：见甲色或青或紫或苍白，月痕暴露过少。

（3）肝肾阴虚型：腹大坚满，或见青筋暴露，面色晦暗，口干而燥，心烦失眠，牙龈出血，小便短少。舌红，苔少，脉细弱。

目诊：见"勒答"白睛右眼 2 点或左眼 10 点肝脏反应区见血脉向瞳孔方向延伸，脉络浅淡，黑睛右眼 8 点或左眼 4 点肝脏反应区有凹陷穿隆，双眼卷缩轮残缺不全。

甲诊：见甲色淡白，月痕暴露过少。

（4）脾肾阳虚型：腹大胀满，面色苍黄，脘闷纳呆，神倦怯寒，肢冷浮肿，小便短少不利。舌体胖，质紫，苔淡白，脉沉细无力。

目诊：见"勒答"白睛右眼 2 点或左眼 10 点肝脏反应区见血脉向瞳孔方向延伸，脉络浅淡，黑睛右眼 8 点或左眼 4 点肝脏反应区有凹陷穿隆，双眼卷缩轮残缺不全。

甲诊：见甲色苍白，月痕暴露过少。

二、治疗方法

（一）辨证口服壮药汤剂

1. 阳证

（1）湿热内蕴型

治法：清热毒，祛湿毒，利胆道，退黄疸，调谷道。

方药：茵陈蒿汤、茵陈五苓散加减。

茵陈 15g、栀子（粉给现）12g、大黄 10g、白术 15g、茯苓 12g、猪苓 12g、泽泻（桸泽泻）10g、救必应（美内妹）10g。

（2）气滞湿阻型

治法：通火路，调气道，祛湿邪，止疼痛。

方药：柴胡疏肝汤加减。

柴胡 15g、白芍 12g、枳壳 15g、香附（桸寻谋）12g、川芎 12g、陈皮（能柑）10g、薏苡仁 15g、芡实 10g、萆薢 10g、佩兰 10g、藿香 15g、炙甘草 10g。

2. 阴证

（1）瘀血内阻型

治法：通龙路，化瘀血，补虚弱，调谷道。

方药：膈下逐瘀汤合四君子汤加减。

当归15g、川芎12g、桃仁10g、赤芍12g、香附（棵寻谋）15g、乌药（粉潜桶）12g、陈皮（能柑）10g、党参15g、白术15g、黄精15g、甘草10g。

（2）肝郁脾虚型

治法：疏肝气，健脾气，调谷道。

方药：逍遥散加减。

柴胡15g、芍药12g、当归15g、薄荷（棵薄荷）10g、甘草10g、川芎12g、白术15g、茯苓12g等。

（3）肝肾阴虚型

治法：散瘀血，清热毒，通水道，补肝肾。

方药：柔肝化纤方加减。

黄芪20g、牡蛎（甲虽）15g、黄精15g、枸杞（碰枸杞）15g、薏苡仁（吼茸）12g、橘红（卜能盆）10g、泽兰（白头婆）10g、鸡内金（堵给）10g、鳖甲（架逢）15g、虎杖（棵天岗）10g、牡丹皮12g、大枣3粒。

（4）脾肾阳虚型

治法：温脾肾，除湿毒，利水道。

方药：真武汤合五苓散加减。

炮附子（黑顺片）15g、茯苓12g、猪苓10g、泽泻（棵泽泻）10g、泽兰（白头婆）10g、芍药12g、炒白术15g、大腹皮10g、桂枝（能葵）12g、生姜（兴）12g。

（二）壮医外治疗法

根据病情选择运用。

（1）壮医敷贴治疗：适用于阳证、阴证患者。

阳证选穴：膻中、屋翳、期门、支沟、行间、内关、神门、阳陵泉及阿是穴等穴位。

阴证选穴：膻中、中脘、期门、水分、章门、水道等。

（2）壮医药线点灸治疗。

（3）壮医香灸治疗。

（三）中医治疗

耳针（耳穴压豆）。

（四）辨证选择中壮成药

扶正化瘀片：活血祛瘀，益精养肝；1.6g/次，3次/天，24周为1疗程。

（五）西医治疗原则

（1）乙肝肝硬化腹水治疗：抗病毒治疗及针对其他病因治疗；避免应用损害肝脏的药物；进食易消化的食物，以碳水化合物为主，蛋白质摄入量以病人可耐受为宜，辅以多种维生素，维护肠内营养；保护肝细胞，可给予还原型谷胱甘肽、异甘草酸镁、前列地尔、丁二磺酸腺苷蛋氨酸、多烯磷脂酰胆碱等药物；限制钠水摄入，氯化钠摄入宜＜2.0g/d，入水量＜1000mL/d，如有低钠血症，则应限制在500mL以内；以及应用利尿药物螺内酯联合呋塞米。一般开始用螺内酯60mg/d+呋塞米20mg/d，逐渐增加至螺内酯100mg/d+呋塞米40mg/d，利尿效果不满意时，应酌情静脉输注白蛋白。利尿速度不宜过快，以免诱发肝性脑病、肝肾综合征等；经颈静脉肝内门腔分流术（TIPS）以建立肝内门体分流，降低门静脉压力，减少或消除由于门静脉高压所致的腹腔积液和食管胃底静脉曲张出血。对TIPS禁忌及失去TIPS机会时对顽固性腹腔积液行姑息治疗，可排放腹腔积液加输注白蛋白，一般每放1000mL腹腔积液，输注白蛋白8g。对于自发性腹膜炎患者，可选用肝毒性小、主要针对革兰阴性杆菌兼顾革兰阳性球菌的抗生素，如头孢哌酮或喹诺酮类等，疗效不满意时，根据治疗反应和药敏结果进行调整。

（2）酒精性肝硬化腹水治疗：戒酒；提供高蛋白、低脂饮食、补充多种维生素；螺内酯+呋塞米利尿；美他多辛促进酒精从血清中清除；还原型谷胱甘肽、甘草酸制剂等药物抗氧化、抗炎、保护肝细胞膜及肝细胞器；中成药及中壮药抗肝纤维化；积极处理酒精性肝硬化的食管胃底静脉曲张、自发性细菌性腹膜炎、肝性脑病、肝细胞肝癌等并发症。

（六）护理调摄

（1）生活起居：起居有时，劳逸有节，适寒温，防外感。

（2）情志调摄：与患者沟通，帮助患者正确认识病情、了解治疗方法及过程，树立战胜疾病的信心。调畅情志，避免诱发本病的病因。

（3）饮食调理：饮食宜清淡、易消化、富有营养，以细、软、少量多餐为原则，适量增加蛋白质等。避免暴饮暴食，禁烟酒，忌食肥甘厚味及辛辣之品。

屙意卡（便秘）

一、诊断

（一）疾病诊断

壮医诊断：屙意卡。

中医诊断：便秘。

西医诊断：便秘。

（二）证候诊断

1. 实证

热毒炽盛型：数日不便，排便困难，大便干结；伴有烦闷，心悸，脸红身热，口干，口臭，小便短赤，口唇红。

目诊：见"勒答"白睛上左眼5点或右眼7点方向可见龙路脉络颜色鲜红，脉络弯曲少或有瘀点。

甲诊：见甲色鲜红，甲体薄而脆，月痕暴露过多，甲襞均匀，按之血色恢复正常。

2. 虚证

（1）精亏肠燥型：数日不便，大便软，排便无力，或大便干燥如羊屎；伴有便后疲乏，汗出短气，面色㿠白，神疲气怯，四肢不温，腰膝酸冷，小便清长等。

目诊：见"勒答"白睛上左眼5点或右眼7点方向可见龙路脉络颜色浅淡，脉络模糊不清或有瘀黑点。

甲诊：见甲床色淡红或鲜红，甲体可见瘀斑，月痕清晰，甲襞均匀，按之血色恢复缓慢。

（2）气血两虚型：数日不便，大便或软或干燥，排便无力，伴有便后疲乏，汗出短气，面色㿠白，神疲气怯，四肢不温等，女子可见月事不来，经色偏淡等。

目诊：见"勒答"白睛上左眼5点或右眼7点方向可见龙路脉络颜色浅淡，或脉络多而散乱，分布毫无规则。

甲诊：见甲床色淡红或鲜红，甲体可见瘀斑，月痕清晰，甲襞均匀，按之血色恢复缓慢。

二、治疗方法

（一）辨证口服壮药汤剂

1. 实证

热毒炽盛型

治法：清热除湿，消积导滞。

方药：

① 清热通便汤：番泻叶 15g（后下）、大黄 10g、芒硝 5g（冲服）、生姜（兴）5g、神曲 5g。水煎服，每日 1 剂，分 3 次服。适用于便秘较甚者。

② 大便不通方：鲜芦荟叶 50g，捣碎，冲开水半碗过滤取汁，分 3 次冲蜂蜜服。适用于便秘不甚但热邪偏重者。

③ 红薯藤嫩芽：每日 500g，分 2 次煮熟当菜吃。可用于便秘食疗方。

2. 虚证

（1）精亏肠燥型

治法：滋肾益精，润肠通便。

方药：补阴通便汤。

火麻仁（冷啦卖）30g、生地黄 15、黄精 15g、杏仁 9g、桑叶（盟娘依）5g 水煎服，每日 1 剂，分 3 次服。

（2）气血两虚型

治法：补气养血，润通肠道。

方药：双参通便汤。

黄花倒水莲（棵华现）30g、土人参 15g、茯苓 15g、当归 10g、白芍 10g、决明子（些羊灭）10g，水煎服，每日 1 剂，分 3 次服。

（二）壮医外治疗法

根据病情选择运用。

（1）壮医药线点灸治疗。

（2）壮医刮痧治疗。

（3）壮医药物竹罐治疗。

（4）壮医敷贴治疗。

（三）院内制剂使用

武打将军酒（批准文号：桂药制字 Z01060002）：外擦天枢、大横、大肠俞、气海、足三里（交替）等穴。每日 2 ～ 3 次，14 天为 1 疗程。

（四）西医治疗原则

（1）坚持参加锻炼。

（2）培养良好的排便习惯。

（3）合理饮食。

（4）避免泻药的滥用。

（五）护理调摄

（1）生活起居：注意保暖、避风寒、劳逸结合，避免劳累。

（2）情志调摄：与患者沟通，帮助患者正确认识病情、了解治疗方法，树立战胜疾病的信心。

（3）帮助患者养成良好排便习惯：对患者进行健康教育，帮助患者建立正常的排便行为。可练习每晨排便一次，即使无便意，亦可稍等，以形成条件反射。同时，要营造安静、舒适的环境及选择坐式便器。

（4）饮食调理：老年人应多吃含粗纤维的粮食和蔬菜、瓜果、豆类食物，多饮水，每日至少饮水 1500mL，尤其是每日晨起或饭前饮一杯温开水，可有效预防便秘。此外，应食用一些具有润肠通便作用的食物，如黑芝麻、蜂蜜、香蕉等。

西老嗒（结直肠癌）

一、诊断

（一）疾病诊断

壮医诊断：西老嗒。

中医诊断：肠癌病。

西医诊断：结直肠癌。

（二）证候诊断

1. 阳证

谷道湿热型：腹痛腹胀，里急后重，下痢赤白，肛门灼热，口干口苦，或伴发热，恶心纳呆，小便短赤。舌苔白厚或黄腻，脉滑数。

目诊：见"勒答"龙路脉络颜色鲜红，左眼 5 点或右眼 7 点方向可见黑斑或黑点。

甲诊：见胬肉甲、黄斑甲。

2. 阴证

（1）谷道寒湿型：腹痛腹胀，或腹痛隐隐，痛有定处，喜温喜按，大便溏泻或便秘难出，日渐消瘦，口干不欲饮。舌质淡暗，苔白或腻，脉紧或细。

目诊：见"勒答"龙路脉络颜色暗，边缘浸润，左眼 5 点或右眼 7 点方向可见黑斑、黑点。

甲诊：见鱼鳞甲、白色甲。

（2）谷道瘀毒型：下腹疼痛，痛有定处，或可扪及肿物，大便滞下，便形扁细，或便下紫秽脓血，日渐消瘦，口干喜饮。舌晦暗或有瘀斑，苔黄或白，脉弦数。

目诊：见"勒答"龙路脉络暗红，弯曲较多，左眼 5 点或右眼 7 点方向可见黑斑、黑点，边缘浸润。

甲诊：见癥瘕甲。

（3）嘘勒（气血）失衡型：形体消瘦，面色苍白或萎黄，心悸气短，脱肛下坠，大便失禁，腹胀纳呆。舌淡苔白，脉沉细无力。

目诊：见两眼"勒答"龙路脉络细少，颜色淡，左眼 5 点或右眼 7 点方向可见黑斑。

甲诊：见癥瘕甲。

二、治疗方法

（一）辨证口服壮药汤剂

1. 阳证

谷道湿热型

治法：通调谷道，祛湿热毒，散结消肿。

方药：可辨证选用壮药凤尾草（良给团）、败酱草（棵败唱）、半枝莲（那松虽）、白花蛇舌草（雅凛偶）等及葛根芩连汤。

葛根 15g、黄连 9g、黄芩 9g、甘草 6g、败酱草（棵败唱）15g、凤尾草（良给团）12g、半枝莲（那松虽）15g、白花蛇舌草（雅凛偶）15g。

2. 阴证

（1）谷道寒湿型

治法：通调谷道，祛寒湿毒。

方药：可辨证选用壮药豆豉姜（高京虽）、小茴香（碰函）、肉桂（能桂），鹰不扑（棵洞伞）、半枝莲（那松虽）、白花蛇舌草（雅凛偶）等及理中汤加减。

干姜 6g、人参 10g、白术 10g、炙甘草 5g、豆豉姜（高京虽）12g、鹰不扑（棵洞伞）12g、小茴香（碰函）12g、肉桂（能桂）12g。

（2）谷道瘀毒型

治法：通调谷道，祛瘀毒。

方药：可辨证选用壮药大血藤（勾柄喇）、姜黄（兴现）、鹰不扑（棵洞伞）、半枝莲（那松虽）、白花蛇舌草（雅凛偶）等及膈下逐瘀汤加减。

五灵脂 12g、当归 15g、川芎 10g、桃仁 10g、牡丹皮 9g、赤芍 9g、乌药（粉潜桶）9g、延胡索 15g、甘草 9g、鹰不扑（棵洞伞）12g、红花 10g、枳壳 6g、姜黄（兴现）9g、大血藤（勾柄喇）15g、半枝莲（那松虽）15g、白花蛇舌草（雅凛偶）15g。

（3）嘘勒（气血）失衡型

治法：平衡嘘勒。

方药：可辨证选用壮药黄花倒水莲（棵华现）、鸡血藤（勾勒给）、五指毛桃（棵西思）、牛大力（勾两抹）、半枝莲（那松虽）、白花蛇舌草（雅凛偶）等及八珍汤加减。

拟方如下：党参 30g、白术 12g、白茯苓 12g、当归 12g、川芎 12g、白芍药 12g、熟地 15g、炙甘草 5g、黄花倒水莲（棵华现）20g、五指毛桃（棵西思）20g、鸡血藤（勾勒给）15g、牛大力（勾两抹）15g。

（二）壮瑶医外治疗法

根据病情选择运用。

（1）瑶医佩药治疗。

（2）壮医药线点灸治疗：适用于腹胀、腹泻、虚寒性痛症、癌痛等患者。

取穴：双天枢、中脘、足三里、手三里、双大肠俞、命门等。

（3）壮医针刺治疗。

（4）壮医敷贴治疗：高良姜（棵兴王）、公丁香、吴茱萸、蟾蜍皮（能唝酬）、了刁竹、七叶莲（勾镇楣）、两面针（棵剩咯）、乳香、大黄、芒硝（腹水者加甘遂、花椒、防己等）等药物各适量，制成药饼。将药饼外敷肚脐或辨证选用的穴位，每天1次，1周为1个疗程。必要时加TDP或灸法。适用于肿瘤胃肠道症状、恶性胸腹水、肿块、疼痛等。

（三）院内制剂使用

（1）扶正胶囊（批准文号：桂药制字 M20120001），口服，一次 3 ～ 5 粒，日 3 次。可通龙路、火路，调谷道，调气补虚。可以用于气血虚弱型。或在治疗过程中出现恶心、纳差等胃肠道反应时使用。

（2）排毒胶囊（批准文号：桂药制字 M20120002），口服，一次 3 ～ 5 粒，日 3 次。清热毒、除湿毒、祛风毒，通龙路、火路，调谷道、水道。可用于谷道瘀毒型。

（四）西医治疗原则

根据卫健委最新《结直肠癌诊疗规范》及相关指南，结合患者的疾病状态选择治疗方案及周期数。包括手术、化疗、靶向治疗、免疫治疗。

（五）护理调摄

1. 生活起居

生活起居有规律，注意保暖，避免外感。应进食低脂肪高纤维素的食物，多吃新鲜蔬菜与水果。

2. 饮食调理

（1）谷道湿热型：忌食辛辣、煎炸、滋腻、生冷食物，宜食清热利湿食物如马齿苋、蔬菜等。

（2）谷道寒湿型：忌食滋腻、寒凉、生冷、煎炸食物，宜食性平、性温、健运脾胃食物如山药、肉桂、八角、干姜等。

（3）谷道瘀毒型：忌食滋腻、寒凉、生冷、煎炸食物，宜食活血行气食物如田七、山楂、陈皮、生姜、茉莉花茶、玫瑰花茶、陈皮山楂茶。

（4）气血两虚型：忌食滋腻、寒凉、生冷、煎炸食物，宜食滋补类食物如瘦肉、蛋类、桂圆、莲子、山药、薏苡仁、千斤拔等。

3. 情志调摄

保持心情舒畅，避免不良的情志刺激，切勿过忧、思、恐、怒等，以免影响气机运行。

4. 运动康复

在病情许可的情况下，可适当活动，以助气血流畅，指导患者进行壮医三气养生操。

叠呧（原发性肝癌）

一、诊断

（一）疾病诊断

壮医诊断：叠呧。

中医诊断：肝癌。

西医诊断：原发性肝癌。

（二）证候诊断

1. 阳证

湿热型：上腹肿块，坚硬闷痛，脘腹胀满，身目鲜黄，腹大鼓胀，发热汗出，心烦口苦，恶心食少，便结尿赤。

目诊：见"勒答"黄染，龙路脉络多而集中，边界浸润模糊；见右眼2点或左眼10点方向血脉增粗、弯曲，或血脉贯瞳。

甲诊：见指甲颜色黄色，月痕暴露过多，可见黄斑甲。

2. 阴证

（1）寒湿型：上腹肿块，脘腹胀满，身目黄染色晦暗，腹大鼓胀，身热不扬，头身困重，口淡不渴，恶心食少，便溏尿赤。

目诊：见"勒答"脉络分散细小，边界浸润模糊，右眼2点或左眼10点方向可见黑斑或黑点，边缘浸润。

甲诊：见指甲色黄或甲色暗，月痕暴露过少，可见黄斑甲。

（2）瘀毒型：上腹肿块，胸胁刺痛，身目发黄，肌肤甲错，日渐消瘦，口干喜饮。

目诊：见"勒答"脉络弯曲较多，弯度较大，或形成"U"形，右眼2点或左眼10点方向黑斑、黑点，边缘浸润

甲诊：见指甲色黄或色暗，月痕暴露正常或过少，可见斑点甲。

（3）肝郁脾虚型：上腹肿块胀顶不适，消瘦乏力，倦怠短气，腹胀纳少，进食后胀甚，大便溏，甚则出现腹水、黄疸、下肢浮肿，舌质胖，舌苔白，脉弦细。

目诊：见"勒答"龙路脉络颜色暗，边缘浸润，左眼5点或右眼7点方向可见黑斑、黑点。

甲诊：见鱼鳞甲、白色甲。

（4）气血失衡型：腹部肿块，胁痛绵绵，形体消瘦，面色无华，头晕眼花，乏力心悸，或五心烦热、口干舌燥等。

目诊：见右眼2点或左眼10点方向脉络分散浅淡、细小，或见黑斑、黑点，边缘浸润。

甲诊：见甲色淡或暗黄，月痕暴露过少，可见软薄甲。

二、治疗方法

（一）辨证口服壮药汤剂

1. 阳证

湿热型

治法：调谷道，祛湿热。

方药：辨证使用壮药地耳草（涯话耳）、溪黄草（棵茏趁）、鸡骨草（棵共给）、虎杖（棵天岗）、半枝莲（那松虽）、白花蛇舌草（雅凛藕）、功劳木（美黄连）、茵陈、大黄、栀子（粉给现）等及茵陈蒿汤加减。

① 地耳草（涯话耳／牙万耳）30g、鸡骨草（棵共给）30g、虎杖（棵天岗）15g、功劳木（美黄连）15g、茵陈18g、栀子（粉给现）12g、大黄6g、溪黄草（棵茏趁）30g、白花蛇舌草（雅凛藕／雅凛偶）15g、半枝莲（那松虽）15g。

② 茵陈蒿汤加减。茵陈18g、田基黄12g、栀子12g、大黄6g、猪苓20g、柴胡12g、白芍20g、郁金9g、女贞子6g、桂枝6g、半枝莲6g。

2. 阴证

（1）瘀毒型

治法：通谷道，祛瘀毒。

方药：可辨证选用壮药姜黄（兴现）、鸡血藤（勾勒给）、莪术（京昆）、鹰不扑（棵洞伞）、了刁竹、半枝莲（那松虽）、白花蛇舌草（雅凛藕／雅凛偶）等及膈下逐瘀汤加减。

五灵脂12g、当归15g、川芎10g、桃仁10g、牡丹皮9g、赤芍9g、乌药（粉潜桶）9g、延胡索15g、甘草9g、鹰不扑（棵洞伞）9g、红花10g、枳壳6g、姜黄（兴现）9g、莪术（京昆）10g、半枝莲（那松虽）12g、白花蛇舌草（雅凛藕／雅凛偶）12g。

（2）寒湿型

治法：通谷道，祛寒湿。

方药：可辨证选用壮药广藿香（棵瓤枝）、土茯苓（勾浪蒿）、马鞭草（棵鞭马）、七叶莲（勾镇楣）、了刁竹、半枝莲（那松虽）、白花蛇舌草（雅凛藕/雅凛偶）等及茵陈术附汤加减。

茵陈20g、七叶莲（勾镇楣）12g、制附子15g（先煎45分钟）、土茯苓（勾浪蒿）30g、马鞭草（棵鞭马）12g、白术12g、半枝莲（那松虽）12g、白花蛇舌草（雅凛藕/雅凛偶）12g、广藿香（壮棵瓤枝）15g、炙甘草6g。

（3）肝郁脾虚型

治法：调谷道、补虚、疏肝健脾。

方药：逍遥散加减。

党参30g、黄花倒水莲15g、白术20g、茯苓12g、桃仁12g、柴胡12g、当归6g、白芍30g、栀子6g、厚朴12g、莪术3g、甘草6g等。

（4）气血失衡型

治法：平衡嘘勒。

方药：可辨证选用壮药棵黄花倒水莲（华现）、五指毛桃（棵西思）、鸡血藤（勾勒给）、当归藤（勾当归）、千斤拔等及八珍汤加减。

黄花倒水莲（棵华现）20g、党参30g、五指毛桃（棵西思）20g、当归藤（勾当归）15g、白术12g、白茯苓12g、当归12g、白芍药12g、熟地黄15g、鸡血藤（勾勒给）15g、炙甘草5g、川芎12g。

（二）壮瑶医外治疗法

根据病情选择运用。

（1）瑶医佩药治疗。

（2）壮医药线点灸治疗：适用于腹泻、虚寒性痛症、癌痛患者。取膻中、日月、期门、章门、内关、阳陵泉及阿是穴等穴。

（3）壮医经筋针刺治疗：适用于嘘勒失衡患者。

取穴及针法：脐内环穴（肝、脾、胃、肾）、天枢、足三里、三阴交、气海、关元。针脐内环穴用壮医针灸调气法。

（4）壮医敷贴治疗：可适用于肝胆外科临床常见病及术前、术后出现的腹痛、腹胀、食欲不振、腹水、黄疸等临床症状的患者。

抗癌方：莪术6g、三棱9g、半枝莲15g、重楼10g、白花蛇舌草15g。取适量药物，阴证方用米酒配制，阳证方用醋配制，调成糊状后均匀涂抹于玻璃贴或敷贴上。

（三）院内制剂使用

（1）肝舒胶囊（批准文号：桂药制字 M20100003）：口服，一次 3～5 粒，每日 3 次。调三道，通两路，清热毒，除湿毒补气虚。可用于谷道湿热型。

（2）扶正胶囊（批准文号：桂药制字 M20120001）：口服，一次 3～5 粒，每日 3 次。可通龙路、火路，调谷道，调气补虚。可以用于气血虚弱型。或在治疗过程中出现恶心、纳差等胃肠道反应时使用。

（3）排毒胶囊（批准文号：桂药制字 M20120002）：口服，一次 3～5 粒，每日 3 次。清热毒、除湿毒、祛风毒，通龙路、火路，调谷道、水道。可用于谷道瘀毒型。

（四）中医治疗

（1）耳针（耳穴压豆）。

（2）雷火灸。

（五）西医治疗原则

1. 非手术治疗

根据卫健委最新《原发性肝癌诊疗规范》及相关指南，结合患者的疾病状态选择治疗方案及周期数。

（1）介入治疗：包括 TACE、TAE 等。

（2）局部消融治疗：包括微波、射频、冷冻、化学治疗等。

（3）靶向治疗：包括索拉非尼、乐伐替尼、瑞格菲尼、卡博替尼等。

（4）免疫治疗：PD1、PD-L1。

2. 手术治疗

早期诊断、早期采用以手术切除为主的综合治疗，是提高肝癌长期治疗效果的关键。手术肝切除是治疗肝癌的首选和最有效的方法。

（1）术前检查项目

① 必需的检查项目

a. 血常规＋血型、尿常规、大便常规＋隐血；

b. 肝肾功能、电解质、凝血功能、肿瘤标志物检查、感染性疾病、乙肝 DNA 筛查；

c. 腹部超声，上腹部增强 CT；

d. 心电图、胸部 X 线平片。

② 根据患者病情可选择的检查

a. 超声心动图、肺功能检测和血气分析（存在心肺基础疾病或者老年体弱患者）；

b. 上腹部磁共振平扫 + 增强，（普美显）上腹部磁共振平扫 + 增强，PET-CT。

（2）抗感染治疗选择用药

① 抗菌药物：按照《抗菌药物临床应用指导原则》（卫医发〔2015〕43 号）执行。建议使用第二代头孢菌素，有反复感染史者可选头孢曲松、头孢他定和头孢哌酮 / 舒巴坦；明确感染患者，可根据药敏试验结果调整抗菌药物。

② 如有继发感染征象，尽早开始抗菌药物的经验治疗。

③ 预防性用抗菌药物，时间为术前 0.5 小时，手术超过 3 小时加用 1 次抗菌药物；总预防性用药时间一般不超过 24 小时，个别情况可延长至 48 小时。

④ 在给予抗菌药物治疗之前应尽可能留取相关标本送培养，获病原菌后进行药敏试验，作为调整用药的依据。有手术指征者应进行外科处理，并于手术过程中采集病变部位标本做细菌培养及药敏试验。

⑤ 对比剂选择：碘过敏试验阴性者，选用泛影葡胺；碘过敏试验阳性者，选用有机碘对比剂。

（3）手术日为入院第 4 ～ 5 天。

① 麻醉方式：气管内插管局部麻醉或硬膜外麻醉。

② 手术方式：包括开腹手术或腹腔镜手术。基本术式为肝部分切除、肝段切除、肝叶切除、半肝切除。

③ 手术内固定物：无。

④ 术中用药：麻醉常规用药，补充血容量药物（晶体、胶体）、血管活性药物。

⑤ 输血：根据术前血红蛋白状况及术中出血情况而定。

（4）术后住院恢复 7 ～ 8 天。

① 必须复查的检查项目：血常规、电解质、肝肾功能、凝血功能。

② 根据患者病情选择：复查腹部彩超、腹部 CT。

③ 术后用药：抗菌药物、制酸剂、肠外营养（视情况）、护肝、止血，视情况补充白蛋白、输血。

④ 各种管道处理：视具体情况尽早拔除胃管、尿管、引流管。

⑤ 康复情况检测：监测生命体征、有无并发症发生、胃肠道功能恢复情况、指导患者术后饮食。

⑥ 伤口护理。

（5）出院标准

① 伤口无感染、引流管拔除。

② 无发热、血白细胞正常、生命体征平稳。

③ 饮食恢复，无需静脉补液。

④不需要住院处理的其他并发症和（或）合并症如胆漏、出血等。

（六）护理调摄

（1）生活起居：嘱患者适当活动，注意劳逸结合，慎起居，避风寒，戒烟酒。

（2）饮食调理：以高热量、高蛋白、维生素丰富且易于消化的食物为宜。有腹水的患者应限制食盐摄入量。

阳证：忌食辛辣、煎炸、滋腻、生冷食物，宜食马齿苋、蔬菜、荸荠、山药、田七、山楂、陈皮、茉莉花茶、玫瑰花茶、陈皮山楂茶。

阴证：忌食滋腻、寒凉、生冷、煎炸食物，宜食滋补类食物如瘦肉、蛋类、桂圆、枸杞、栗子、莲子、山药、薏苡仁、千斤拔等。

（3）情志调摄：在护理工作中除了常规治疗护理外，护理人员还要多关心体贴患者，经常与其谈心，进行安慰、疏导及健康指导。并介绍与该疾病相关的知识，帮助患者消除思想顾虑。同时向病人介绍治愈的典型病例，使病人消除对本病的恐惧心理，树立起治疗疾病的信心，主动配合治疗，提高依从性。

（4）运动康复：在病情许可的情况下，可适当活动，以助气血流畅，指导患者进行壮医三气养生操；指导患者缓解紧张焦虑的心态，达到调理气血阴阳的作用。

嘞格（高脂血症）

一、诊断

（一）疾病诊断

壮医诊断：嘞格。

中医诊断：痰饮（痰湿闭阻）。

西医诊断：高脂血症。

（二）证候诊断

1. 阳证

眩晕，头痛，急躁易怒，面红，口苦，或伴心悸，失眠，便秘，溲赤；舌质红或紫暗，苔黄，脉弦或弦细而数。

目诊：见"勒答"龙脉脉络弯曲、红活、有瘀点。

甲诊：见甲色深，月痕暴露多，可见竹笋甲或鹰爪甲。

2. 阴证

（1）痰湿闭阻型：形体肥胖，头重如裹，胸闷，呕恶痰涎，肢重麻木，伴心悸、失眠、口淡、食少；舌胖，苔腻，脉弦滑。

目诊：见"勒答"白睛有雾斑，龙脉脉络弯曲、暗红。

甲诊：见甲色青紫，月痕暴露少。

（2）气滞血瘀型：胸胁胀闷，走窜疼痛，伴心烦不安；舌质红或紫暗，舌尖边有瘀点、瘀斑，苔白腻或黄腻，脉弦或涩。

目诊：见"勒答"龙脉脉络暗红、延伸、弯曲、末端有瘀点。

甲诊：见轻者甲色淡红，重者甲色青或紫，月痕暴露少。

（3）脾肾阳虚型：畏寒肢冷，眩晕，倦怠乏力，便溏，伴食少、脘腹胀满、面肢浮肿；舌淡质嫩，苔白，脉沉细。

目诊：见"勒答"白睛浅淡，龙脉脉络弯曲。

甲诊：见甲色白，月痕暴露少。

（4）肝肾阴虚型：眩晕，耳鸣，腰酸，膝软，五心烦热，伴口干、健忘、失眠；舌红，少苔，脉细数。

目诊：见"勒答"白睛浅淡，龙脉脉络弯曲、暗红。

甲诊：见甲色青紫，月痕暴露过少。

二、治疗方法

（一）辨证口服壮药汤剂

1. 阳证

治法：除湿毒，清热毒，调谷道。

方药：石崖茶（茶盟熔）10g、钩藤（勾刮欧）15g、棵瓦芦（布渣叶）10g、甜茶（茶完）10g等。

2. 阴证

（1）痰湿闭阻型

治法：化痰浊，除湿毒，调谷道。

方药：土茯苓（勾浪蒿）20g、布渣叶（棵瓦芦）15g、甜茶（茶完）15g等。

（2）气滞血瘀型

治法：化瘀毒，除湿毒，通谷道，调气血。

方药：田七（棵点镇）6g、三七花（华三镇）10g、布渣叶（棵瓦芦）15g、甜茶（茶完）10g等。

（3）脾肾阳虚型

治法：调谷道，补肾气，除湿毒，补虚养神。

方药：牛大力（勾两抹）20g、红杜仲（勾兵脓）15g、黄花倒水莲（棵华现）20g、布渣叶（棵瓦芦）10g、甜茶（茶完）10g等。

（4）肝肾阴虚型

治法：滋肾阴，除湿毒，调谷道水道。

方药：黄精（京四）15g、麦冬（甲细）10g、布渣叶（棵瓦芦）15g、甜茶（茶完）10g等。

（二）壮医外治疗法

根据病情选择运用。

（1）壮医香灸治疗。

（2）壮医药熨治疗。

（3）壮医敷贴治疗。

（4）壮医药锤治疗。

（5）壮医药物竹罐治疗。

（三）院内制剂

排毒胶囊（批准文号：桂药制字 M20120002）：适用于阴证、阳证。口服，0.4g/ 粒，3 ～ 5 粒 / 次，每日 3 次。

（四）西医治疗原则

（1）首选非药物治疗：饮食治疗、运动治疗。饮食治疗主要是改变饮食习惯，减少脂肪摄入，限制胆固醇摄入、适当减少碳水摄入，多吃水果蔬菜。运动治疗应该以低强度的耐力训练为主，有氧运动为佳，不宜高强度运动。

（2）药物治疗：临床常用药主要包括他汀类药物、贝特类药物等。例如阿托伐他汀、非诺贝特等。

（五）护理调摄

（1）生活起居：清淡饮食，起居有常，劳逸结合，如果身体肥胖则需要减肥。

（2）情志调摄：与患者沟通，帮助患者正确认识病情、了解治疗方法，树立战胜疾病的信心。

（3）食疗指导：低脂、低胆固醇饮食，禁止饮酒，少食肥肉、油炸食物、动物内脏、甜品甜点等，建议多食杂粮、蔬菜、水果、大豆等，选用植物油，日常多饮茶。食疗药方有决明子菊花粥、枸杞槐花茶、山楂首乌汤等。

（4）运动指导：低强度有氧运动为主，例如游泳、慢跑、打羽毛球、打篮球等。注意运动强度要适宜。

屙幽脘（糖尿病）

一、诊断

（一）疾病诊断

壮医诊断：屙幽脘。
中医诊断：消渴。
西医诊断：糖尿病。

（二）证候诊断

1. 阳证（毒证）

（1）谷道毒热型：多食易饥，口渴，或喜冷饮，尿多，形体消瘦，大便干燥。苔黄，脉滑实有力。

目诊：见"勒答"脉络弯曲少、弯度小，龙路脉络多而集中，靠近瞳仁。

甲诊：见甲色深红，月痕暴露过少，甲襞匀称，按之血色恢复迅速。

（2）咪钵热盛型：烦渴多饮，口干舌燥，尿频量多。舌边尖红，苔薄黄，脉洪数。

目诊：见脉络弯曲少、弯度小，脉络多而散乱，分布毫无规则。

甲诊：见甲色红，月痕暴露过少，甲襞匀称，按之血色恢复迅速。

2. 阴证（虚证）

（1）咪腰阴虚型：尿频量多，混浊如脂膏，或尿甜，腰膝酸软，乏力，头晕耳鸣，口干唇燥，皮肤干燥、瘙痒。舌苔红，脉细数。

目诊：见"勒答"上脉络弯曲充血，弯度小，脉络弯而散在。

甲诊：见甲色淡红，甲体有细小竖条纹路，月痕暴露过少，可见葱管甲。

（2）阴阳两虚型：小便频数，混浊如膏，甚至饮一溲一，面容憔悴，耳轮干枯，腰膝酸软，四肢欠温，畏寒肢冷，阳痿或月经不调。舌苔淡白而干，脉沉细无力。

目诊：见"勒答"脉络弯曲少、弯度小，分散、远离瞳仁。

甲诊：见甲色晦暗，甲体有纹路，甲薄，月痕暴露过少。可见竹笋甲或黑色甲。

（3）气阴两虚夹瘀型：口干多饮，乏力倦怠，头晕、肢麻，小便频数。舌暗红，苔薄白少津，脉细数。

目诊：见"勒答"上脉络弯曲充血，弯度小，脉络弯而散在。

甲诊：见甲色暗红，甲薄而脆，月痕暴露过少，可见竹笋甲或黑色甲。

二、治疗方法

（一）辨证口服壮药汤剂

1. 阳证（毒证）

（1）谷道毒热型

治法：祛毒、清热、养阴生津。

方药：阿尿清热散加减。

生石膏 25g、知母 25g、玄参 25g、功劳木 25g 等，水煎服或沸水冲泡代茶饮。

（2）咪钵热盛型

治法：清咪钵热，生津止渴。

方药：肾蕨功劳汤。

肾蕨 20g、十大功劳 15g 等，水煎服。

2. 阴证（虚证）

（1）咪腰阴虚型

治法：滋补咪腰，润燥止渴。

方药：阿尿甜补阴膏。

葛根 30g、石斛（大黄草）20g、玄参 15g、生地黄 15g、何首乌（门甲）15g、山药 15g、女贞子（美贞）15g、金樱子（芒旺）15g、五味子 15g，水煎，浓缩炼成膏状，每次 10g。

（2）阴阳两虚型

治法：温阳滋阴，固摄咪腰。

方药：猪横利、附子 10g、肉桂（能桂）6g、土沙参 15g、大枣 6g、玉竹 6g、枸杞（碰枸杞）12g 等。

（3）气阴两虚夹瘀型

治法：益嘘养阴，活血通络。

方药：黄芪 15g、党参 15g、山茱萸（茶栏）15g、黄连 3g、沙参 10g、生地黄 15g、牡丹皮 10g、枸杞子（碰枸杞）10g、当归 10g、桃仁 10g、红花 5g、牛膝 10g、丹参（拉岜勒）15g、太子参 5g。

（二）壮医外治疗法

根据病情选择运用。

（1）壮医熏洗治疗：十大功劳、九里明、王不留行煮水浴足，每天1次，促进脚部血液循环，改善糖尿病患者代谢障碍。

（2）壮医敷贴治疗。

（3）壮医经筋针刺治疗。

（4）壮医刮痧治疗：刮头部、背部、骶部、足部。在上述部位刮痧，每周2次。

（5）壮医药物竹罐治疗。

（三）西医治疗原则

（1）糖尿病健康教育。

（2）医学营养治疗：总的原则是确定合理的总能量摄入，合理、均衡地分配各种营养物质，恢复并维持理想体重。

（3）运动治疗：根据年龄、性别、体力、病情、有无并发症、易饥、既往运动情况，在医师指导下开展有规律的合适运动，循序渐进，并长期坚持。

（4）病情监测：包括血糖监测、其他CVD危险因素和并发症的监测。血糖监测基本指标包括空腹血糖、餐后血糖和糖化血红蛋白。

（5）西药治疗：包括口服药和注射剂两大类。在饮食和运动不能使血糖控制达标时应及时应用降糖药物治疗。

（四）护理调摄

（1）生活起居：注意保暖，避风寒、劳逸结合，避免劳累。

（2）情志调摄：与患者沟通，帮助患者正确认识病情、了解治疗方法，树立战胜疾病的信心。耐心对患者解释病情，帮助其了解屙幽脘（消渴症）是慢性病，树立其战胜疾病的信心，配合治疗。

（3）糖尿病饮食，合理分配餐次：可按每日三餐分配为1/5、2/5、2/5或1/3、1/3、1/3等模式。规律饮食、定时定量，注意进餐顺序。少食坚果类、油炸类食物及甜食；平衡膳食，定时定量进餐。

阴证：宜食益气养阴之品，如瘦肉、蛋类、鱼肉、鸭肉等。壮医药膳有田七玉竹焖鸭。壮医茶饮方有枸杞子汤。

阳证：宜食清热解毒之品，如丝瓜、马齿苋、山药、甲鱼等。壮医药膳有丝瓜栀子汤等。壮医茶饮方有雷公须汤等。

（4）康复治疗：肌力训练，关节活动范围训练。

（五）护理调摄

（1）生活起居：劳逸结合，注意保暖，如果身体肥胖，需要减肥。受累关节应避免过度负重，膝或髋关节受累患者应避免长久站立、跪位和蹲位，可利用手杖、步行器等协助活动。

（2）情志调摄：与患者沟通，帮助患者正确认识病情、了解治疗方法、过程及锻炼方法，树立战胜疾病的信心。

（3）关节功能锻炼：急性期减少病变关节过度活动，可卧床休息；当急性期症状缓解后，应积极锻炼，以关节的非负荷运动及增强肌力和耐力的运动为主，如散步、游泳。针对不同关节的功能障碍选择适宜的康复训练方法，主要是肌力训练和关节活动度训练。

（4）饮食调理：饮食清淡，宜多食富含胶质和钙的食物。如果身体肥胖，需要适当控制饮食。食疗药方有猪骨黑豆汤、羊肉五指毛桃汤、核桃芝麻糊等。

楣石尹（胆石症）

一、诊断

（一）疾病诊断

壮医诊断：楣石尹。

中医诊断：胆石病。

西医诊断：胆石症。

（二）症候诊断

1. 阳证

肝胆湿热型：右上腹有持续性胀痛，多向右肩背放射，右上腹紧张，有压痛，伴高热、恶寒、口苦咽干、恶心呕吐、身目黄染；舌质红，苔黄腻，脉弦滑或弦数。

目诊：见"勒答"龙脉脉络弯曲、红活。

甲诊：见甲色过深，月痕暴露过多，可见胬肉甲。

2. 阴证

肝郁气滞型：右上腹间歇性绞痛或闷痛，有时可向右肩背部放射，伴低热、口苦，食欲减退；舌质淡红，苔白，脉弦。

目诊：见"勒答"龙脉脉络弯曲少，色淡。

甲诊：见甲色减淡，月痕暴露减少。

二、治疗方法

（一）辨证选择口服中壮药

1. 阳证

肝胆湿热证

治法：祛湿、热毒，调谷道，疏肝利胆。

方药：壮医消石通路方。

鸡内金（堵给）15g、金钱草30g、海金沙（溶随滇）15g、郁金（竞闲）9g、柴胡 9g、白芍 30g、枳壳 15g、木香 6g、皂角刺 15g、黄芩 12g、大黄 3g、甘草 6g 等。热毒重者，加茵陈 12g、虎杖 30g、黄连 6g，清热解毒。

2. 阴证

肝郁气滞证

治法：调谷道，疏肝理气。

方药：金铃子散合大柴胡汤方加减。

金铃子 30g、延胡索 30g、黄芩 12g、大黄 9g、枳实 15g、半夏 12g、白芍 30g、大枣 10g、生姜 6g 等。腹痛甚者，加木香 6g、郁金（竞闲）9g、陈皮（能柑）6g，行气止痛；出现口渴、小便黄，加金钱草 30g。

（二）壮医外治法

根据病情选择运用。

（1）壮医普通针刺治疗。

（2）壮医敷贴治疗

肝胆 1 号方：田基黄（地耳草）10g、七叶一枝花（重楼）10g、香附 10g、黄花倒水莲 10g；取适量药物，阴证方用米酒配制，阳证方用醋配制，调成糊状后均匀涂抹于敷贴上。

（三）中医治疗

（1）耳针（耳豆压穴）。

（2）雷火灸。

（四）其他疗法

（1）西药治疗：静脉输液纠正水电解质和酸碱平衡失调；合理选用抗菌药物；疼痛发作时，应选用解痉止痛剂及吗啡类止痛。

（2）溶石治疗：胆囊结石可口服鹅去氧胆酸或熊去氧胆酸，每日剂量为 15mg/kg，疗程 6～24 个月，但疗效不确切。

（五）西医治疗原则

（1）西药治疗：静脉输液纠正水电解质和酸碱平衡失调；合理选用抗菌药物；疼痛发作时，应选用解痉止痛剂及吗啡类止痛。

（2）溶石治疗：胆囊结石可口服鹅去氧胆酸或熊去氧胆酸，每日剂量为 15mg/kg，疗程 6～24 个月，但疗效不确切。

（3）手术治疗：胆囊结石通常均需要手术治疗；肝内外胆管结石多数也需要手术治疗。手术的方式除传统手术外，尚有腹腔镜切除或胆管探查术、胰十二指肠镜下括约肌切开取石术、胆道镜下胆囊切开取石术等。急性胆囊炎若发生严重并发症，如化脓性胆囊炎、化脓性胆管炎，可以先行手术造口或胰十二指肠镜下置管胆管引流术。中医药治疗在胆石症手术患者的围手术期干预可明显降低残石率，减少复发率、并提高病人生活质量。

（六）胆囊结石围手术期诊治方案

1. 术前检查项目

（1）必需的检查项目

① 血常规、尿常规、大便常规；

② 肝肾功能、电解质、凝血功能、感染性疾病筛查（乙型肝炎、丙型肝炎、艾滋病、梅毒等）、血型；

③ 腹部超声；

④ 心电图、胸部 X 线平片。

（2）根据患者病情可选择的检查：血气分析、肺功能测定、超声心动图、MRCP、腹部 CT 等。

2. 使用抗菌药物的选择与使用时机

预防性抗菌药物：按照《抗菌药物临床应用指导原则》（卫医发〔2004〕285号）执行。建议使用第一代头孢菌素，明确感染患者，可根据药敏试验结果调整抗菌药物。推荐使用五水头孢唑林钠肌内或静脉注射。

（1）成人：0.5 ～ 1.0g/ 次，一日 2 ～ 3 次。

（2）儿童：一日量 50 ～ 100mg/kg，分 2 ～ 3 次给药。

（3）对本药或其他头孢菌素类药过敏者、对青霉素类药有过敏性休克史者禁用；肝肾功能不全者、有胃肠道疾病史者慎用。

（4）使用本药前须进行皮试。

预防性用抗菌药物，时间为术前 0.5 小时，手术超过 3 小时加用 1 次抗菌药物；总预防性用药时间一般不超过 24 小时，个别情况可延长至 48 小时。

3. 手术日为入院≤ 3 天

（1）麻醉方式：气管插管全身麻醉或硬膜外麻醉。

（2）手术方式：腹腔镜下胆囊切除术。

（3）术中用药：麻醉常规用药。

（4）输血：根据术前血红蛋白状况及术中出血情况而定。

（5）病理学检查：切除标本解剖后做病理学检查，必要时行术中冰冻病理学检查。

4. 术后住院恢复 3 ～ 4 天

（1）必须复查的检查项目：血常规、肝肾功能、电解质。

（2）术后用药：抗菌药物使用按照《抗菌药物临床应用指导原则》（卫医发

〔2004〕285号）执行。如有继发感染征象，尽早开始抗菌药物的经验治疗。经验治疗需选用能覆盖肠道革兰阴性杆菌、肠球菌属等需氧菌和脆弱拟杆菌等厌氧菌的药物。

（3）严密观察有无胆漏、出血等并发症，并做相应处理。

（4）术后饮食指导。

5. 出院标准

（1）一般状况好，体温正常，无明显腹痛。

（2）恢复肛门排气排便，可进半流质饮食。

（3）实验室检查基本正常。

（4）切口愈合良好：引流管拔除，伤口无感染，无皮下积液（或门诊可处理的少量积液），可门诊拆线。

（七）胆道结石围手术期诊治方案

1. 术前检查项目

（1）必需的检查项目

① 血常规 + 血型、尿常规、大便常规 + 隐血；

② 肝肾功能、电解质、凝血功能、感染性疾病筛查；

③ 腹部超声；

④ 心电图、胸部X线平片。

（2）根据患者病情可选择的检查：

① 肿瘤标志物检查（含CA19-9、CEA）；

② 超声心动图、肺功能检测和血气分析（存在心肺基础疾病或者老年体弱患者）；

③ ERCP，上腹部CT或MRCP/MRA。

2. 抗感染治疗选择用药

（1）抗菌药物：按照《抗菌药物临床应用指导原则》（卫医发〔2015〕43号）执行。建议使用第二代头孢菌素，有反复感染史者可选头孢曲松或头孢哌酮或头孢哌酮 / 舒巴坦；明确感染患者，可根据药敏试验结果调整抗菌药物。

（2）如有继发感染征象，尽早开始抗菌药物的经验治疗。

（3）预防性用抗菌药物，时间为术前0.5小时，手术超过3小时加用1次抗菌药物；总预防性用药时间一般不超过24小时，个别情况可延长至48小时。

（4）在给予抗菌药物治疗之前应尽可能留取相关标本送培养，获病原菌后进行药敏试验，作为调整用药的依据。有手术指征者应进行外科处理，并于手术过程中采集病变部位标本做细菌培养及药敏试验。

（5）对比剂选择：碘过敏试验阴性者，选用泛影葡胺；碘过敏试验阳性者，选用有机碘对比剂。

3. 手术日为入院第 2 ~ 3 天

（1）麻醉方式：局部麻醉或硬膜外麻醉。

（2）手术方式（包括开腹手术或腹腔镜手术）：基本术式为胆囊切除＋胆管切开取石（包括胆道镜检查并碎石、取石）加胆总管 T 管引流术，或加肝门部胆管狭窄修复重建术（如胆管狭窄成形＋空肠 Roux-Y 吻合、胆管狭窄成形＋游离空肠段吻合、胆管狭窄成形＋组织补片修复等）。

（3）手术内固定物：无。

（4）术中用药：麻醉常规用药，补充血容量药物（晶体、胶体）、血管活性药物。

（5）输血：根据术前血红蛋白状况及术中出血情况而定。

4. 术后住院恢复 7 ~ 8 天

（1）必须复查的检查项目：血常规、电解质、肝肾功能。

（2）根据患者病情选择：经 T 管胆管造影、腹部超声；

（3）术后用药：抗菌药物、制酸剂、肠外营养（视情况）。

（4）各种管道处理：视具体情况尽早拔除胃管、尿管、引流管。

（5）T 管处理（一般原则）：拔管时间须在术后 2 周以上，拔管前试夹 T 管 24 ~ 48 小时无异常，T 管造影显示胆管下段通畅，无狭窄，无胆管内残余结石；T 管窦道造影提示窦道形成完整（必要时）。

（6）康复情况检测：监测生命体征、有无并发症发生、胃肠道功能恢复情况、指导患者术后饮食。

（7）伤口护理。

5. 出院标准

（1）伤口无感染、引流管拔除。

（2）无发热、血白细胞正常、生命体征平稳。

（3）饮食恢复，无需静脉补液。

（4）不需要住院处理的其他并发症和（或）合并症如胆漏、胰腺炎等。

（八）护理调摄

（1）生活起居：患病期间应卧床休息，禁食或流质饮食。严密观察患者生命征、尿量变化，严重呕吐伴有腹胀者可行胃肠减压。

（2）饮食调理：术后康复阶段提倡合理饮食，不宜过饱，忌食生冷及不易消化食物，一般以低脂流质、半流质饮食为宜。

（3）情志调摄：避免精神刺激，保持心情舒畅、乐观，树立战胜疾病的信心。

兵西弓（急性阑尾炎）

一、诊断

（一）疾病诊断

壮医诊断：兵西弓。
中医诊断：肠痈病。
西医诊断：急性阑尾炎。

（二）证候诊断

阳证

腹痛较剧，转移性右下腹痛，或右下腹固定压痛，重者可有反跳痛，腹肌紧张，右下腹硬满，按之内痛。可伴有发热，呕恶胸闷，口干渴，汗出，便秘尿赤。舌红，苔黄腻，脉滑数。

目诊：见"勒答"脉络边界浸润混浊，模糊不清。

甲诊：见甲色深红，甲床潮红，月痕暴露过多。

二、治疗方法

（一）辨证口服壮药汤剂

1. 阳证

治法：清热毒，消肿痛，通龙路。

方药：兵西弓 1 号方。

大黄 10g、牡丹皮 20g、肿节风（卡隆）12g、冬瓜仁 12g、芒硝 6g、桃仁 10g、败酱草（棵败唱）15g、路路通（芒柔）12g、丹参（拉岜勒）15g。

2. 术后

治法：健脾和胃，平衡气血。

方药：兵西弓 2 号方。

鸡血藤（勾勒给）15g、白术 12g、芡实 10g、陈皮（能柑）10g、厚朴（棵厚朴）10g、枳实 10g、薏苡仁（吼茸）15g、白扁豆（督扁）15g、白豆蔻 12g、路路通（芒柔）15g、通草 8g、木瓜 10g。

（二）壮医外治法

根据病情选择运用。

1. 壮药敷贴治疗

取穴：双内关、三阴交、足三里。

2. 壮药直肠滴入治疗

操作方法：选用胃结直肠肛门外科灌肠方。

处方如下：当归藤（勾当归）15g、黄花倒水莲（棵华现）15g、鸡血藤（勾勒给）15g、厚朴（棵厚朴）15g、白芍 10g、甘草 10g、大黄 10g、芒硝 10g，水煎 200mL 直肠滴入，每次 30 分钟，每天 2 次，14 天为 1 疗程。

注意事项：不适用于肛周皮肤红肿、破溃者及近期肛门、直肠、结肠等手术者。

3. 壮医经筋针刺

取穴：脐内环穴、阑尾穴、上巨虚、足三里等。

4. 壮医药线点灸治疗

取穴：患处梅花形穴、阑尾穴、脐环穴等。

（三）院内制剂使用

无。

（四）西医治疗原则

（1）抗感染治疗：给予注射用头孢他啶或奥硝唑氯化钠注射液等抗生素。

（2）手术治疗：绝大多数急性阑尾炎一经确诊，应早期行腹腔镜阑尾切除术。此时手术操作较简单，术后并发症少。如化脓坏疽或穿孔后再行手术，操作困难且术后并发症会显著增加。术前即应用抗生素，有助于防止术后感染的发生。

（五）护理调摄

（1）生活起居：注意保暖，避风寒、劳逸结合，避免劳累。

（2）情志调摄：与患者沟通，帮助患者正确认识病情、了解治疗方法，树立战胜疾病的信心。

（3）饮食调理：饮食清淡，忌食肥甘厚味及辛辣之品。

阳证：宜食清热毒化湿毒之品，如薏苡仁、红豆等，食疗方有薏苡排骨冬瓜汤、鸡矢藤莲子鸭汤等。

兵嘿细勒（腹股沟疝）

一、诊断

（一）疾病诊断

壮医诊断：兵嘿细勒。
中医诊断：狐疝。
西医诊断：腹股沟疝。

（二）证候诊断

1. 阳证

肝郁气滞型（小儿）：阴囊偏坠胀痛，阴囊内如有物状，时上时下，卧则入腹，连及少腹痛处不定，每因恼怒过度而加剧，胸闷，食少。舌淡，苔白，脉弦。

目诊：见"勒答"白睛上脉络弯曲、红活。

甲诊：见甲色过深，月痕暴露过多，可见葱管甲或竹笋甲。

2. 阴证

（1）正虚型：腹股沟区明显见到或摸到肿块。可伴有少腹坠胀，痛引睾丸，便秘。舌淡，苔白，脉弦细。

目诊：见"勒答"白睛上脉络弯曲少，弯度小，颜色较浅。

甲诊：见甲色淡白，甲软而不坚，按压甲尖后放开，久未恢复红润色；可见葱管甲或竹笋甲。

（2）寒滞肝脉型（小儿）：发病缓慢，腹股沟区肿胀逐渐加重，肿胀严重时出现疼痛加重，遂小儿的哭闹、活动加重明显，肿块肤色无红肿。舌淡红，苔薄白，脉弦紧（≤3岁，指纹淡青于风关）。

目诊：见"勒答"白睛上脉络弯曲少，弯度小，颜色较浅。

甲诊：见甲色淡白，甲软而不坚，按压甲尖后放开，久未恢复红润色；可见葱管甲或竹笋甲。

（3）肾气亏虚型（小儿）：多见于先天性腹股沟斜疝，腹股沟区肿大，不红不热，不痛，易出易复，站立、活动、哭闹时肿大明显。舌淡、苔薄白，脉细弱

（≤3岁，指纹淡红于风关或不及风关）

目诊：见"勒答"白睛上脉络弯曲少，弯度小，颜色较浅。

甲诊：见甲色淡白，甲软而不坚，按压甲尖后放开，久未恢复红润色；可见葱管甲或竹笋甲。

二、治疗方法

（一）辨证口服壮药汤剂

1. 阳证

肝郁气滞证（小儿）

治法：疏肝解郁，疏通两路。

方药：柴胡疏肝散加减。

陈皮5g、柴胡5g、川芎5g、香附5g、枳壳5g、白芍5g、炙甘草5g等。

2. 阴证

（1）正虚型

① 治法：调气补虚，升阳举陷，疏通两路。

方药：兵嘿细勒1号方。

黄芪20g、当归12g、升麻6g、陈皮（能柑）12g、柴胡10g、白术10g、乌药（粉潜桶）10g、荔枝核（些累谁）12g、橘核12g、小茴香（碰函）10g。

② 治法：健脾益气，平衡气血。

方药：兵嘿细勒2号方。

黄芪20g、当归12g、茯苓15g、陈皮（能柑）12g、升麻6g、柴胡10g、白术10g、醋香附（棵寻谋）12g、黄花倒水莲（棵华现）15g。

（2）寒滞肝脉证（小儿）

治法：温经通脉，疏肝。

方药：吴茱萸汤加减。

吴茱萸（茶栏）5g、党参5g、生姜（兴）5g、大枣5g、橘核5g、荔枝核（些累谁）5g、川楝子（美楝）5g等。

（3）肾气亏虚证（小儿）

方药：济生肾气丸加减。

熟地黄5g、山萸肉5g、山药5g、泽泻5g、茯苓5g、牡丹皮5g、肉桂5g、附子5g、车前子5g、牛膝5g等。

（二）壮医外治法

根据病情选择运用。

1. 壮药敷贴治疗

可用于保守及术后治疗，孕妇慎用。

取穴：双内关、三阴交、足三里。

2. 壮医针刺治疗

取穴：脐环穴、关元、气海等。

（三）院内制剂使用

无。

（四）西医治疗原则

1. 手术治疗

（1）手术指征：能耐受手术的腹外疝患者。

（2）麻醉方式：全麻或硬膜外麻醉。

（3）手术方式

① 1 ～ 12 岁：疝囊高位结扎术；

② ＞ 12 岁：疝修补术；传统手术或无张力疝修补手术（进口材料）或腹腔镜下完全腹膜外无张力疝修补术。

（4）术后卧床 4 ～ 5 天，3 天换药，7 天拆线。

2. 术前护理

（1）消除致腹内压升高的因素。

（2）戒烟；注意保暖，多卧床休息；多饮水、多吃蔬菜等高纤维食物，保持大便通畅。

（3）嵌顿疝及绞窄疝：此类患者需要紧急手术，应予以禁食、术前准备。

（五）护理调摄

（1）生活起居：注意避免腹内压升高的因素，如剧烈咳嗽、用力排便等。

（2）情志调摄：与患者沟通，保持轻松愉悦的心情，不可易怒易悲。帮助患者正确认识病情、了解治疗方法。

（3）饮食调理：可食用补气食材，如黄花倒水莲炖鸡汤等。

（4）运动康复：患者出院后逐渐增加活动量，3 个月内避免重体力劳动或提举重物。防止腹内压升高。

仲嘿唪尹（痔）

一、诊断

（一）疾病诊断

壮医诊断：仲嘿唪尹。

中医诊断：痔疮。

西医诊断：痔。

（二）证候诊断

1. 阳证

便血鲜红，量较多，肛内肿物外脱，可自行回缩，肛门瘙痒或灼热；舌红，苔黄腻，脉滑数。

目诊：见"勒答"白睛左 5 点右 7 点位置脉络根部增粗、曲张、充血、色暗红，近虹膜端有带瘀点脉络分枝。

甲诊：见甲色深红，压之甲床呈红色，月痕呈淡红紫，松压后复原稍快。

2. 阴证

肛门松弛，痔核脱出须手法复位，便血色鲜红或淡，面白少华，神疲乏力，少气懒言，纳少便溏；舌质淡，苔薄白，脉细。

目诊：见"勒答"白睛左 5 点右 7 点位置脉络根部增粗、曲张、充血、色暗红，近虹膜端有带瘀点脉络分枝。

甲诊：见甲色淡白，指甲质地疏松，月痕暴露少。

二、治疗方法

（一）辨证口服壮药汤剂

1. 阳证

治法：清热毒，除湿毒，祛风毒。

方药：脏连丸加减。

黄连 10g、黄芩 10g、生地黄 10g、荆芥穗（楝荆该）10g、赤芍 10g、当归 10g、槐花（华槐）10g、地榆炭 10g、救必应（美内妹）10g、凤尾草（良给团）10g。

2. 阴证

治法：调气解毒、补虚升提。

方药：补中益气汤加减。

黄芪20g、党参12g、白术12g、鸡血藤（勾勒给）15g、当归10g、升麻6g、柴胡10g、陈皮（能柑）12g、卷柏（哈还魂）10g、槐花（华槐）15g。

（二）壮瑶医外治疗法

根据病情选择运用。

1. 壮药敷贴治疗

取穴：双内关、大肠俞、支沟。

2. 瑶医坐盆治疗

操作方法：排便后，选用以清热利湿、消肿止痛的中壮药坐浴熏洗，奏止血、消肿止痛之效。

痔洗方：白芷（棵白支）10g、荆芥（棵荆该）10g、乳香15g、黄柏20g、苏木（棵苏木）15g、当归10g、芒硝30g、莪术（京坤）15g、木鳖子（些木变）10g、冰片2g等。使用激光坐浴机坐浴。每天2次，14天为1疗程。

注意事项：对药物过敏者慎用。

3. 壮医经筋针刺

取穴：提托穴、痔顶穴、肛环穴、长强穴、承山穴、梁丘穴、次髎穴等。

（三）西医治疗原则

（1）半开放外剥内扎术或内扎外切术：适用于单发或痔。

（2）半开放外剥内扎加注射术：适用于内痔部分为主或伴部分直肠黏膜松弛脱垂。

（3）保留齿线用式外剥内扎术：适用于外痔部分为静脉曲张性者。

（4）半开放齿形分段外剥内扎术：适用于环状混合痔。

（四）护理调摄

（1）生活起居：保持大便通畅，每天定时排便，临厕不宜久蹲努责；保持肛门清洁常用温水清洗肛门，勤换内裤，便纸要柔软，防止擦伤。

（2）饮食调理：注意饮食卫生，少食辛辣刺激性食物，多吃蔬菜水果，以助大便通畅。

（3）情志调摄：注意情志，避免情志烦躁、焦虑不安。

（4）运动康复：加强锻炼，增强体质，促进全身气血流畅和增加肠道蠕动。采用导引法、提肛运动等方法加强肛门功能锻炼。

嘻哞啴能显
（乳腺癌化疗后肝功能异常黄疸）

一、诊断

（一）疾病诊断

壮医诊断：嘻哞啴能显。

中医诊断：黄疸。

西医诊断：乳腺癌化疗后肝功能异常黄疸。

（二）证候诊断

1. 阳证

湿热炽盛型：身目俱黄，黄色鲜明，头重身困，胸脘痞满，食欲不振，大便溏垢；舌苔黄腻，脉濡数。

目诊：见"勒答"白睛脉络鲜红、细小，弯曲不多。

甲诊：见甲色鲜红，按压甲尖放开后恢复原色较快。

2. 阴证

（1）脾虚湿滞型：面目及肌肤淡黄，晦暗不泽，肢软乏力，心悸气短，大便溏薄；舌质淡，苔薄，脉濡细。

目诊：见"勒答"白睛脉络淡红、细小，弯曲不多。

甲诊：见甲色淡红，按压甲尖放开后恢复原色较快。

（2）气滞血瘀型：身目淡黄或不黄，胁下结块，隐痛、刺痛不适，胸胁胀闷；舌有紫斑或紫点，脉涩。

目诊：见"勒答"白睛脉络淡红、细小，弯曲不多。

甲诊：见甲色淡红，按压甲尖放开后恢复原色较快。

（3）肝脾不调型：身目淡黄或不黄，脘腹痞满，肢倦乏力，胁肋隐痛不适，食欲减退，大便不调；舌质薄白，脉细弦。

目诊：见"勒答"白睛脉络淡红、细小，弯曲不多。

甲诊：见甲色淡红，按压甲尖放开后恢复原色较快。

二、治疗方法

（一）辨证口服壮药汤剂

1. 阳证

湿热炽盛型

治法：清热毒，除湿毒，祛风毒。

方药：茵陈 40g、黄芩 20g、大黄 15g、栀子（粉给现）20g、田基黄（涯话耳）20g、薤白 10g 等。

2. 阴证

（1）脾虚湿滞型

治法：除湿毒，补脾肾。

方药：茵陈 40g、茯苓 20g、田基黄 20g、黄芪 30g、桂枝（能葵）12g、生姜（兴）12g、白术 15g、当归 15g、白芍 12g、大枣 10g、甘草 6g 等。

（2）气滞血瘀型

治法：化瘀毒，活血通络。

方药：茵陈 30g、茯苓 20g、柴胡 20g、田基黄 20、枳壳 15g、半夏（棵半夏）10g、香附（棵寻谋）10g、赤芍 15g、桃仁 15g 等。

（3）肝脾不调型

治法：补肝肾，调肝脾、祛风湿。

方药：田基黄 20、瓜蒌皮 15g、茯苓 20g、厚朴（棵厚朴）20g、枳壳 15g、香附（棵寻谋）10g、党参 20g、白术 15g。

（二）壮医外治法

根据病情选择运用。

（1）壮医药物竹罐治疗。

（2）壮医敷贴治疗。

（3）壮医全身药浴治疗。

（三）西医治疗原则

口服药物治疗。

（1）熊去氧胆酸片：按时用少量水送服。按体重每日剂量为 10mg/kg。

（2）谷胱甘肽片：成人常用量为每次口服 400mg（4 片），每日 3 次。

（3）甘草酸二铵肠溶胶囊：一次 150mg（一次 3 粒），一日 3 次。

（四）护理调摄

（1）生活起居：注意保暖，避风寒、劳逸结合，避免劳累。

（2）饮食调理：讲究卫生，避免不洁食物，饮食节制，勿过嗜辛热肥甘食物，戒酒类饮料。进食易于消化而富有营养的食物。

呔显（新生儿高胆红素血症）

一、诊断

（一）疾病诊断

壮医诊断：呔显。

中医诊断：胎黄。

西医诊断：新生儿高胆红素血症。

（二）证候诊断

1. 阳证

湿热熏蒸型：面目皮肤发黄，色泽鲜明如橘，哭声响亮，不欲吮乳，口渴唇干，或有发热，大便秘结，小便深黄；舌质红，舌苔黄腻，指纹滞。

目诊：见"勒答"白晴发黄，龙路脉络颜色呈深红色，粗大。

甲诊：见指甲颜色黄色。

2. 阴证

（1）寒湿阻滞型：面目皮肤发黄，色泽晦暗，持久不退，精神萎靡，四肢欠温，纳呆，大便溏薄，色灰白，小便短少；舌质淡，舌苔白腻，指纹淡红。

目诊：见"勒答"白晴发黄，龙路脉络颜色呈淡红色，弯曲少，弯度小，边界浸润混浊、模糊不清。

甲诊：见指甲颜色黄色。

（2）气滞血瘀型：面目皮肤发黄，颜色逐渐加深，晦暗无华，右胁下痞块质硬，肚腹膨胀，青筋显露，或见瘀斑、衄血，唇色暗红；舌见瘀点，舌苔黄，指纹紫滞。

目诊：见"勒答"白晴发黄，龙路脉络颜色呈暗红色，粗大，可见瘀点。

甲诊：见指甲颜色黄色。

二、治疗方法

（一）辨证口服壮药汤剂

1.阳证

湿热熏蒸型

治法：清热毒，除湿毒，退黄。

方药：茵陈 10g、栀子（粉给现）3g、大黄 2g、泽泻（楪泽泻）5g、车前子（称根）3g、黄芩 3g、广金钱草（旷金浅）3g。

2.阴证

（1）寒湿阻滞型

治法：祛风毒，散寒毒，除湿毒，退黄。

方药：茵陈 10g、干姜 3g、白术 5g、党参 5g、甘草 5g、薏苡仁（吼茸）5g、茯苓 5g。

（2）气滞血瘀型

治法：化瘀毒，活血通络，退黄。

方药：柴胡 3g、郁金（竞闲）3g、枳壳 3g、桃仁 3g、当归 5g、赤芍 3g、丹参（拉岜勒）5g。

（二）壮医外治法

根据病情选择运用。

壮医全身药浴治疗

（1）婴儿黄疸退黄方：栀子（粉给现）20g、茵陈 20g、大黄 10g、白术 20g、土茯苓（勾浪蒿）20g、泽泻（楪泽泻）20g。每日 1 剂，每日 1～2 次，每次药浴约 15 分钟，3～5 天为 1 疗程。

（2）茵陈蒿汤协定方外洗（院内制剂）：每天 1 次，每次 1 剂，兑 5000mL 温水洗浴，每次洗浴 10～15 分钟。

（三）西医治疗原则

1.病因治疗

（1）光照疗法：以波长 425～475nm 的蓝光作用最强。光疗设备可采用光疗箱、荧光灯、LED 灯和光纤毯。光疗方法有单面光疗和双面光疗。光疗时应注意对关键器官如眼、生殖器等防护，注意观察温度、湿度，并适当补充水分。

（2）药物治疗

① 静脉注射丙种球蛋白（IVIG）：确诊新生儿溶血病者可采用 IVIG0.5～

1.0g/kg 于 2 ～ 4 小时静脉持续输注。必要时可 12 小时后重复使用 1 剂。

② 白蛋白：当血清胆红素水平接近换血值，且白蛋白水平。

（3）纠正酸中毒，防止低血糖，补充维生素。

（四）护理调摄

（1）生活起居室温恒定，增加日光照时间。新生儿口腔黏膜、脐部、臀部和皮肤避免损伤及感染，注意保暖。

（2）情志调摄：避免哭闹过度。

（3）饮食调理：尽早开奶，促进胎粪顺利排出，减少高胆红素血症的发生，规律喂养，避免过饥过饱。

（4）运动康复：每日进行婴儿抚触操、被动操，促进血液循环，加快新陈代谢。

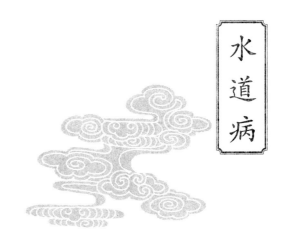

尿酸嗓（高尿酸血症）

一、诊断

（一）疾病诊断

壮医诊断：尿酸嗓。

中医诊断：痹症类病（湿浊内蕴证、风湿毒聚证、痰瘀痹阻证、脾肾不足证）。

西医诊断：高尿酸血症。

（二）证候诊断

1. 阳证

肢体困重，形体肥胖，嗜食肥甘，口腻不渴，大便黏滞；舌淡胖，或有齿痕，苔腻，脉弦滑。

目诊：见"勒答"龙路脉络红活、弯曲、延伸。

甲诊：见甲色深红，月痕暴露多。

2. 阴证

乏力倦怠，腰膝酸软，肢体困重，头晕耳鸣，或口干，小便频多，大便溏稀；舌质淡，有齿痕，苔白，脉沉或弦滑。

目诊：见"勒答"龙路脉络浅淡、弯曲、延伸。

甲诊：见甲色白，月痕暴露少。

二、治疗方法

（一）辨证口服壮药汤剂

1. 阳型

治法：通龙路火路，调谷道、水道，除湿毒，清热毒。

方药：土茯苓（勾浪蒿）20g、薏苡仁（吼茸）20g、泽泻（棵泽泻）15g、土牛膝（棵达刀）、卷柏（哈还魂）15g、铁包金（勾吼耪）10g、解毒草（棍盖冬）10g、葫芦茶（茶煲）10g等。

2. 阴型

治法：通龙路火路，调谷道、水道，调气，解毒，补虚，养神。

方药：卷柏（哈还魂）15g、铁包金（勾吼耪）10g、解毒草（棍盖冬）10g、葫芦茶（茶煲）10g、土茯苓（勾浪蒿）10g、苏木（棵苏木）10g等。

（二）壮医外治疗法

根据病情选择运用。

（1）壮医香灸治疗。

（2）壮医药熨治疗。

（3）壮医敷贴治疗。

（4）壮医火攻治疗。

（5）壮医药锤治疗。

（三）院内制剂

排毒胶囊（批准文号：桂药制字 M20120002）：适用于阴证、阳证患者。口服，0.4g/粒，3～5粒/次，每日3次。

（四）西医治疗原则

（1）控制高尿酸，预防尿酸盐沉积；延缓疾病发展，防止急性关节炎发作；防止尿酸结石形成和肾功能损害。

（2）非药物治疗：低嘌呤低脂饮食，适当体育锻炼，每日饮水量大于2000mL。

（3）药物治疗：为排尿酸药、抑制尿酸生成药物、碱性药物等。

（五）护理调摄

（1）生活起居：起居有常，避风寒，劳逸结合，规律作息，保证睡眠，控制体重，适当体育锻炼，增强体质、调摄精神，达到未病先防、既病防变的目的。

（2）情志调摄：与患者沟通，帮助患者正确认识病情，了解治疗方法，树立战胜疾病的信心。鼓励家属多陪伴患者、与之多交流，同时可运用中医五行音乐疗法、香疗等改善患者情绪。

（3）饮食调理：低嘌呤、低脂饮食，戒烟限酒，少食膏粱厚味，每日饮水量大于2000mL。合理烹调可有效降低膳食嘌呤含量，需将嘌呤高的食材采用煮、蒸、炖、汆、涮（不喝汤）的方法烹制，不宜饮浓汤。食疗药方有龙须饮（玉米须、淡竹叶）、薏米粥、益肾粥（熟地黄、萆薢、薏苡仁）、绿豆苡仁汤等。

隆芡（痛风）

一、诊断

（一）疾病诊断

壮医诊断：隆芡。

中医诊断：痛风。

西医诊断：痛风。

（二）证候诊断

1. 急性期或慢性期急性发作

阳证

风湿热型：关节明显红肿热疼痛，重则痛不可触，屈伸不利，发病急骤，病及一个或多个关节，久病则可见"结粉块"（痛风石），可有发热、口苦、口渴喜冷饮、烦闷、尿黄。舌质红，苔黄厚或腻，脉弦滑。

目诊：见勒答上龙路脉络弯曲、红活而怒张。

甲诊：见甲色深红，月痕暴露过多。

2. 慢性期

阴证

（1）风寒湿型：关节肿胀疼痛，屈伸不利，局部不热或灼热不甚，游走性疼痛，肢体重着，久病则可见"结粉块"（痛风石）。舌质暗，苔薄白或白腻，脉濡或弦紧。

目诊：见"勒答"上白睛浅淡，有雾斑，龙路脉络弯曲、暗红。

甲诊：见甲色青或紫，月痕暴露过少。

（2）浊瘀型：关节疼痛反复发作，日久不愈，或呈刺痛，固定不移，关节肿大，甚则强直畸形，屈伸不利，"结粉块"（痛风石），触之不痛，或皮色紫暗，或破溃。舌质暗，苔白腻，脉细或涩。

目诊：见"勒答"上龙路脉络暗红、延伸、弯曲、末端有瘀点。

甲诊：见甲色晦暗，月痕暴露过少。

（3）正虚型：反复发作，久病不愈，关节疼痛、肿胀、重着，活动不利，可见局部变形，伴神疲乏力，气短，自汗，面白少华。舌质淡，苔白，脉细或细弱。

目诊：见"勒答"上白睛浅淡，龙路脉络弯曲。

甲诊：见甲色苍白，月痕暴露过少。

3. 间歇期 / 无症状高尿酸血症

（1）阳证

湿热型：无症状期，或高尿酸血症，或头昏身重，口臭、尿黄、大便燥结。舌红苔黄。

目诊：见"勒答"上龙路脉络红活。

甲诊：见甲色深红，月痕暴露过多。

（2）阴证

肾虚型：无症状期，或高尿酸血症，见腰膝酸软，易倦怠，或怕冷。

目诊：见"勒答"上白睛浅淡。舌质淡，苔白，脉细。

甲诊：见甲色苍白，月痕暴露过少。

二、治疗方法

（一）辨证口服壮医汤剂

1. 急性期或慢性期急性发作

阳证

风湿热型

治法：清热毒，除湿毒，祛风毒，消肿痛。

方药：肿节风（卡隆）20g、忍冬藤15g、萆薢15g、车前草（牙底马）15g、田七（棵点镇）3g、徐长卿10g、路路通（芒柔）15g等。

2. 慢性期

阴证

（1）风寒湿型

治法：散寒毒，除湿毒，祛风毒，消肿痛。

方药：宽筋藤20g、伸筋草（棵烟银）15g、海风藤15g、萆薢15g、当归藤（勾当归）15g、千斤拔（棵壤丁）15g等。

（2）浊瘀型

治法：降浊毒，化瘀毒，祛风毒，消肿痛。

方药：飞龙掌血（温肖）20g、过岗龙（勾拢）15g、土茯苓（勾浪蒿）15g、萆薢15g、田七（棵点镇）3g、伸筋草（棵烟银）15g等。

（3）正虚型

治法：补气血，壮筋骨，消肿痛。

方药：牛大力（勾两抹）20g、鸡血藤（勾勒给）20g、红杜仲（勾兵脓）15g、血党（棵散勒）15g、五指毛桃（勾拿）15g、凤仙透骨草10g等。

3. 间歇期/无症状高尿酸血症

（1）阳证（湿热型）

治法：清热毒、除湿毒，调水道气机。

方药：广金钱草（旷金浅）20g、车前草（压底马）20g等。

（2）阴证（肾虚型）

治法：补肾，温阳，调水道气机。

方药：牛大力（勾两抹）20g、草薢15g等。

（以上剂量均为参考剂量，具体用量应根据病情及体质而定）

（二）壮医外治疗法

根据病情选择运用。

（1）壮医刺血治疗。

（2）壮医敷贴治疗。

（3）壮医药熨治疗。

（4）壮医药物竹罐治疗。

（5）壮医全身药浴治疗。

（6）壮医水蛭治疗。

（三）院内制剂

（1）痛风立安胶囊（批准文号：桂药制字M20100004）：适用于阳证。口服，0.4g/粒，3～5粒/次，每日3次。

（2）武打将军酒（批文号：桂药制字Z01060002）：适用于阴证，阳证关节肿胀灼热不甚患者。取适量药酒外擦患处，每日3次，14天为1疗程。

（3）武打将军酊（批文号：桂药制字Z20170002）：适用于阴证，阳证关节肿胀灼热不甚患者。取适量药酊外擦患处，每日3次，14天为1疗程。

（四）西医治疗原则

1. 非药物治疗

痛风非药物治疗的总体原则是生活方式的管理，首先是饮食控制、减少饮酒、运动、肥胖者减轻体重等；其次是控制痛风相关伴发病及危险因素。

2. 药物治疗

（1）降尿酸治疗：降尿酸药物的选择需个体化。目前国内常用的降尿酸药物包括抑制尿酸合成和促进尿酸排泄两类。别嘌醇和非布司他均是通过抑制黄嘌呤氧化酶活性，减少尿酸合成，从而降低血尿酸水平；而苯溴马隆则通过抑制肾小管尿酸转运蛋白，抑制肾小管尿酸重吸收而促进尿酸排泄，降低血尿酸水平。

（2）其他降尿酸药物：对难治性痛风，其他药物疗效不佳或存在禁忌证，血液系统恶性肿瘤或放化疗所致的急性血尿酸显著升高，可考虑使用尿酸酶。

（3）急性期治疗：急性期治疗原则是快速控制关节炎的症状和疼痛。急性期应卧床休息，抬高患肢，最好在发作24小时内开始应用控制急性炎症的药物。

（4）药物降尿酸治疗期间预防痛风急性发作：降尿酸治疗期间易导致反复出现急性发作症状，可给予预防治疗。

（五）护理调摄

（1）食谱指导：低嘌呤饮食，禁止饮酒及食用浓肉汤、动物内脏、骨髓、蟹、鱼、虾，建议食米饭、蔬菜、水果、牛奶、鸡蛋，避免饱餐及大量进食豆类、面粉类食物、香菇，限烟。

（2）多饮水，保持每日尿量达到2000mL以上，促进尿酸排出及降低血液黏稠度，饮水最佳时间是两餐之间、清晨和晚间。

（3）急性期应卧床休息，抬高患肢，以减轻疼痛，避免过度劳累、紧张、受冷、受湿及关节损伤等诱发因素。

（4）急性期控制后72小时或慢性痛风性关节炎导致关节活动受限均进行关节康复训练。

（5）保持理想体重：肥胖者采取低热能饮食、增加运动以降低体重。

（6）受累关节应避免过度负重，膝或髋关节受累患者应避免长久站立、跪位和蹲位，可利用手杖、步行器等协助活动。

（7）情志调摄：耐心对患者解释病情，帮助其了解隆茨（痛风）是慢性病，树立其战胜疾病的信心，配合治疗。

咪腰奔浮（肾病肾小球肾炎）

一、诊断

（一）疾病诊断

壮医诊断：咪腰笨浮。

中医诊断：水肿。

西医诊断：慢性肾小球肾炎。

（二）证候诊断

1. 阳证

毒证：眼睑、四肢局部浮肿或全身浮肿，伴有小便不利，怕冷发热；周身酸痛，身体困重，不思饮食，胸部痞闷，烦热口渴，小便黄，大便秘结。舌红，苔白厚腻或黄厚腻，脉弦滑数。

目诊：见"勒答"白睛上肾、膀胱反应区（右眼 5～6 点或左眼 6～7 点）血脉根部增粗曲张，弯度大，弯曲多，色鲜红，集中靠近瞳仁，脉络边界浸润混浊，模糊不清。

甲诊：见甲色鲜红，甲体凹凸不平，月痕暴露过多，甲襞均匀，按之血色恢复均匀。可出现鱼鳞甲或嵴棱甲。

2. 阴证

虚证：眼睑、四肢局部浮肿或全身浮肿，伴面色无华，头晕乏力，神疲肢冷，心悸气促，腰膝酸软。

目诊：见"勒答"白睛上肾、膀胱反应区（右眼 5～6 点或左眼 6～7 点）血脉根部增粗曲张或细小，弯度大，弯曲多，色鲜红或暗红，集中靠近瞳仁，脉络边界浸润混浊，模糊不清。

甲诊：见甲色淡白，甲体软而不坚，月痕暴露过少，甲襞均匀，按之血色恢复缓慢。

二、治疗方法

（一）辨证口服壮药汤剂

1. 阳型（毒型）

治法：祛毒泄浊，利尿消肿。

方药：玉白灯木肾茶汤加减。

白茅根（壤哈）15g、肾茶（棵蒙秒）15g、玉米须10g、灯心草（扪灯草）10g、木瓜10g等。

2. 阴型（虚型）

治则：补虚祛毒，利水消肿。

方药：金樱子通水方加减。

金樱子（芒旺）15g、千斤拔（棵壤丁）15g、黄花倒水莲（棵华现）15g、黄精（京四）10g、杜仲（棵杜仲）10g等。

（二）壮医外治疗法

根据病情选择运用。

（1）壮医敷贴治疗：取膀胱俞、肾俞、肝俞、厥阴俞、小肠俞、三阴交、水分等穴位行敷贴治疗，每次6～8穴，敷贴2～4小时，行敷贴治疗。

（2）壮医壮火灸条治疗：取脐部（神阙穴、关元穴）、腿部（足三里穴）、足部（涌泉穴）等部位，施灸20～30分钟，灸后涂抹芦荟胶。

（3）壮医药线点灸治疗：取肾俞、膀胱俞、三阴交、气海、关元、阳陵泉等穴。每个穴位每次灸1～2壮。

（4）壮医足浴治疗：使用科室协定壮药方千里光止痒方（大黄、黄柏、白鲜皮、千里光、薄荷等）煎煮至2000～3000mL，放至40～45℃予浸泡足部。

（三）中医治疗

（1）雷火灸。

（2）耳针（耳穴压豆）。

（四）院内制剂 / 协定方使用

笨浮者水湿内停，脾失健运，患者出现食欲差、恶心、呕逆之症，可予以科室协定方开胃方。

功效：健脾益胃，理气助运。

方药：广藿香（棵瓢枝）15g、砂仁（棵砂仁）15g、法半夏9g、豆蔻15g、山楂炭20g、陈皮（能柑）15g、麸炒苍术15g、茯苓15g、佛手（芒佛手）15g、姜厚朴（棵厚朴）15g、生姜（兴）20g 等。

（五）西医治疗原则

根据 KDIGO2012 年发布的《肾小球肾炎临床实践指南》《临床诊疗指南—肾脏病学分册》《肾脏病学》，慢性肾小球肾炎分级治疗。轻型可以选择民族医药治疗为主；重型在民族医治疗基础上，根据病理类型选择糖皮质激素、环磷酰胺或钙调磷酸酶抑制剂、吗替麦考酚酸酯或其他免疫抑制剂控制尿蛋白，防治能引起肾损害的其他诱发因素，延缓疾病进展。针对合并的高血压、感染、急性肾损伤、心功能不全、电解质紊乱、血栓栓塞等并发症，可采用相应的治疗措施，给予降压、抗凝、抗血小板聚集、利尿消肿、维持电解质平衡等对症治疗，如水肿严重或肾功能受损，必要时可行透析以超滤消肿，清除体内毒素等。

（六）护理调摄

（1）生活起居：适宜劳逸，避免重体力劳动、剧烈运动，注意保暖，感冒流行季节，外出戴口罩，避免去公共场所，注意口腔及外阴清洁卫生，避免皮肤破损，平时应避免冒雨涉水，或湿衣久穿不脱，以免湿邪外侵等。

（2）饮食调理：低脂优质低蛋白，避免辛辣刺激食物，热量与糖类摄入量要满足机体生理代谢需要，水肿尿少者应限制水、盐摄入（每日食盐量 3～4g），戒烟酒。

（3）情志调摄：加强疾病常识宣教，正确认识疾病，学会心理的自我调节，避免焦虑、紧张、抑郁、恐惧等不良情绪，保持心情舒畅，引导病人意识到自身价值，正确对待疾病，保持良好的医从性。

（4）运动康复：可配合太极拳、八段锦、壮医三气养生操、壮药绣球操等调养生息，水肿严重不宜下床活动者，也应定时活动四肢及翻身等，症状改善后可进行散步等活动。

幽扭（尿路感染）

一、诊断

（一）疾病诊断

壮医诊断：幽扭。

中医诊断：淋证。

西医诊断：泌尿道感染。

（二）证候诊断

1. 阳证（毒证）

湿热型：小便频数短涩，淋漓刺痛或排尿不畅，或尿急、尿热、尿痛，或尿痛而艰涩，尿中排出砂石，或尿黄色赤，或混浊如米泔水，或尿黄腻如脂膏；伴有发热发冷，心烦口渴，口苦口干，小腹拘急，大便秘结，口唇红，舌下脉络粗胀，色青紫或青黑。舌红，苔白厚腻或黄厚腻，脉弦滑数。

目诊：见"勒答"白睛上肾、膀胱反应区（右眼 5 ～ 6 点或左眼 6 ～ 7 点）血脉增粗隆起，弯曲多，弯度大，色鲜红，脉络集中靠近瞳孔。

甲诊：见甲色鲜红，甲体平滑，月痕暴露过多，甲襞均匀，按压血色恢复均匀。甚至出现鱼鳞甲、崤棱甲。

2. 阴证（虚证）

小便频数短涩，淋漓刺痛或排尿不畅，病久不愈，遇劳而发；伴有腰膝酸软，头晕，面色无华，神疲乏力。舌质暗红，苔白，脉沉弦。

目诊：见"勒答"白睛上肾、膀胱反应区（右眼 5 ～ 6 点或左眼 6 ～ 7 点）血脉细小，弯曲多，弯度大，色暗红，脉络向瞳孔内侧延伸。

甲诊：见甲色暗红，甲体平滑，月痕暴露过少，甲襞均匀，按压血色恢复均缓慢。甚至出现黑色甲。

二、治疗方法

（一）辨证口服壮药汤剂

1. 阳证（毒证）

湿热型

治法：清热解毒，通利水道。

方药：幽扭肾茶方加减。

肾茶（棵蒙秒）20g、凤尾草（良给团）20g、救必应（美内妹）15g、海金沙（溶随滇）15g、车前草（牙底马）15g。

2. 阴证（虚证）

治法：补虚祛毒。

方药：幽扭猪浮汤加减。

旱莲草（黑么草）20g、生地黄20g、麦冬10g（甲细）、知母10g、牛膝10g、白茅根（壤哈）10g、艾叶炭5g。

（二）壮医外治疗法

根据病情选择运用。

（1）壮医药线点灸治疗：取三焦俞、膀胱俞、肾俞、命门、下长强、中髎、下关元、阴陵泉，有血尿者加梁丘。

（2）壮医敷贴治疗：取涌泉穴、三阴交、关元、气海、膀胱俞、肾俞、肝俞、小肠俞等穴位行敷贴治疗，每次6～8穴，敷贴4～6小时。

（三）中医治疗

（1）耳穴治疗。

（2）雷火灸治疗。

（四）院内制剂／科室协定方

幽扭出现腰痛不适者可予以科室协定方复方走马胎止痛膏外敷。

功效：活血通络止痛。

方药：走马胎（棵封勒）30g、鬼针草（牙钳布）30g、黄柏15g、制大黄15g、延胡索25g、郁金（竞闲）25g、三七（棵点镇）15g、醋没药25g、路路通（芒柔）30g、忍冬藤（恩华）30g、苍术15g、白芍25g等。

用法：磨粉以醋或米酒调和外敷痛处，日1剂。

（五）西医治疗原则

（1）根据泌尿系感染常见致病菌经验性使用抗生素，如有培养＋药敏结果，应调整使用对致病菌敏感的药物，必要时联合用药。

（2）碱化尿液，纠正电解质紊乱，高热时补液退热以及对症营养支持治疗。

（3）合并易患因素，如尿路梗阻、结石、膀胱输尿管畸形反流等，应积极处理纠正。

（六）护理调摄

（1）生活起居：鼓励患者多饮水，每日两升以上，增加排尿量，勤排尿，避免憋尿，使用符合卫生标准的卫生纸品，尽量避免使用尿路器械，使用时应严格无菌操作，避免长期留置尿管。

（2）饮食调理：忌食油腻、热性、辛辣刺激食品，禁食烟、酒。宜多吃清热利尿类食品，如冬瓜、绿豆芽、芥菜、马兰头等；宜吃清淡、富含水分的各种蔬菜、水果。

（3）情志调摄：避免情志刺激，避免焦虑、紧张、抑郁、恐惧等不良情绪，保持心情舒畅，积极配合医护规律治疗，防止复发。

（4）健康指导：注意妊娠、产后和经期卫生，保持大便通畅，积极寻找并去除生殖系统、外阴肛门炎性病灶。

咪腰弱（慢性肾脏病3～5期）

一、诊断

（一）疾病诊断

壮医诊断：咪腰弱。

中医诊断：肾衰病。

西医诊断：慢性肾脏病3～5期。

（二）证候诊断

阴证：面色苍白或萎黄、头晕眼花、神疲乏力、心悸气短；易健忘，失眠，多梦；或耳鸣，肢体麻木；或短气自汗，声低气怯；或饮食减少，大便溏烂，胃部不舒，妇女经行量少、衍期或闭经。舌质暗淡，苔薄白，脉沉细。

目诊：见"勒答"白睛上脉络弯曲多，弯度较大，颜色较浅。

甲诊：见甲色苍白，甲体软而不坚或甲体薄而脆，月痕暴露过少，甲襞均匀，按之血色恢复缓慢。可见葱管甲、竹笋甲或横沟甲。

二、治疗方法

（一）辨证口服壮药汤剂

治法：扶正补虚，辅以祛毒。

方药：嘞内嘘内大补汤加减。

鸡血藤（勾勒给）30g、何首乌（门甲）20g、五指毛桃（棵西思）15g、千斤拔（棵壤丁现）15g、土党参（壤累给）15g、黄花倒水莲（棵华现）30g、灵芝（艳当）15g、茯苓10g、白扁豆10g等。

（二）壮医外治疗法

根据病情选择运用。

（1）结肠透析（壮药）：应用结肠治疗仪及微机系统，在专科护士的操作下，用软管从肛门进入7～10cm，注入净化的温水，对整个肠道进行分段清洗，再使用透析液结肠透析，最后给予科室协定处方"壮药补虚排毒灌肠 1 号方"煎剂 250mL 直肠滴入，调节温度为 37 ～ 40℃保留灌肠，嘱患者保留 1 ～ 2 小时后排出。

（2）壮医壮火灸条治疗：选取背部（肾俞、命门、脾俞）、腹部（气海、关元、神阙）、腿部（足三里、涌泉）等穴位施灸，随证加减，每次 20 ～ 30 分钟。

（3）壮医敷贴治疗：选用科室协定方"补肾贴""培元固本贴"，用姜汁、蒜蓉或温水调糊状，贴敷于肾俞、命门、脾俞、涌泉、关元、足三里、三阴交等穴位，每次 6 ～ 8 穴，敷贴 2 ～ 4 小时。

（4）壮医药线点灸疗法：取膻中、足三里、劳宫、肾俞、鱼腰、命门等穴。

（三）中医治疗

耳针（耳穴压豆）。

（四）院内制剂或科室协定方

嘞内嘘内患者气血两虚，内服方药需慎用寒凉之品，因肾衰邪毒或限水引起出现咽痛、咽红、双侧扁桃体肿大等货烟妈 / 货尹蛮（咽痛 / 扁桃体炎 / 咽喉疼痛）表现者，可给予我科经验方"含漱方"漱口。

功效：清热利咽。

方药：金银花（恩华）15g、野菊花（华库农）15g、大青叶 15g、败酱草（棵败唱）25g、救必应（美内妹）25g、紫花地丁 15g、功劳木（美黄连）15g、薄荷（棵薄荷）5g 后下、皂角刺 15g。每日 1 剂，水煎，饭后温服。

（五）西医治疗原则

优质低蛋白饮食配合必需氨基酸，严格控制血压，控制血糖，治疗原发病，调节血脂，调节水电解质平衡（水、钠、钾、钙、磷），纠正代谢性酸中毒，改善贫血状态，降低蛋白尿，积极纠正引起肾衰进展的各种危险因素。

（六）护理调摄

（1）生活起居：适宜劳逸，避免重体力劳动、剧烈运动，注意保暖，避免感冒，注意口腔及外阴清洁卫生，避免皮肤破损等。

（2）饮食调理：低脂优质低蛋白低磷饮食，热量与糖类摄入量要满足机体生理代谢需要，高钾血症患者应限制钾摄入，水肿尿少者应限制水、盐摄入，戒烟酒。

（3）情志调摄：加强疾病常识宣教，正确认识疾病，学会心理的自我调节，避免焦虑、紧张、抑郁、恐惧等不良情绪，保持心情舒畅，引导病人意识到自身价值，正确对待疾病。

（4）健康指导：CKD3～5期病人要保护血管，保留将来用于血液透析治疗的血管通路，尽量避免对前臂、肘、腕关节等部位动静脉进行抽血输液等有创性操作。

（5）运动康复：可配合太极拳、八段锦、壮医三气养生操、壮药绣球操等调养生息。

幽扭（泌尿系结石）

一、诊断

（一）疾病诊断

壮医诊断：幽扭。

中医诊断：石淋。

西医诊断：泌尿系结石。

（二）证候诊断

1. 阳证

（1）湿热型：腰腹胀痛或绞痛，或尿流突然中断，尿频、尿急、尿痛，或血尿，发热恶寒，口干欲饮，恶心呕吐。舌质红，苔黄腻，脉弦滑或滑数。

目诊：见"勒答"白睛右眼 5～6 点或左眼 6～7 点肾、膀胱反应区上血脉增粗隆起，弯度大，弯曲多，色鲜红，集中靠近瞳孔。

甲诊：见甲色红或淡红，按压甲尖放开后，恢复原色。

（2）瘀滞型：发病急骤，腰腹胀痛或绞痛，疼痛向外阴部放射，尿频，尿急，尿黄或赤，或血尿，局部有压痛或叩击痛，发热恶寒、恶心呕吐。舌暗红或有瘀斑，苔薄白或微黄，脉弦或弦数。

目诊：见"勒答"白睛右眼 5～6 点或左眼 6～7 点肾、膀胱反应区上血脉增粗隆起，弯度大，弯曲多，色暗红，集中靠近瞳孔，顶端可见暗红色瘀点。

甲诊：见甲色暗红，按压甲尖放开后，恢复原色慢。

2. 阴证

肾虚型：腰腹隐痛，病情持久，时发时止，遇劳加重，少尿或血尿，低热，纳眠差，小腹坠胀、疲劳乏力、面色苍白。舌淡胖，苔白或白腻、少苔，脉沉弱或微弱、细弱。

目诊：见"勒答"黑睛 5～6 点或左眼 6～7 点肾、膀胱反应区黑睛颜色变淡，甚至出现苍白区。

甲诊：见甲色淡红或淡白，按压甲尖放开后，恢复原色慢。

二、治疗方法

（一）辨证口服壮药汤剂

1. 阳证

（1）湿热型

治法：清热利湿、通调水道、排石止痛。

推荐方药：肾茶（棵蒙秒）30g、滑石（码林柔）15g、车前子（称根）15g、海金沙（溶随滇）15g、穿破石（棵温戏）20g、广金钱草（旷金浅）30g、麸炒枳壳15g、醋莪术（京昆）15g、炒王不留行15g、燀桃仁10g、当归15g、党参15g、炙甘草10g、鸡内金（堵给）30g。

（2）瘀滞型

治法：行气祛瘀、通调水道、排石止痛。

推荐方药：肾茶（棵蒙秒）30g、车前子（称根）15g、海金沙（溶随滇）15g、穿破石（棵温戏）20g、广金钱草（旷金浅）30g、麸炒枳壳15g、醋莪术（京昆）15g、炒王不留行15g、燀桃仁10g、当归15g、党参15g、炙甘草10g、鸡内金（堵给）30g、木香12g、延胡索15g。

2. 阴证

肾虚型

治法：补肾气、通调水道、排石止痛。

方药：肾茶（棵蒙秒）30g、穿破石（棵温戏）20g、滑石（码林柔）15g、海金沙（溶随滇）15g、广金钱草（旷金浅）30g、鸡内金（堵给）30g、炙甘草10g、党参15g、当归15g、炒王不留行15g、麸炒枳壳15g、盐杜仲（棵杜仲）15g、蒸黄精15g。

（二）壮医外治法

根据病情选择运用。

（1）壮医经筋针刺。

（2）壮医敷贴治疗。

（3）壮医点穴治疗。

（三）院内制剂使用

壮医协定方猫须草排石汤（2包/剂），每日1剂，分早晚水冲内服；7天为一个疗程。

（四）西医治疗原则

抗感染、解痉止痛、体外冲击波碎石、手术治疗等。

（五）护理调摄

（1）生活起居：饮水，每天饮水量宜 2000 ～ 3000mL，饮水宜分多次进行，不憋尿，每 2 小时左右排尿 1 次，保持尿液对泌尿道的冲洗。特别是房事后即行排尿，并注意外阴清洁，多洗淋浴，防止秽浊之邪从下阴上犯膀胱。

（2）情志调摄：注意休息，保持心情舒畅。避免纵欲过劳。

（3）运动促排石：口服排石药半小时到一小时，适当做跳跃等运动有利结石的排出。

（4）饮食调理：饮食宜清淡，忌辛辣、酒精等刺激性食物，合理进蛋白质饮食，避免进食过多钙质，有助于上尿路结石的预防。合并痛风患者应少食动物内脏、肥甘之品。菠菜、豆腐、竹笋、苋菜之类不宜进食太多。

幽卡（前列腺增生）

一、诊断

（一）疾病诊断

壮医诊断：幽卡。

中医诊断：癃闭。

西医诊断：前列腺增生。

（二）证候诊断

1. 阳证

（1）湿热型：小便频数不爽，尿黄而热或涩痛，或小便不通，或渴不欲饮，少腹急满胀痛，口苦口黏，大便秘结。舌质红，苔黄腻，脉弦滑或滑数。

目诊：见"勒答"白晴6点处前列腺生殖器反应区血脉增粗、曲张，可有分叉，向心延伸，色鲜红。

甲诊：见甲色淡红，按压甲尖放开后，恢复原色。

（2）瘀滞型：小便不通或点滴而下，或尿细如线，胸胁胀满，口苦咽干，少腹急满胀痛。舌质暗红或紫黯，苔薄白或薄黄，脉弦或涩。

目诊：见"勒答"白晴6点前列腺生殖器反应区血脉增粗、曲张，可有分叉，向心延伸，色青瘀。

甲诊：见甲色暗红，按压甲尖放开后，恢复原色慢。

2. 阴证

脾肾虚型：每次尿量少、尿线变细、尿等待、排尿不畅、余溺不尽，严重时可有尿闭或小便失禁，或排尿无力、神疲乏力、不思饮食、面色苍白、腰膝酸软。舌淡红，苔白腻，脉沉细或无力。

目诊：见"勒答"白晴6点处前列腺生殖器反应区血脉稍增粗、曲张，可有分叉，向心延伸，色淡红。

甲诊：见甲色淡红，按压甲尖放开后，恢复原色。

二、治疗方法

（一）辨证口服壮药汤剂

1. 阳证

（1）湿热型

治法：清热利湿，通利水道。

方药：车前子（称根）15g、瞿麦 15g、萹蓄（便处）15g、滑石（码林柔）15g、栀子（粉给现）12g、通草 12g、大黄 10g、灯心草（扪灯草）12g。

（2）瘀滞型

治法：行瘀散结，通利水道。

方药：沉香（陈样夺）10g、石韦 15g、陈皮（能柑）15g、乌药（粉潜桶）15g、王不留行 15g、郁金（竞闲）12g、生大黄 10g、川牛膝 15g、肉桂（能桂）6g、琥珀 10g、土鳖虫（堵兜老）6g、当归 15g、燀桃仁 12g、虎杖（棵天岗）15g、车前草（牙底马）15g。

2. 阴证

脾肾虚型

治法：补虚行气，通利水道。

方药：黄芪 30g、党参 15g、白术 15g、炙甘草 10g、当归 15g、陈皮（能柑）15g、升麻 12g、柴胡 15g、车前草（牙底马）15g、通草 12g。

（二）壮医外治法

根据病情选择运用。

（1）壮医经筋针刺。

（2）壮医敷贴治疗。

（3）壮医点穴治疗。

（三）院内制剂使用

暂无。

（四）西医治疗原则

舒张尿道平滑肌、抑制前列腺增生、手术治疗等。

（五）护理调摄

（1）生活起居：避免感受风寒等外感疾病；勿长时间憋尿，保持大便通畅；

避免长时间压迫会阴部，如久坐等。

（2）情志调摄：调畅情志，忌忧思恼怒，避免因心理因素导致病情加重。

（3）功能锻炼：适度锻炼身体，增强抵抗力。

（4）饮食调理：避免食用辛辣刺激性和寒凉食物，戒烟、酒，多食纤维性食物；合理的液体摄入。

幽堆（附睾炎）

一、诊断

（一）疾病诊断

壮医诊断：幽堆。

中医诊断：子痈。

西医诊断：附睾炎。

（二）证候诊断

1. 阳证

（1）湿热型：睾丸或附睾肿胀疼痛，阴囊皮肤红肿疼痛，痛引小腹，恶寒发热，头痛，口渴。舌质红，苔黄腻，脉弦滑或滑数。

目诊：见"勒答"白睛6点处（生殖器反应区）有紫暗粗大多弯曲脉络，向内眦方向延伸，顶端有青紫瘀点。

甲诊：见甲色红，按压甲尖放开后，恢复原色。

（2）热毒型：睾丸或附睾肿痛剧烈，阴囊红肿灼热，脓肿形成时，按之应指，高热、口渴，小便黄赤短少。舌质红，苔黄腻，脉洪数。

目诊：见"勒答"白睛6点处（生殖器反应区）有绛紫色粗大多弯曲脉络，向内眦方向延伸，顶端有绛紫色瘀点。

甲诊：见甲色红绛，按压甲尖放开后，恢复原色。

2. 阴证

（1）气滞型：起病缓慢，睾丸逐渐增大，附睾结节，多为急性期转变而来，阴囊皮肤红肿渐消，但睾丸附睾肿硬不减，子系粗肿，触痛轻微，牵引少腹不适，一般无全身症状。舌质暗红或有瘀点，苔薄白，脉滑或弦滑。

目诊：见"勒答"白睛6点处（生殖器反应区）脉络边缘浸润混浊，界线不清。

甲诊：见甲色暗红，按压甲尖放开后，恢复原色慢。

（2）寒湿型：睾丸坠胀隐痛，附睾结节，子系粗肿，阴囊冷痛，遇寒加重，畏寒怕冷，腰膝酸软，阳痿，遗精。舌质淡或有齿痕，苔白润，脉弦紧或沉弦。

目诊：见"勒答"白睛 6 点处（生殖器反应区）脉络边界浸润不清，散而靠近瞳孔。

甲诊：见甲色淡白，按压甲尖放开后，恢复原色。

二、治疗方法

（一）辨证口服壮药汤剂

1. 阳证

（1）湿热型

治法：清热毒，除湿毒，调火路，止痛。

方药：龙胆 15g、黄芩 12g、栀子（粉给现）12g、泽泻（棵泽泻）15g、通草 10g、车前子（称根）12g、当归 20g、地黄 20g、延胡索 20g、燀桃仁 10g、酒川芎 15g、北柴胡 10g、炙甘草 6g。

（2）热毒型

治法：清热毒，调火路，止痛。

方药：金银花（恩华）15g、赤芍药 15g、乳香 10g、没药 10g、陈皮（能柑）15g、当归尾 15g、白芷（棵白支）15g、川贝母 12g、防风 15g、皂角刺 12g、穿山甲 6g、天花粉（壤补龙）15g、生甘草 6g。

2. 阴证

（1）气滞型

治法：行气散结，调火路，止痛。

方药：橘核 15g、川楝子（美楝）6g、木香 12g、燀桃仁 12g、延胡索 15g、肉桂（能桂）6g、麸炒枳实 12g、厚朴（棵厚朴）15g、昆布（害台）10g、海藻 10g、通草 12g。

（2）寒湿型

治法：祛寒毒、调火路，止痛。

方药：醋没药 12g、五灵脂 15g、干姜 10g、盐小茴香（碰函）6g、肉桂（能桂）6g、当归 15g、延胡索 15g、川芎 15g、赤芍 15g、蒲黄 12g。

（二）壮医外治法

根据病情选择运用。

（1）壮医经筋针刺。

（2）壮医敷贴治疗。

（3）壮医点穴治疗。

（三）院内制剂使用

暂无。

（四）西医治疗原则

抗感染、消炎止痛，脓肿形成及时切开排脓等。

（五）护理调摄

（1）生活起居：避免感受风寒等外感疾病；勿长时间憋尿，保持大便通畅；避免长时间压迫会阴部，如久坐等。

（2）情志调摄：调畅情志，忌忧思恼怒，避免因心理因素导致病情加重。

（3）功能锻炼：适度锻炼身体，增强抵抗力。

（4）饮食调理：避免食用辛辣刺激性和寒凉食物，戒烟、酒，多食纤维性食物。

恩壬永（隐匿性阴茎）

一、诊断

（一）疾病诊断

壮医诊断：恩壬永。

中医诊断：男性前阴病类。

西医诊断：隐匿性阴茎。

（二）症候诊断

先天不足证：阴茎外观短小，包皮外口狭小，阴茎皮肤和包皮腔空虚，按压阴茎根部周围皮肤，可显露正常发育的阴茎体，牵拉阴茎头后放开，阴茎体回缩。舌质淡，舌苔薄白，脉细或沉细（≤3岁，指纹淡红显于风关）。

目诊：见"勒答"白睛上前列腺生殖系反应区6点脉络增粗曲张或细小，弯度大，弯曲多，色鲜红或暗红，集中靠近瞳仁，脉络边界浸润混浊，模糊不清。

甲诊：见甲色淡白，甲体软而不坚，月痕暴露过少，甲襞均匀，按之血色恢复缓慢。

二、治疗方法

（一）辨证选择口服中壮药

阴证

先天不足证

治法：补肾助阳，温养阴茎。

方药：肾气丸加减。

熟地黄 5g、山药 5g、山萸肉 5g、茯苓 5g、泽泻（榇泽泻）5g、牡丹皮 5g、肉桂（能桂）5g、附子 5g 等。

（二）壮医外治法

根据病情选择运用。

壮医敷贴治疗

方药：龙眼肉（诺芒俺）15g、花椒5g、艾叶（盟埃）5g各等分。

适应证：先天不足证患儿，术前术后患儿。

操作方法：上药打粉，外敷于神阙穴、足三里穴、涌泉穴等（根据具体病情变化辨证施贴），每天1次，每次约4小时。

注意事项：每次敷贴不宜超过4小时，注意患儿有无过敏，及时停止敷贴。

（三）中医治疗

（1）雷火灸。

（2）耳针（耳穴压豆）。

（3）烫熨治疗。

（四）西医治疗

患儿伴有排尿困难、龟头包皮炎症等症状者可选择手术治疗（四瓣法行隐匿阴茎矫治术）。合并小阴茎患儿可予十一酸睾酮胶囊口服治疗。

1. 手术治疗（四瓣法隐匿阴茎矫治术）

（1）于包皮0点、6点方位纵向切开包皮外板，在海绵体白膜浅面游离，电刀切断附着于海绵体表面的纤维索使海绵体伸出，将短小阴茎完全脱套，充分离断纤维索后海绵体于体表显露部分可达5.0cm，隐匿阴茎延长。

（2）于包皮3点、9点方位切开包皮内板，翻转包皮，清除包皮垢，松解包皮粘连，显露龟头，彻底清理包皮垢。

（3）游离皮下带蒂复合组织，设计4个带蒂复合组织瓣覆盖于海绵体白膜浅面，可吸收线缝合成形；阴茎腹侧包皮内外板较短小，不能覆盖阴茎海绵体，延长包皮外板0点、6点纵切口及包皮内板3点、9点包皮内板纵切口，设计4个阴茎背侧带蒂轴型皮瓣转移至阴茎腹侧互相嵌插覆盖于阴茎体，6～0可吸收线间断缝合成形。

（4）系带部分修整成形，6～0可吸收线间断缝合。留置F8硅胶导尿管，术口表面软聚硅酮敷料粘贴，外层无菌敷料覆盖，局部加压包扎。

2. 药物治疗

对于术前检查雄激素水平较低患儿，给予十一酸睾酮胶囊，按2mg/（kg·d）口服，每月门诊复查性激素水平，根据患儿阴茎发育情况及激素水平调整药量及决定是否继续服药。

（五）护理调摄

入院后起居有常，适当晒太阳，劳逸结合，避免劳累及寒冷刺激，穿戴适宜，防邪毒贼风入体，以顺应四时，平衡阴阳；可保养和恢复病人机体的正气，促进体内阴阳达到平衡，有利于围手术期患者处于身心适宜、心情愉悦的环境中。

（1）生活起居：居室环境宜温暖向阳、通风、干净、整洁、明亮，温湿度适宜。注意保暖，防止着凉，预防肺部感染，避免剧烈咳嗽。

（2）饮食调理：进食高蛋白、高维生素、易消化、纤维素丰富的饮食，提高机体抵抗力，多吃水果蔬菜，保持大便通畅，防止用力排尿、排便。忌辛辣刺激之品，禁烟酒；指导患者壮医药膳的食用。

（3）情志调摄：睡前热水泡脚 15～30 分钟，泡后按揉两足心涌泉穴 3 分钟，可让小腹温暖，使人精力充沛，增强抵抗力，促进术后康复。

（4）日常生活指导：注意患儿个人卫生，嘱患儿应多饮水，预防感染，注意休息；勿强行撕扯阴茎处伤口敷料；对所有类型的隐匿阴茎均禁忌行单纯包皮环切术。

（5）运动康复：注意患儿个人卫生，嘱患儿应多饮水，预防感染，注意休息；勿强行撕扯阴茎处伤口敷料；对所有类型的隐匿阴茎均禁忌行单纯包皮环切术。

恩壬包（包茎）

一、诊断

（一）疾病诊断

壮医诊断：恩壬包。
中医诊断：包茎病。
西医诊断：包茎。

（二）症候诊断

1. 阴证

郁湿停滞型：主要为包皮术后，局部瘀斑及水肿，小便不利，排尿刺痛，伴有低热，体卷纳差。舌淡红，苔白腻，脉弦细。

目诊：见"勒答"白睛上前列腺生殖系反应区 6 点脉络增粗曲张或细小，弯度大，弯曲多，色鲜红或暗红，集中靠近瞳仁，脉络边界浸润混浊，模糊不清。

甲诊：见甲色淡白，甲体软而不坚，月痕暴露过少，甲襞均匀，按之血色恢复缓慢。

2. 阳证

湿热下注型：包皮不能上翻，不能清洗龟头，容易繁殖细菌，出现局部红肿，或瘙痒，或糜烂，或疼痛等症状，严重时有黄色脓性分泌物，全身发热、寒战。舌红，苔黄腻，脉数。

目诊：见"勒答"白睛上前列腺生殖系反应区 6 点脉络增粗曲张，弯度大，弯曲多，色鲜红，集中靠近瞳仁，脉络边界浸润混浊，模糊不清。

甲诊：见甲色鲜红，甲体凹凸不平，月痕暴露过多，甲襞均匀，按之血色恢复均匀。可出现鱼鳞甲或嵴棱甲。

二、治疗方法

（一）辨证选择口服中壮药

1. 阴证

郁湿停滞型

治法：行气除湿。

方药：四苓散加减。

茯苓、猪苓、桂枝、泽泻、防风等各 10g。

2. 阳证

湿热下注型

治法：清热除湿。

方药：五神汤合导赤散加减。

金银花、黄柏、牡丹皮、萆薢、竹叶、通草、生地黄、灯心草、甘草等各
10g。

（二）壮医外治法

根据病情选择运用。

1. 瑶医佩药治疗

配方：苍术、石菖蒲、山漆、白芷、细辛、藿香、佩兰、丁香、甘松、薄荷、八角、高良姜、九里香、万年趴、当归、陈皮各等分。

制备：上药各 10g，粉碎过筛，密封备用。每个香囊袋装粉 16g。

佩戴方法：佩戴于下腹部或脐周，睡觉时可放于枕边。每 5 ~ 7 天换一次药粉。

注意事项：佩戴时注意防止患儿抓取入嘴，注意患儿有无过敏。

2. 壮医药线点灸治疗

取穴：脐周四穴、下关元穴、结顶穴、太溪穴、太冲穴。

3. 壮医敷贴治疗

方药：龙眼肉（诺芒俺）15g、花椒 5g、艾叶（盟埃）5g 各等分。

适应证：术前术后患儿。

操作方法：上药打粉，外敷于神阙穴、足三里穴、涌泉穴等（根据具体病情变化辨证施贴），每天 1 次，每次约 4 小时，15 天为一个疗程。

（三）中医治疗

（1）雷火灸。

（2）耳针（耳穴压豆）。

（3）烫熨治疗。

（四）西医治疗

1. 包茎治疗

（1）非手术治疗

包皮扩张分离：采取局麻、表麻或无麻醉下操作，扩张包皮狭窄环，剥离包皮粘连使包皮与龟头分离，清理包皮垢后予石蜡或类似物润滑后将包皮复位。以后经常上翻包皮清洁龟头及包皮。

（2）手术治疗

包皮环扎术：麻醉后扩张包皮开口，先予包皮扩张分离，清理包皮垢后将规格正确的包皮切除环放置于包皮与龟头间隙，结扎线对准包皮切除环凹槽将远端包皮结扎，沿包皮切除环边缘剪除多余包皮。

包皮环切术：麻醉后扩张包皮开口，先予包皮扩张分离，于冠状沟与包皮末端之间切开包皮外板，沿包皮内外板间隙做袖套式分离，将包皮外板及阴茎体皮肤脱套至冠状沟后。自包皮开口背侧纵切至冠状沟前，保留约 0.5cm 包皮内板，将多余包皮切除，将包皮内板剩余部分翻转至冠状沟后与剩余的包皮外板对齐、缝合，包扎术口后固定。

2. 嵌顿包茎的处理

（1）手法复位：包皮和龟头用 0.5% 活力碘消毒并涂石蜡油，双手食指和中指夹在包皮狭窄环近端，两拇指将龟头稍用力推向包皮内即可复位。水肿明显者可用无菌针头刺破包皮，轻柔挤压，待水肿好转后再行复位。

（2）手术复位：手法复位失败者应行包皮背侧切开术，使包皮复位，以后再行包皮环切术。

（五）护理调摄

（1）生活起居：注意保暖，防止着凉，预防肺部感染，避免剧烈咳嗽，术后 3 个月以后再进行剧烈运动，避免伤口愈合不良。

（2）饮食调理：饮食宜清淡，多吃水果蔬菜，保持大便通畅，防止用力排尿、排便。忌辛辣刺激之品，禁烟酒。

（3）情志调摄：注意保暖，防止着凉，预防肺部感染，避免剧烈咳嗽，术后 3 个月以后再进行剧烈运动，避免伤口愈合不良。

（4）温水坐浴：术后 3 天即可以 2%～3% 温盐水坐盆或盆浴，20～30min/ 次，2～3 次 / 天，以消除肿胀，降低感染发生率。

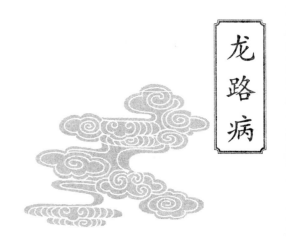

龙路病

坐闷（冠心病）

一、诊断

（一）疾病诊断

壮医诊断：坐闷。

中医诊断：胸痹。

西医诊断：冠心病。

（二）证候诊断

1. 阴证

（1）气阴两虚型：心胸阵阵隐痛，胸闷气短，动则益甚，心中动悸，倦怠乏力，神疲懒言，面色㿠白，或易出汗。舌淡红，舌体胖且边有齿痕，苔薄白，脉细缓或结代。

目诊：见"勒答"白睛心脏反应区龙脉脉络根部粗大，弯曲延伸，色鲜红，脉络散乱。

甲诊：见甲床色晦暗，甲体少泽，呈细小竖条纹状，月痕暴露过多，甲襞粗糙不均匀，按之血色恢复均匀。

（2）寒凝心脉型：多因气候骤冷或感寒而发病或加重，卒然心痛如绞，或心痛彻背，背痛彻心，或感寒痛甚，心悸气短，形寒肢冷，冷汗自出。苔薄白，脉沉紧或促。

目诊：见"勒答"白睛心脏反应区龙脉脉络根部粗大，弯曲延伸，色鲜红，脉络散乱。

甲诊：见甲床色紫暗，甲体少泽，凹凸不平，月痕暴露过少，甲襞粗糙不均匀，按之血色恢复缓慢。

2. 阳证

（1）气滞血瘀型：心胸疼痛剧烈，如刺如绞，痛有定处，甚则心痛彻背，背痛彻心，或痛引肩背，伴有胸闷，日久不愈，可因暴怒而加重。舌质暗红，或紫暗，有瘀斑，舌下瘀筋，苔薄，脉涩或结、代、促。

目诊：见"勒答"上白睛心脏反应区龙脉脉络根部粗大，弯曲延伸，色深红，脉络散乱。

甲诊：见甲床色紫暗，甲体呈细小竖条纹状，月痕暴露过少或无月痕，甲襞粗糙不均匀，按之血色恢复缓慢。

（2）痰浊闭阻型：胸闷重而心痛轻，形体肥胖，痰多气短，遇阴雨天而易发作或加重，伴有倦怠乏力，纳呆便溏，口黏，恶心，咯吐痰涎。苔白腻或白滑，脉滑。

目诊：见"勒答"上白睛心脏反应区龙脉脉络根部粗大，弯曲延伸，色深红，脉络散乱。

甲诊：见甲床色晦暗，甲体少泽，呈细小竖条纹状，月痕暴露过少，甲襞粗糙不均匀，按之血色恢复缓慢。

二、治疗方法

（一）辨证口服壮药汤剂

1. 阴证

（1）气阴两虚型

治法：调气道，通龙路，补气阴。

方药

① 生脉散合人参养荣汤加减

人参 10g、麦冬（甲细）15g、五味子 10g、扶芳藤（勾咬）15g、熟地黄 15g、当归 10g、白芍 10g、白术 15g、茯苓 15g、炙甘草 6g、黄芪 30g、陈皮（能柑）10g、肉桂（能桂）3g、远志 15g 等。

② 壮药五莲养心通

黄花倒水莲（棵华现）15g、五指毛桃（棵西思）15g、党参 15g、白术 20g、当归 15g、川芎 10g、炒枣仁 20g、夜交藤 20g、陈皮（能柑）12g、炙甘草 6g。

③ 芪七连汤

黄芪 20g、杜仲（棵杜仲）15g、黄连 12g、黄柏 9g、蒲黄 10g、三七 9g、钩藤（勾刮欧）20g。

（2）寒凝心脉型

治法：散寒毒，通龙路。

方药：枳实薤白桂枝汤合当归四逆汤。

枳实 10g、厚朴（棵厚朴）10g、薤白 10g、桂枝（能葵）10g、瓜蒌子（冷蛮仿）10g、当归 10g、白芍 10g、细辛 3g、炙甘草 10g、大枣 10g、通草 10g、三七（棵点镇）10g、扶芳藤（勾咬）15g。

2. 阳证

（1）气滞血瘀型

治法：通龙路，化瘀毒，平衡气血。

方药：柴胡疏肝散合血府逐瘀汤加减。

柴胡 10g、陈皮（能柑）10g、枳壳 10g、炙甘草 6g、醋香附（棵寻谋）10g、当归 10g、生地黄 15g、桃仁 10g、红花 10g、赤芍 10g、桔梗 10g、川芎 10g、牛膝 10g、三七（棵点镇）10g。

（2）痰浊闭阻型

治法：化瘀毒，清痰毒，调气道，通龙路。

方药

① 瓜蒌薤白半夏汤合涤痰汤

瓜蒌子（冷蛮仿）10g、薤白 10g、半夏（棵半夏）9g、胆南星 10g、橘红 10g、枳实 10g、茯苓 15g、人参 10g、石菖蒲（棵息忍）10g、竹茹 15g、甘草 6g、生姜 5g。

② 心痛陷胸方

柴胡 10g、川芎 10g、瓜蒌皮 15g、桃仁 10g、蒲黄 5g、白芥子 5g、郁金 10g、九香虫 10g、炙甘草 5g、黄连 10g、法半夏 9g。

（二）壮瑶医外治疗法

根据病情选择运用。

（1）壮医药熨治疗。

（2）壮医敷贴治疗。

（3）壮医滚蛋治疗。

（三）中医治疗

（1）耳针（耳穴压豆）。

（2）穴位注射。

（3）雷火灸。

（四）院内制剂使用

暂无。

（五）西医治疗原则

1. 口服药物疗法

改善预后的药物：包括阿司匹林、氯吡格雷、β 受体阻滞剂、调脂药、血管紧张素转换酶抑制剂（ACEI）等。

减轻症状、改善缺血的药物：主要包括 β 受体阻滞剂及硝酸酯类、钙拮抗剂及其他治疗药物（如曲美他嗪、尼可地尔）等。

2. 手术治疗

经皮冠状动脉介入治疗（PCI）、冠状动脉旁路移植术。

（六）护理调摄

1. 生活起居

应保持生活环境安静，睡眠要充足，午间要适当休息。注意防寒保暖，保持大便通畅。

2. 饮食调理

要少吃动物脂肪、胆固醇含量高的食物。多吃蔬菜水果，控制体重，限制食盐的摄入，戒烟酒。

3. 情志调摄

调节自己的情绪，改变不良的性格，增加生活的乐趣，多读书，培养多种兴趣爱好，少发怒。

4. 运动康复

适当进行有氧运动、无氧运动、柔韧性训练、平衡训练及有氧无氧相结合的阻抗训练。

心头弱（心力衰竭）

一、诊断

（一）疾病诊断

壮医诊断：心头弱。

中医诊断：心衰病。

西医诊断：心力衰竭。

（二）证候诊断

1. 阴证

（1）气阴两虚型：胸闷气短，心悸，动则加剧，神疲乏力，口干，五心烦热，两颧潮红，或胸痛，入夜尤甚，或伴腰膝酸软，头晕耳鸣，或尿少肢肿。舌暗红少苔或少津，脉细数无力或结、代。

目诊：见"勒答"白睛上心脏反应区龙路脉络颜色深红，弯曲多，弯度大，边缘浸润混浊，白睛上可见黑斑。

甲诊：见甲色晦暗，甲体少泽，软而不坚，月痕暴露过少，甲襞粗糙，按之血色恢复缓慢。

（2）阳虚水泛型：心悸，喘息不得卧，面浮肢肿，尿少，神疲乏力，畏寒肢冷，腹胀，便溏，口唇发绀，胸部刺痛，或胁下痞块坚硬，颈脉显露。舌淡胖有齿痕，或有瘀点、瘀斑。脉沉细或结、代、促。

目诊：见"勒答"白睛上心脏反应区龙路脉络颜色深红，弯曲多，弯度大，边缘浸润混浊，白睛上可见黑斑。

甲诊：见甲色晦暗，甲体少泽，软而不坚，月痕暴露过多，甲襞粗糙，按之血色恢复缓慢。

（3）心阳虚脱型：面色晦暗，喘悸不休，烦躁不安，或额汗如油，四肢厥冷，尿少肢肿。舌淡苔白，脉微细欲绝或疾数无力。

目诊：见"勒答"白睛上心脏反应区龙路脉络颜色深红，弯曲多，弯度大，边缘浸润混浊，白睛上可见黑斑。

甲诊：见甲色晦暗，甲体少泽，软而不坚，月痕暴露过多，甲襞粗糙，按之血色恢复缓慢。

2. 阳证

气虚血瘀型：胸闷气短，心悸，活动后诱发或加剧，神疲乏力，自汗，面色白，口唇发绀，或胸部闷痛，或肢肿时作，喘息不得卧。舌淡胖或淡暗有瘀斑，脉沉细或涩、结、代。

目诊：见"勒答"白睛上心脏反应区龙路脉络颜色深红，弯曲多，弯度大，边缘浸润混浊，白睛上可见黑斑。

甲诊：见甲色紫暗，甲体少泽，薄而脆，月痕暴露过多，甲襞粗糙，按之血色恢复均匀。

二、治疗方法

（一）辨证口服壮药汤剂

1. 阴证

（1）气阴两虚型

治法：调气道，通龙路，补气阴。

方药

① 生脉散合血府逐瘀汤。

人参 10g、麦冬（甲细）15g、五味子 10g、丹参（拉岜勒）10g、当归 10g、生地黄 15g、桃仁 10g、红花 10g、枳壳 10g、赤芍 10g、柴胡 10g、甘草 10g、桔梗 10g、川芎 10g、牛膝 10g、三七（棵点镇）10g 等。

② 壮药五莲养心通（科内协定方）

黄花倒水莲（棵华现）15g、五指毛桃（棵西思）15g、党参 15g、白术 20g、当归 15g、川芎 10g、炒枣仁 20g、夜交藤 20g、陈皮（能柑）12g、炙甘草 6g。

（2）阳虚水泛型

治法：祛湿毒，补阳虚，调气道，通龙路。

方药：真武汤合葶苈大枣泻肺汤。

炮附子（先煎）10g、白术 15g、芍药 15g、茯苓 15g、生姜 5g、五指毛桃（棵西丝）15g、葶苈子（包煎）15g、大枣 10g、三七（棵点镇）10g、扶芳藤（勾咬）20g。

（3）心阳虚脱型

治法：回阳固脱。

方药：参附龙骨牡蛎汤。

人参 10g、炮附子（先煎）10g、煅龙骨（包，先煎）15g、煅牡蛎（甲虽）

（包，先煎）15g、生姜 5g、大枣 10g 等。

2. 阳证

气虚血瘀型

治法：调气血，化瘀毒，通龙路。

方药：保元汤合血府逐瘀汤。

人参 10g、黄芪 30g、肉桂（能桂）3g、五指毛桃（棵西丝）20g、生姜 5g、甘草 5g、丹参（拉岜勒）10g、当归 10g、生地黄 15g、桃仁 10g、红花 10g、枳壳 10g、赤芍 10g、柴胡 10g、甘草 6g、桔梗 10g、川芎 10g、牛膝 10g、三七（棵点镇）10g 等。

（二）壮医外治疗法

根据病情选择运用。

（1）壮医敷贴治疗。

（2）壮医药线点灸治疗。

（3）壮医药熨治疗。

（三）中医治疗

（1）耳豆压穴。

（2）穴位注射。

（3）雷火灸。

（四）院内制剂使用

暂无。

（五）西医治疗原则

1. 口服药物疗法

（1）ACE 抑制剂、利尿剂、洋地黄、β 受体阻滞剂、醛固酮受体拮抗剂、心肌能量优化剂、血管紧张素 Ⅱ 受体阻滞剂（ARB）。

（2）积极寻找心衰病因，积极进行病因治疗。

2. 有创治疗

CRT 或 CRT/D；呼吸机；超滤及血液滤过治疗；机械辅助。

（六）护理调摄

（1）生活起居：早睡早起、不熬夜、减少疲劳、多休息、避免感染。

（2）饮食调理：清淡饮食，低盐低脂饮食，营养丰富，少吃含糖、含水较多的食物，但是要注意每日摄取的水分绝不能过多，戒烟酒。

（3）情志调摄：保持好的心情，避免急躁，增强与家人的沟通、交流。

（4）运动康复：轻度心力衰竭病人，限制体力活动，适当进行慢走，较重心力衰竭病人以卧床休息为主；心功能改善后，应适当下床活动，以免下肢血栓形成和肺部感染。

血压嗓（高血压）

一、诊断

（一）疾病诊断

壮医诊断：血压嗓。
中医诊断：眩晕。
西医诊断：高血压。

（二）证候诊断

1. 阴证

（1）气血亏虚型：头晕目眩，动则加剧，遇劳则发，面色㿠白，爪甲不荣，神疲乏力，心悸少寐，纳差食少，便溏。舌淡苔薄白，脉细弱。

目诊：见"勒答"白睛上头部反应区龙路脉络根部增粗，弯曲多，弯度大，色暗红，末端可见瘀斑。

甲诊：见甲色淡红，甲体无华，月痕暴露过少，甲襞均匀，按之血色恢复缓慢，可见横沟甲或葱管甲。

（2）肾精不足型：眩晕久发不已，视力减退，两目干涩，少寐健忘，心烦口干，耳鸣，神疲乏力，腰酸膝软，遗精。舌红苔薄，脉弦细。

目诊：见"勒答"白睛上头部反应区龙路脉络根部增粗，弯曲多，弯度大，色暗红，末端可见瘀斑。

甲诊：见甲色淡红，甲体无华，月痕暴露过少，甲襞均匀，按之血色恢复缓慢，可见横沟甲或葱管甲。

2. 阳证

（1）肝阳上亢型：眩晕耳鸣，头痛且胀，遇劳、恼怒加重，肢麻震颤，失眠多梦，急躁易怒。舌红苔黄，脉弦。

目诊：见"勒答"白睛上头部反应区龙路脉络根部增粗，弯曲多，弯度大，呈螺旋状，色鲜红，末端可见瘀斑。

甲诊：见甲色深红，甲体无华，月痕暴露过多，甲襞均匀，按之血色恢复均匀，可见横沟甲、红紫甲等。

（2）痰浊中阻型：眩晕，头重如蒙，视物旋转，胸闷作恶，呕吐痰涎，食少多寐。苔白腻，脉弦滑。

目诊：见"勒答"白睛上头部反应区龙路脉络根部增粗，弯曲多，弯度大，曲张，色鲜红，末端可见瘀斑。

甲诊：见甲色鲜红，甲体无华，月痕暴露清晰，甲襞均匀，按之血色恢复均匀。

二、治疗方法

（一）辨证口服壮药汤剂

1. 阴证

（1）气血亏虚型

治法：调气道、补气血、通龙路。

方药

① 归脾汤加减

黄芪 20g、人参 10g、白术 10g、当归 10g、龙眼肉（诺芒俺）10g、茯神 15g、远志 15g、酸枣仁 15g、木香 6g、甘草 5g 等。

② 壮药五莲养心通

黄花倒水莲（棵华现）15g、五指毛桃（棵西思）15g、党参 15g、白术 20g，当归 15g、川芎 10g、炒枣仁 20g、夜交藤 20g、陈皮（能柑）12g、炙甘草 6g。

（2）肾精不足型

治法：补气血，调谷道。

方药：左归丸。

熟地黄 15g、山茱萸 15g、山药 20g、枸杞（碰枸杞）10g、盐菟丝子（粉迁伐）10g、鹿角霜（先煎）5g、牛膝 10g、龟甲胶（烊化）6g 等。

2. 阳证

（1）肝阳上亢型

治法：调气道，通龙路。

方药：天麻钩藤饮加减。

天麻 10g、钩藤（勾刮欧）15g、石决明（先煎）10g、黄芩 10g、栀子（粉给现）10g、益母草（埃闷）15g、牛膝 10g、红杜仲（勾冰脓）10g、桑寄生（棵想）15g、茯神 10g、夜交藤 20g 等。

（2）痰浊中阻型

治法：清痰毒，调气道，通龙路。

方药：半夏白术天麻汤加减。

半夏（棵半夏）10g、陈皮（能柑）10g、白术 10g、天麻 10g、甘草 6g、生姜（兴）5g、大枣 10g 等。

（二）壮瑶医外治疗法

根据病情选择运用。
（1）壮医敷贴治疗。
（2）壮医药熨治疗。
（3）壮医药线点灸治疗。
（4）壮医滚蛋治疗。

（三）中医治疗

（1）耳针（耳穴压豆）。
（2）雷火灸。

（四）院内制剂使用

暂无。

（五）西医治疗原则

口服药物疗法：分别为钙通道阻滞剂、血管紧张素转换酶抑制剂、β 受体阻滞、血管紧张素 Ⅱ 受体拮抗剂、α 受体阻断剂、利尿剂。

（六）护理调摄

（1）生活起居：适当休息，保证睡眠，安排合适的运动，如症状较多或有并发症时应卧床休息。
（2）饮食调理：多吃绿色蔬菜和新鲜水果及含钙高的食物，如芹菜、韭菜、西兰花、梨、苹果、奶制品、豆制品等，少吃含胆固醇高的食物，如动物内脏。
（3）情志调摄：保持良好的心理状态，消除紧张和压抑的心理。
（4）运动康复：适当进行有氧运动，如果患者能运动，建议每天可以进行快步走、太极拳，如果患者的心功能、肺功能能够承受也可以进行慢跑，可以做壮医三气养身操、壮药绣球操这些中体力活动。不要过度劳累。

麻邦（脑梗死恢复期）

一、诊断

（一）疾病诊断

壮医诊断：麻邦。

中医诊断：中风病。

西医诊断：脑梗死恢复期。

（二）证候诊断

1. 中经络

（1）阳证

① 风痰阻络型：肌肤不仁，甚则半身不遂，口舌歪斜；言语不利，或謇涩或不语；头晕目眩。舌质暗淡，舌苔白腻，脉弦滑。

望巧坞：巧坞亏或巧坞乱。

目诊：见"勒答"上白睛浅淡，脉络弯曲少，弯度小，脉络少。

甲诊：见甲象苍白，呈软薄甲，手指肢体强直或萎废不用。

② 风阳上扰型：半身不遂，肌肤不仁，口舌歪斜；言语謇涩，或舌强不语；急躁易怒，头痛，眩晕，面红目赤，口苦咽干；尿赤，便干。舌红少苔或苔黄，舌下脉络粗胀、青紫或青黑，脉弦数。

望巧坞：巧坞亏或巧坞乱。

目诊：见"勒答"上白睛红丝明显，脉络弯曲多，弯度大，脉络多。

甲诊：见甲象红紫，月痕暴露过多，呈鹰爪甲，手指肢体强直或萎废不用。

③ 痰热腑实型：半身不遂，肌肤不仁，口舌歪斜；言语不利，或言语謇涩；头晕目眩，吐或痰多，腹胀、便干或便秘。舌质暗红或暗淡，苔黄或黄腻，舌下脉络粗胀、青紫或青黑，脉弦滑或兼数。

望巧坞：巧坞亏或巧坞乱。

目诊：见"勒答"上龙路脉络弯曲、红活，白睛上脉络弯曲多，弯度大，脉络多。

甲诊：见甲象红紫，月痕暴露过多，呈斑点甲，手指肢体强直或萎废不用。

（2）阴证

① 气虚血瘀型：半身不遂，肌肤不仁，口舌歪斜；言语不利，或謇涩或不语；面色无华，气乏力；口角流涎，自汗，心悸，便溏；手足或偏身肿胀。舌质暗淡或瘀斑，舌苔薄白或腻，沉细、细缓或细弦。

望巧坞：巧坞亏或巧坞乱。

目诊：见"勒答"上白睛浅淡，脉络弯曲少，弯度小，脉络少。

甲诊：见甲象苍白，月痕暴露过少，呈软薄甲，手指肢体强直或萎废不用。

② 阴虚风动型：半身不遂，一侧手足沉重麻木，口舌歪斜，舌强语謇；平素头晕头痛，耳鸣目，双目干涩，腰酸腿软；急躁易怒，少眠多梦。舌质红绛或暗红，少苔或无苔，舌下脉络粗胀、青紫或青黑，脉细弦或细弦数。

望巧坞：巧坞亏。

目诊：见"勒答"上白睛红丝明显，脉络弯曲多，弯度大，脉络多。

甲诊：见甲象青紫，月痕暴露过多，呈鹰爪甲，手指肢体强直或萎废不用。

2. 中脏腑

（1）阳证

阳闭型：突然昏仆，不省人事；牙关紧闭，口噤不开，两手握固，大小便闭，肢体强痉，兼有面赤身热，气粗口臭，躁扰不宁。舌苔黄腻，舌下脉络粗胀、青紫或青黑，脉弦滑而数。

望巧坞：巧坞坏或巧坞乱。

目诊：见"勒答"上龙路脉络弯曲、红活，脉络弯曲多，弯度大，脉络多。

甲诊：见甲象红紫，月痕暴露过多，呈鹰爪甲，手指肢体强直或萎废不用。

（2）阴证

① 阴闭型（痰浊蒙窍）：突然昏倒，不省人事；牙关紧闭，口噤不开，两手握固，大小便闭，肢体强痉；面白唇暗，四肢不温，静卧不烦。舌苔白腻，脉沉滑。

望巧坞：巧坞坏或巧坞乱。

目诊：见"勒答"上白睛浅淡，脉络弯曲少，弯度小，脉络少。

甲诊：见甲象苍白。

② 虚脱型：突然昏仆，不省人事，目合口张，鼻鼾息微，手撒遗尿；汗多

不止，四肢冰冷。舌痿，脉微欲绝。

望巧坞：巧坞坏或巧坞乱，甚至巧坞将崩。

目诊：见"勒答"上白睛浅淡，脉络弯曲少，弯度小。

甲诊：见甲象苍白，月痕暴露过少，呈软薄甲，手指肢体强直或萎废不用。

二、治疗方法

（一）辨证选择口服中壮药汤剂

1. 中经络

（1）阳证

1）风痰阻络型

治法：祛风毒，化痰瘀，通两路。

方药

① 蜈蚣（息挡）、半夏（楳半夏）、化橘红（卜能盆）等合半夏白术天麻汤加减。蜈蚣（息挡）1条、天麻10g、半夏（楳半夏）10g、化橘红（卜能盆）10g、茯苓10g、甘草6g、白术10g、生姜（兴）10g、大枣6g、千斤拔（楳壤丁）10g、走马胎（楳封勒）15g。

② 化痰通络汤加减加黄花倒水莲、伸筋草。白术15g、当归10g、牡丹皮10g、太子参30g、炙甘草10g、茯苓15g、陈皮15g、石菖蒲6g、柴胡10g、半夏9g、黄芪10g、伸筋草9g、黄花倒水莲12g。

③ 法半夏9g、白术10g、天麻15g、茯苓10g、橘红10g、当归12g、桃仁9g、红花9g、川芎10g、田七（楳点镇）10g、九龙藤（勾燕）10g等。

2）风阳上扰型

治法：祛风毒，清热毒，调整巧坞。

方药

① 九龙藤（勾燕）、钩藤（勾刮欧）、千斤拔（楳壤丁）等合天麻钩藤饮加减。天麻10g、钩藤（勾刮欧）10g、生石决明10g、川牛膝10g、益母草（埃闷）10g、黄芩10g、栀子10g、杜仲（楳杜仲）10g、桑寄生（楳想）10g、茯神10g、首乌藤10g、千斤拔（楳壤丁）15g、黄花倒水莲（楳华现）12g、九龙藤（勾燕）15g。

② 天麻15g、钩藤（勾刮欧）15g、石决明10g、杜仲（楳杜仲）10g、桑寄生（楳想）10g、牛膝10g、走马胎（楳封勒）10g、宽筋藤（勾丛）10g等。

3）痰热腑实型

治法：清热化痰，通腑泻浊。

方药

① 钩藤（勾刮欧）、千斤拔（棵壤丁）、走马胎（棵封勒）、宽筋藤（勾丛）等合星蒌承气汤加减。钩藤（勾刮欧）10g、胆南星10g、瓜蒌皮10g、生大黄3g、芒硝3g、千斤拔（棵壤丁）15g、走马胎（棵封勒）10g、黄根（壤现）10g、宽筋藤（勾丛）15g。

② 黄连温胆汤加减加黄花倒水莲、溪黄草、牛大力。黄连6g、竹茹12g、枳实6g、半夏6g、陈皮6g、甘草3g、生姜（兴）6g、茯苓10g、黄花倒水莲12g、溪黄草6g、牛大力6g。

（2）阴证

1）气虚血瘀型

治法：调嘘勒，活血通路。

方药

① 扶芳藤（勾咬）、五指毛桃（棵西思）、鸡血藤（勾勒给）等合补阳还五汤加减。扶芳藤（勾咬）15g、五指毛桃（棵西思）15g、鸡血藤（勾勒给）15g、生黄芪30g、当归尾15g、赤芍10g、川芎10g、桃仁10g、红花10g、地龙（堵粘）10g、千斤拔（棵壤丁）10g、走马胎（棵封勒）10g、牛大力（勾两抹）10g。

② 黄芪15g、当归15g、川芎10g、桃仁6g、红花3g、黄花倒水莲12g、鸡血藤10g、田七粉6g、赤芍10g、地龙9g、五指毛桃12g。

2）阴虚风动型

治法：滋养肝肾，祛风毒。

方药：龟甲（不奎）、麦冬（甲细）、旱莲草（黑么草）等合镇肝息风汤加减。龟甲（不奎）15g、麦冬（甲细）20g、旱莲草（黑么草）10g、生龙骨15g、生牡蛎（甲虽）15g、代赭石10g、白芍12g、天冬10g、玄参12g、怀牛膝10g、川楝子（美楝）6g、茵陈6g、麦芽6g、甘草6g、千斤拔（棵壤丁）15g、黄花倒水莲（棵华现）12g、宽筋藤（勾丛）10g。

2. 中脏腑

（1）阳证

治法：清热化痰，调整巧坞。

方药：钩藤（勾刮欧）、石菖蒲（棵息忍）、蝉衣（堵频）、薄荷（棵薄荷）等合羚羊角汤加减，送服安宫牛黄丸。

钩藤（勾刮欧）15g、石菖蒲（棵息忍）15g、羚羊角粉10g、菊花10g、夏枯草（牙呀结）10g、蝉衣（堵频）6g、柴胡10g、薄荷（棵薄荷）10g、生石决明10g、龟甲（不奎）10g、白芍10g、生地黄10g、牡丹皮10g、大枣6g、千斤拔（棵壤丁）10g、黄根（壤现）10g。

（2）阴证

1）阴闭型（痰浊蒙窍）

治法：温阳化痰，调整巧坞。

方药：

① 石菖蒲（棵息忍）、化橘红（卜能盆）、黄花倒水莲（棵华现）等合涤痰汤加减，送服苏合香丸。石菖蒲（棵息忍）15g、化橘红（卜能盆）15g、黄花倒水莲（棵华现）15g、制胆南星10g、制半夏10g、枳实15g、茯苓10g、竹茹6g、人参6g、甘草3g、生姜（兴）3g、大枣3g。

② 胆南星5g、半夏5g、枳实10g、茯苓10g、陈皮5g、石菖蒲5g、人参5g、竹茹5g、甘草3g、黄花倒水莲12g、伸筋草9g。

③ 胆南星10g、半夏（棵半夏）9g、枳实10g、茯苓10g、石菖蒲（棵息忍）10g、走马胎（棵封勒）10g、千斤拔（棵壤丁）10g等。

必要时可灌服或鼻饲苏合香丸、口服鲜竹沥液等。

2）虚脱型

治法：回阳固脱。

方药：肉桂（能桂）、八角茴香（芒抗）、黄花倒水莲（棵华现）等合参附汤加减。

肉桂（能桂）5g、八角茴香（芒抗）3g、黄花倒水莲（棵华现）20g、人参12g、炮附子9g、生姜（兴）3g、千斤拔（棵壤丁）10g。

（药物、剂量为参考用药，具体应根据患者病情及体质加减）

（二）辨证选择中壮成药

（1）血塞通软胶囊：口服，每次100～200mg，一日3次，4周为1个疗程。

（2）中药成药注射液：活血化瘀类中成药注射液如血栓通、舒血宁等，或阴证选用益气活血类药物。

（三）壮医外治法

根据病情选择运用。

（1）壮医药熨治疗。

（2）壮医点穴治疗。

（3）壮医药物竹罐治疗。

（4）壮医敷贴治疗

敷贴药方：阳证用三七（棵点镇）、红花、透骨消、走马胎（棵封勒）、伸筋草（棵烟银）、路路通（芒柔）、宽筋藤、四方藤、千斤拔等；阴证用当归藤（藤当归）、藤杜仲、两面针（棵剩咯）、黄根（壤现）、扶芳藤（勾咬）、鸡血藤（勾勒给）、伸筋草等。

选穴：双肺俞、脾俞、肾俞、关元俞、足三里、三阴交等。

（5）壮医水蛭治疗。

（6）壮医经筋针刺治疗。

（四）院内制剂

（1）蛭血通肠溶胶囊（批准文号：桂药制字 M20170001）：3～4 粒 / 次，3 次 / 日，口服。

（2）扶正胶囊（批准文号：桂药制字 M2012001）：3～5 粒 / 次，3 次 / 日，口服。

（3）武打将军酒（批准文号：桂药制字 Z01060002）：涂擦或敷患处，1 日 3 次。

（五）中医治疗

（1）普通针刺。

（2）雷火灸。

（3）普通针刺（醒脑开窍针刺法）。

（六）西医治疗原则

（1）一般治疗：控制脑血管病危险因素，启动规范化二级预防措施为重要内容。

① 戒烟限酒、调整不良生活饮食方式对改善脑梗死预后和预防脑梗死再发具有重要意义。

② 规范化二级预防药物治疗：主要包括控制血压、血糖和血脂水平的药物治疗。抗血小板聚集，他汀类，补充叶酸、维生素 B_6 以及维生素 B_{12} 可降低同型半胱氨酸水平，不吸烟和治疗阻塞性睡眠呼吸暂停综合征等。

（2）特殊治疗：主要包括溶栓治疗、抗血小板聚集及抗凝药物治疗、服用神经保护剂、血管内介入治疗和手术治疗等。

（3）并发症的防治：脑梗死急性期和恢复期容易出现各种并发症，其中吸入性肺炎、压疮、尿路感染、下肢深静脉血栓形成及肺栓塞、吞咽困难所致营养不良等可明显增加不良预后的风险。

（4）康复治疗和心理调节治疗：应尽早启动脑梗死患者个体化的长期康复训练计划，因地制宜采用合理的康复措施。康复训练内容包括良肢位设定、被动关节活动度维持训练、体位变化适应性训练、平衡反应诱发训练、抑制痉挛训练、语言康复训练、吞咽功能训练等多项内容。

（七）康复治疗

（1）运动疗法：根据 Bruunstrom 分期理论，按照病情分期，适当选择神经促通技术、耐力训练、关节活动度训练、平衡训练等。

（2）作业疗法：针对患者的功能状态选择合适的日常生活功能锻炼。

（3）认知、言语及吞咽、构音功能障碍训练。

（4）心肺功能训练。

（5）物理因子治疗：如经皮神经电刺激、中频脉冲电治疗等。

中频脉冲电治疗适应证：适用于各型中风后引起的肩手综合征、肌张力低下、肌肉萎缩等。

操作方法：使用中频治疗仪治疗，每日一次，每次 20 ～ 30 分钟。

注意事项：恶性肿瘤患者、有出血倾向患者、急性炎症期患者、装有心脏起搏器患者禁用，孕妇下腹部禁用。

（八）饮食起居调护

（1）生活起居：保证充足的休息和睡眠，注意保暖，尤其是偏瘫侧的肢体，控制体重，坚持适当运动。体位转换训练、指导患者日常生活活动。

（2）饮食调理：神志清楚无吞咽障碍者，饮食宜清淡、少油腻，宜食新鲜蔬菜、植物蛋白丰富的豆类制品；如意识障碍无呕吐及消化道出血者，可鼻饲饮食或通过静脉输液维持营养。阴证壮医药膳有三七牛膝蒸鸡、天麻炖鸡、壮阳狗肉汤等；阳证壮医药膳有夏枯草煲瘦肉、菊花粥、红枣参须糯米粥等。摄食和吞咽障碍护理。

（3）情志调摄：帮助患者保持心情愉快，避免情绪激动，忌大喜大悲。耐心对患者解释病情，帮助其了解麻邦（中风）是慢性病，树立其战胜疾病的信心，配合治疗。心理和情感障碍康复护理、监督并指导患者在病房实施自我康复。

（4）运动康复：根据自身的情况，适当参加锻炼，如做壮医三气养生操、壮药绣球操等以加强肢体功能活动。可采取针灸、推拿及相关功能训练，如语言、运动、平衡等训练，并指导病人自我锻炼，促进受损功能的恢复。

兰奔（脑动脉供血不足）

一、诊断

（一）疾病诊断

壮医诊断：兰奔。

中医诊断：眩晕。

西医诊断：脑动脉供血不足。

（二）证候诊断

1. 阳证

（1）痰湿中阻型：眩晕，头重如蒙，或伴视物旋转，胸闷恶心，呕吐痰涎，食少多寐。舌苔白腻，脉濡滑。

望巧坞：巧坞常或巧坞亏。

目诊：见"勒答"上白睛浅淡。

甲诊：见甲象苍白。

（2）肝阳上亢型：眩晕，耳鸣，头目胀痛，急躁易怒，口苦，失眠多梦，遇烦劳郁怒而加重，甚则仆倒，颜面潮红，肢麻震颤。舌红苔黄，舌下脉络粗胀、色青紫，脉弦数。

望巧坞：巧坞常或巧坞亏。

目诊：见"勒答"上红丝明显，脉络弯曲多而集中，白睛上可见有黑斑。

甲诊：见甲象红紫，月痕暴露过多，呈紫赤甲。

（3）瘀血阻窍型：眩晕，头痛，且痛有定处，兼见健忘，失眠，心悸，精神不振，耳鸣耳聋。舌下脉络迂曲增粗，舌质暗红，有瘀点或瘀斑，脉涩或细涩。

望巧坞：巧坞亏。

目诊：见"勒答"上红丝明显，脉络弯曲多而集中，白睛上可见有黑点。

甲诊：见甲象深红，月痕暴露过多，呈横沟甲。

2. 阴证

（1）气血亏虚型：眩晕动则加剧，劳累即发，面色㿠白，神疲自汗，倦怠懒言，唇甲不华，发色不泽，心悸少寐，纳少腹胀。舌质淡，苔薄白，脉细弱。

望巧坞：巧坞亏或巧坞坏。

目诊：见"勒答"上白睛浅淡，脉络弯曲少而分散。

甲诊：见甲象苍白，月痕暴露过少，呈竹笋甲。

（2）肾精不足型：眩晕日久不愈，精神萎靡，腰酸膝软，少寐多梦，健忘，两目干涩，视力减退；或遗精滑泄，耳鸣齿摇；或颧红咽干，五心烦热。舌淡嫩，苔白，脉沉细无力，尺脉尤甚。

望巧坞：巧坞亏或巧坞坏。

目诊：见"勒答"上白睛浅淡，脉络弯曲少而分散。

甲诊：见甲象苍白，月痕暴露过少，呈葱管甲。

二、治疗方法

（一）辨证口服壮药汤剂

1. 阳证

（1）痰湿中阻型

治法：化痰浊，祛湿毒，调谷道。

方药：瓜蒌（冷蛮仿）、半夏（棵半夏）、石菖蒲（棵息忍）、走马胎（棵封勒）等合半夏白术天麻汤加减。

瓜蒌（冷蛮仿）15g、石菖蒲（棵息忍）10g、走马胎（棵封勒）15g、天麻12g、半夏（棵半夏）10g、化橘红（卜能盆）10g、茯苓15g、甘草5g、白术15g、生姜（兴）6g、大枣6g、五指毛桃（棵西思）15g。

（2）肝阳上亢型

治法：平肝潜阳，清火毒，祛风毒。

方药：牛大力（勾两抹）、钩藤（勾刮欧）、栀子（粉给现）等合天麻钩藤饮加减。

天麻15g、钩藤（勾刮欧）15g、生石决明10g、川牛膝10g、益母草（埃闷）10g、黄芩10g、栀子（粉给现）10g、杜仲（棵杜仲）10g、桑寄生（棵想）10g、茯神10g、首乌藤10g、五指毛桃（棵西思）15g、牛大力（勾两抹）15g。

（3）瘀血阻窍型

治法：祛瘀毒，调巧坞。

方药：三七（棵点镇）、走马胎（棵封勒）、莪术（京昆）等合通窍活血汤加减。

三七（棵点镇）10g、走马胎（棵封勒）15g、莪术（京昆）10g、赤芍15g、川芎15g、桃仁10g、红花10g、生姜6g、大枣6g。

2. 阴证

（1）气血亏虚型

治法：平衡嘘勒，调整巧坞。

方药：扶芳藤（勾咬）、当归藤（勾当归）、龙眼肉（诺芒俺）、五指毛桃（棵西思）等合归脾汤加减。

扶芳藤（勾咬）15g、当归藤（勾当归）15g、龙眼肉（诺芒俺）10g、五指毛桃（棵西思）15g、人参10g、黄芪30g、白术12g、茯神12g、酸枣仁10g、木香6g、炙甘草6g、当归12g、远志10g、生姜（兴）6g、大枣6g、牛大力（勾两抹）15g。

（2）肾精不足型

治法：滋养肝肾，填精益髓。

方药：黄精（京四）、五指毛桃（棵西思）、牛大力（勾两抹）、过岗龙等合左归丸加减。

枸杞子（碰枸杞）10g、菟丝子（粉迁伐）10g、黄精（京四）12g、熟地黄15g、山药12g、山茱萸12g、川牛膝10g、龟甲胶10g、鹿角胶10g、五指毛桃（棵西思）15g、牛大力（勾两抹）15g、过岗龙（勾拢）15g。

（二）壮医外治疗法

根据病情选择运用。

1. 壮医敷贴治疗

敷贴药方：阳证用过江龙、人字草、地胆草、萝芙木根、毛冬青（雅火冬）、白纸扇、车前草（牙底马）等；阴证用千斤拔（棵壤丁）、当归藤（勾当归）、五指毛桃、牛大力（勾两抹）等。

选穴：双侧肺俞、脾俞、肾俞、关元俞、足三里、三阴交等。

2. 壮医经筋针刺治疗

选穴：眶膈筋区、颞筋区、颈侧筋区、颈后筋区、肩背部经筋穴位，重点对眶膈筋区的1～7穴位、颞前、颞后、颞筋膜、耳三肌及颈侧筋结点。

（三）院内制剂使用

（1）排毒胶囊（批准文号：桂药制字M20120002）：3～5粒/次，3次/日，口服。

（2）解毒生血颗粒（批准文号：桂药制字M20100002）：1袋/次，3次/日，口服。

（四）西医治疗原则

1. 病因治疗

如存在炎症者给予抗感染治疗；耳石症患者给予复位治疗；急性脑血管病

患者给予个体化治疗。

2. 对症治疗

（1）选择最舒适体位，避免声光刺激，解除思想顾虑。

（2）前庭神经镇静药。

（3）防止呕吐制剂。

（4）利尿及脱水药。

（5）血管扩张药。

（6）激素类。

（7）维生素类。

（8）吸氧。

3. 其他治疗

手术治疗眩晕类疾病必须有明确定位诊断和适应证。

（五）护理调摄

（1）生活起居：保证充足的休息和睡眠，适当参加娱乐活动，保持心情舒畅，坚持适当运动，劳逸结合。

（2）饮食调理：采用健运脾胃的饮食原则，宜食清淡易消化，高营养食物，少食甜腻肥厚之品，戒烟酒。肥胖者节制食量，控制体重。

（3）情志调摄：耐心对患者解释病情，帮助其了解兰奔（眩晕）是慢性病，树立其战胜疾病的信心，配合治疗。

（4）运动康复：已发眩晕者，要避免突然剧烈的体位改变和颈部运动，以防症状反复或加重。轻症病人可适当配合手法治疗，并注意颈肩部肌肉锻炼。

嘎脉嘞叮塞（下肢深静脉血栓形成）

一、诊断

（一）疾病诊断

壮医诊断：嘎脉嘞叮塞。

中医诊断：股肿病。

西医诊断：下肢深静脉血栓形成。

（二）证候诊断

1. 阳证

湿热下注型：患肢明显肿胀，胀痛、压痛明显，皮肤色黯红而热，青筋怒张，按之凹陷。伴发热，口渴不欲饮，小便短赤，大便秘结。舌质红，苔黄腻，脉滑数。

目诊：见"勒答"白睛脉络弯曲、边缘浸润混浊，界限不清，左眼4点钟方向下肢反应区见有黑斑及瘀血点。

甲诊：见甲色青紫，月痕清晰，按之血色恢复均匀。

2. 阴证

血瘀湿阻型：患肢肿胀，活动后加重，痛有定处，皮色黯红，青筋怒张。舌质黯红，有瘀斑、瘀点，苔白腻，脉沉细或沉涩。

目诊：见"勒答"白睛脉络迂曲扩张、边缘浸润混浊，界限不清，左眼4点钟方向下肢反应区见有黑斑及瘀血点。

甲诊：见甲色青灰，月痕清晰，按之血色恢复慢。

二、治疗方法

（一）辨证口服壮药汤剂

1. 阳证

湿热下注型

治法：清热利湿、活血化瘀。

方药：四妙勇安汤加味。

金银花（恩花）10g、当归10g、赤芍10g、苍术10g、黄柏10g、栀子（粉给现）10g、黄芩10g、连翘10g、防己10g、红花6g、生甘草10g等。

2. 阴证

血瘀湿阻型

治法：活血化瘀、利湿通络。

方药：桃红四物汤加减。

桃仁10g、红花6g、当归10g、赤芍10g、生地黄10g、川芎10g、鸡血藤（勾勒给）10g、土牛膝（棵达刀）10g、茵陈10g、赤小豆10g、苍术10g、黄柏10g等。

（二）辨证选择中壮成药

1. 血栓通分散片（50mg/片）

功效：活血祛瘀，通脉活络。

用量：1粒/次，3次/日。

2. 血府逐瘀胶囊（0.8g/粒）

功效：活血祛瘀，行气止痛。

用量：3粒/次，2次/日。

（三）院内制剂

五方散：50g/次，外敷胸胁骨折疼痛部活血化瘀止痛。

（四）壮医外治法

根据病情选择运用。

壮医敷贴治疗。

（五）中医外治疗法

（1）中药硬膏热贴敷治疗。

（2）耳针（耳穴压豆）。

（六）西医治疗原则

（1）西药治疗：根据中华医学会外科学分会血管外科学组《下肢深静脉血栓形成诊断和治疗指南（第2版）》，规范应用溶栓、抗凝、抗血小板聚集等药物。同时积极控制危险因素，如糖尿病、高脂血症等。

（2）外科介入治疗：根据中华医学会外科学分会血管外科学组《下肢深静

脉血栓形成诊断和治疗指南（第2版）》，可选用下腔静脉滤器置入术、导管接触性溶栓、髂静脉球囊扩张、支架植入术等。

（七）饮食起居调护

（1）生活起居：避风寒，慎起居。注意防寒保暖，避免受凉。避免潮湿居住环境，适当通风。

（2）饮食调理：适宜低盐、低脂、清淡、易消化等食物；忌食辛辣、醇酒、生冷之品。

（3）情志调摄：重视情志护理，避免情志刺激。加强疾病常识宣教，正确认识疾病，学会自我调节，避免焦虑、紧张等不良情绪。

（4）运动康复

① 急性期：患者应卧床休息，抬高患肢高出心脏水平，一般抬高20～30cm；患肢制动，避免肢体用力屈伸活动，避免对肢体进行揉捏、挤压及搬动患肢，防止血栓脱落并发肺栓塞。

② 慢性期：急性期过后鼓励患者下地活动，需绑扎弹力绷带或穿弹力袜，活动量由小至大逐渐增加。平卧时抬高患肢高出心脏水平，一般抬高20～30cm，每天至少四次，每次不少于20分钟；同时可做患肢踝、膝关节伸屈活动。平素生活工作中不宜久站、久坐。从事坐位的工作者，应定时站立行走或做下肢伸屈运动；从事站立工作者，经常以脚尖着地或做蹲起运动。

屙幽脘勒嗒壊（糖尿病视网膜病变）

一、诊断

（一）疾病诊断

壮医诊断：屙幽脘勒嗒壊。

中医诊断：消渴目病。

西医诊断：糖尿病视网膜病变。

（二）证候诊断

阴证

（1）气阴两虚、络脉瘀阻型：视力稍减退或正常，目睛干涩，或眼前少许黑花飘舞，神疲乏力，气短懒言，口干咽燥，自汗，便干或稀溏。舌胖嫩、紫暗或有瘀斑，脉沉细无力。

目诊：见"勒答"白睛有瘀斑，龙脉脉络散乱、暗红、延伸、弯曲、末端有瘀点。

甲诊：见甲色青紫或甲床苍白，月痕暴露过少，可见竹笋甲或鹰爪甲。

（2）肝肾阴虚、目络失养型：视物模糊或变形，目睛干涩，头晕耳鸣，腰膝酸软，肢体麻木，大便干结。舌暗红少苔，脉细涩。

目诊：见"勒答"上龙脉脉络散乱、白睛有雾斑，龙脉脉络弯曲、暗红。

甲诊：见甲色青紫或甲床苍白，月痕暴露过少，可见竹笋甲或鹰爪甲。

（3）阴阳两虚、血瘀痰凝型：视物模糊或不见，或暴盲，神疲乏力，五心烦热，失眠健忘，腰酸肢冷，手足凉麻，阳痿早泄，下肢浮肿，大便溏结交替。舌淡胖少津或有瘀点，或唇舌紫暗，脉沉细无力。

目诊：见"勒答"白睛浅淡，龙脉脉络弯曲。

甲诊：见甲色青紫或甲床苍白，月痕暴露过少，可见竹笋甲或鹰爪甲。

二、治疗方法

（一）辨证口服壮药汤剂

阴证

（1）气阴两虚、络脉瘀阻型

治法：益气养阴，活血通络。

方药：生脉散合四物汤加减。

人参 9g、麦冬（甲细）9g、五味子 6g、赤芍 12g、川芎 12g、当归 10g、枸杞（碰枸杞）12g、山药 15、牡丹皮 6g、丹参（拉岜勒）10g、牛膝 9g、生蒲黄 12g。

中成药：生脉饮、复方丹参滴丸等。

（2）肝肾阴虚、目络失养型

治法：补益肝肾，养血通络。

方药：六味地黄丸加减。

熟地黄 24g、山茱萸 12g、山药 12g、泽泻（棵泽泻）9g、牡丹皮 9g、茯苓 9g、黄芪 15g、生蒲黄 12g、决明子（些羊灭）10g、枸杞（碰枸杞）12g、丹参（拉岜勒）10g、水蛭（堵平）3g、浙贝母 6g。

中成药：明目地黄丸、杞菊地黄丸等。

（3）阴阳两虚、血瘀痰凝型

治法：阴阳双补，化痰祛瘀。

方药

① 偏阳虚者，右归丸加减。熟地黄 24g、山药 12g、山茱萸 9g、枸杞（碰枸杞）9g、杜仲（棵杜仲）12g、肉桂（能桂）6g、制附子 6g、菟丝子（粉迁伐）12g、当归 9g、淫羊藿（盟国羊）、茯苓 9g、三七（棵点镇）5g、益母草（埃闷）12g、瓦楞子（甲隆瓦）10g、穿山甲 10g、海藻 9g、昆布（害台）6g。

② 偏阴虚者，左归丸加减。熟地黄、山药、枸杞、山茱萸、川牛膝、鹿角胶、龟甲胶、菟丝子（粉迁伐）、山楂、浙贝、陈皮（能柑）、茯苓、三七（棵点镇）、海藻、昆布（害台）。

中成药：金匮肾气丸、知柏地黄丸等。

（二）壮医外治法

根据病情选择运用。

（1）壮医敷贴治疗

取穴：太阳、阳白、攒竹、足三里、三阴交、光明、肝俞、肾俞等。

可分两组轮流取用，每次取眼区穴 1～2 个，四肢及背部 3～5 个，进行壮医敷贴治疗。每次 2～6 小时。

（2）壮医全身药浴治疗。

（三）院内制剂使用

扶正胶囊：通两路，调水道谷道，调气补虚。温开水送服或遵医嘱。一次

3～5粒，一日3次。本品宜饭前服用。感冒病人不宜服用。凡脾胃虚弱、呕吐泄泻、腹胀便溏、咳嗽痰多者慎用，孕妇忌用。

（四）西医治疗原则

（1）有效控制血糖，同时控制血压、血脂。

（2）光凝治疗：主要适用于国际分级标准第4级，过早激光治疗弊大于利。根据治疗目的不同，DR各期的光凝方法也不同。黄斑水肿可采用氪激光或氩激光做局部格栅样光凝；增殖前期，出现视网膜出血和棉絮状斑增多、广泛微血管异常、毛细血管无灌注区增加，提示有产生新生血管进入增殖期的危险时，应做全视网膜光凝，防止发生新生血管；如果视网膜和（或）视盘已有新生血管则应立即做全视网膜光凝以防止新生血管出血和视力进一步下降。

（3）玻璃体切割术：用于大量玻璃体积血久不吸收和（或）有机化条带牵拉致视网膜脱离者。手术的目的是清除混浊的玻璃体，缓解玻璃体对视网膜牵拉，封闭裂孔，使脱离视网膜复位。

（五）护理调摄

（1）生活起居：注意保暖，避风寒、劳逸结合，避免劳累。

（2）情志调摄：与患者沟通，帮助患者正确认识病情、了解治疗方法，树立战胜疾病的信心。

（3）定期进行眼科随访，出血较多或反复出血者，避免剧烈活动；不可过用目力；生活规律；戒烟酒。

（4）告知患者应该早期进行眼底检查，并通过对糖尿病患者及其家属的健康教育，使其能够掌握DR危险因素相关知识，鼓励患者坚持健康的生活方式，遵循有效的随访计划，进而达到DR的早防早治。全面告知：即使目前视力及眼底情况良好，仍有发生严重眼底疾病的可能，需要适当治疗。强调常规眼底检查及每年随访的重要性，早期、及时管理效果最佳。积极控制血糖、血脂、血压是防治DR及其进展的关键。若出现视网膜病变，需要转诊至眼科进一步治疗

（5）饮食调理：饮食清淡，宜多食富含胶质和钙的食物。忌食肥甘厚味及辛辣之品，中晚期偏虚者可适当滋补。从而调三道，通两路，三气同步，气血平衡，达到防治作用。

① 阳证：宜食清热毒化湿毒之品，如薏苡仁、红豆等，食疗方有薏苡排骨冬瓜汤、鸡矢藤莲子鸭汤等。

② 阴证：宜食祛风毒、散寒毒、除湿毒、调气补虚的血肉有情之品，如山药、陈皮。食疗方有山药羊肉炖黑豆汤、田七陈皮土鸡汤等。茶饮方有大力壮骨茶。

勒嗒壤叮塞（视网膜静脉阻塞）

一、诊断

（一）疾病诊断

壮医诊断：勒嗒壤叮塞。

中医诊断：暴盲。

西医诊断：视网膜静脉阻塞。

（二）证候诊断

1. 阳证

（1）气滞血瘀型：视力下降，有黑色的混浊在眼前飞舞；眼底大片出血，色暗红。胸闷胁胀，情志不舒。舌紫暗，苔薄黄或有瘀斑，脉弦涩。

目诊：见"勒答"上龙脉脉络弯曲、红活。

甲诊：见甲色过深，月痕暴露过多，可见竹笋甲或鹰爪甲。

（2）痰瘀互结型：视物昏蒙，视物变形；眼底出血减少，有增殖膜形成，黄斑水肿。胸闷胁痛，头重头晕。舌紫暗，苔腻，脉弦涩。

目诊：见"勒答"上龙脉脉络弯曲、红活。

甲诊：见甲色过深，月痕暴露过多，可见竹笋甲或鹰爪甲。

2. 阴证

（1）阴虚火旺型：视力骤降或云雾移睛，眼前有红色阴影或絮状混浊。头晕耳鸣，颧赤唇红、口干，五心烦热。舌红苔少，脉弦细数。

目诊：见"勒答"上龙脉脉络散乱、白睛有雾斑，龙脉脉络弯曲、暗红。

甲诊：见甲色青紫或甲床苍白，月痕暴露过少，可见竹笋甲或鹰爪甲。

（2）肝肾亏虚型：视物昏蒙，视物变形；眼底出血减少，视网膜色泽变淡或污秽。头晕耳鸣，腰膝酸软。舌淡苔少，脉细。

目诊：见"勒答"白睛有瘀斑，上龙脉脉络暗红、延伸、弯曲、末端有瘀点。

甲诊：见甲色青紫或甲床苍白，月痕暴露过少，可见竹笋甲或鹰爪甲。

二、治疗方法

（一）辨证口服壮药汤剂

1.阳证

（1）气滞血瘀型

治法：行气活血。

方药：血府逐瘀汤加减。

红花 9g、当归 9g、川芎 6g、生地黄 9g、赤芍 6g、牛膝 9g、桔梗 6g、柴胡 9g、枳壳 9g、荆芥炭 9g、血余炭 9g、白茅根（壤哈）9g、甘草 6g。

中成药：丹红化瘀口服液等。

（2）痰瘀互结型

治法：祛瘀化痰。

方药：桃红四物汤合温胆汤加减。

当归 12g、川芎 6g、熟地黄 24g、白芍 12g、陈皮（能柑）9g、半夏（棵半夏）6g、白茯苓 5g、甘草 5g、枳实 6g、竹茹 6g、桃仁 9g、红花 6g、车前子（称根）9g、益母草（埃闷）6g、泽兰 6g。

中成药：二陈丸合复方血栓通胶囊等。

2.阴证

（1）阴虚火旺型

治法：滋阴降火。

方药：滋阴降火汤加减。

当归 5g、川芎 6g、生地黄 9g、熟地黄 9gg、黄柏 5g、知母 6g、麦冬（甲细）6g、白芍 9g、黄芩 6g、柴胡 9g、牡丹皮 6g、藕节 9g、甘草 6g。

中成药：知柏地黄丸等。

（2）肝肾亏虚型

治法：补益肝肾。

方药：六味地黄丸加减。

熟地黄 24g、山茱萸 12g、山药 12g、泽泻（棵泽泻）9g、茯苓 9g、牡丹皮 9g。

中成药：六味地黄丸，杞菊地黄丸，明目地黄丸等。

（二）壮医外治法

根据病情选择运用。

（1）壮医药熨治疗。

（2）壮医刺血治疗。

（三）院内制剂使用

蛭血通肠溶胶囊：散瘀补气，通调两路；活血化瘀，益气通络。温开水冲服。一次 3～4 粒，一日 3 次。

（四）西医治疗原则

（1）激光治疗：视网膜激光光凝术（PRP）；有新生血管形成的二线治疗选择。

（2）抗 VEGF 治疗：作为一线治疗首选。

（3）激素治疗：作为抗 VEGF 治疗反应不明显时候的选择。

（4）手术治疗

① 玻璃体切割术（PPV）：仅适合少数人。

② 径向光学神经切断术（RON）：由于存在微创替代方案和术中并发症的风险，RON 作为一线首选方案受到限制。

（5）有糖尿病、高血压等内科疾病按相应的指南治疗。

（五）护理调摄

（1）生活起居：注意保暖，避风寒、劳逸结合，避免劳累。

（2）情志调摄：与患者沟通，帮助患者正确认识病情、了解治疗方法、注意保持心情舒畅，避免情绪激动与精神紧张，树立战胜疾病的信心。

（3）预防及早期发现是关键：早期筛查。对高血脂、动脉粥样硬化、糖尿病、高血压等内科疾病应定期检查眼底，血糖、血脂、血压要达标，不达标者，早发现早治疗。

（4）饮食调理：戒烟、清淡饮食、适量运动。

① 阳证：宜食清热毒，化湿毒之品，如薏苡仁、红豆等，食疗方有薏苡排骨冬瓜汤、鸡矢藤莲子鸭汤等。

② 阴证：宜食祛风毒、散寒毒、除湿毒，调气补虚的血肉有情之品，如山药、陈皮。食疗方有山药羊肉炖黑豆汤、田七陈皮土鸡汤等。茶饮方有大力壮骨茶。

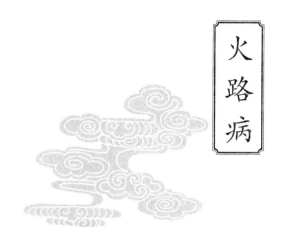

巧尹（血管神经性头痛）

一、诊断

（一）疾病诊断

壮医诊断：巧尹。

中医诊断：头痛。

西医诊断：血管神经性头痛。

（二）证候诊断

1.阳证

（1）风热头痛型：头痛而胀，甚则头胀如裂，发热或恶风，面红目赤，口渴喜饮，便秘尿赤。舌红，苔薄黄，舌下脉络粗胀、色青紫或青黑。脉浮数。

望巧坞：巧坞常或巧坞亏。

目诊：见"勒答"上红丝明显，白睛上有黑斑，脉络多，弯曲大。

甲诊：见甲象红紫，呈鹰爪甲。

（2）肝阳头痛型：头胀痛而眩，以两侧为主，心烦易怒，口苦面红，或兼胁痛。舌红苔薄黄，舌下脉络粗胀、色青紫或青黑。脉弦数。

望巧坞：巧坞常或巧坞亏。

目诊：见"勒答"白睛上脉络弯曲多而集中，红丝明显。

甲诊：见甲象青紫，呈鹰爪甲。

（3）瘀血头痛型：头痛经久不愈，痛处固定不移，痛如锥刺，或有头部外伤史。舌质紫暗，可见斑、瘀点，苔薄白，舌下脉络粗胀、色青紫或青黑。脉细或细涩。

望巧坞：巧坞常或巧坞亏。

目诊：见"勒答"白睛上有黑斑、黑点，脉络多，弯曲大。

甲诊：见甲象青紫，呈斑点甲。

（4）痰浊头痛型：头痛昏蒙沉重，胸脘痞闷，纳呆呕恶。舌淡苔白腻，舌下脉络粗胀、色青紫或青黑。脉滑或弦滑。

望巧坞：巧坞常或巧坞亏。

目诊：见"勒答"白睛上有黑斑、黑点，脉络多而集中。

甲诊：见甲象青紫，呈嵴棱甲。

2. 阴证

（1）风寒头痛型：头痛时作，连及项背，呈掣痛样，时有拘急收紧感，常伴恶风畏寒，遇风尤剧，头痛如裹，口不渴。舌淡红，苔薄白，脉浮或浮紧。

望巧坞：巧坞常或巧坞亏。

目诊：见"勒答"上白睛浅淡，脉络弯曲少而分散。

甲诊：见甲象苍白，呈淡薄甲。

（2）风湿头痛型：头痛如裹，肢体困重，胸闷纳呆，小便不利，大便或溏。舌淡苔白腻，脉濡。

望巧坞：巧坞常或巧坞亏。

目诊：见"勒答"上白睛浅淡，脉络弯曲少。

甲诊：见甲象淡白，呈淡薄甲。

（3）气虚头痛型：头痛而晕，心悸怔忡，神疲乏力，面色少华。舌质淡，苔薄白，脉细弱。

望巧坞：巧坞亏。

目诊：见"勒答"上白睛浅淡，脉络弯曲少而分散。

甲诊：见甲象苍白，呈淡薄甲。

（4）血虚头痛型：头痛隐隐，时发时止，遇劳则加重，纳食减少，倦怠乏力，气短自汗。舌质淡，苔薄白，脉细弱。

望巧坞：巧坞亏。

目诊：见"勒答"上白晴浅淡，脉络分散。

甲诊：见甲象淡白，呈淡薄甲。

（5）肾虚头痛型：头痛且空，眩晕耳鸣，腰膝酸软，神疲乏力，少寐健忘，遗精带下。舌红少苔，脉细无力。

望巧坞：巧坞亏。

目诊：见"勒答"上白晴浅淡，脉络分散。

甲诊：见甲象苍白，呈淡薄甲。

二、治疗方法

（一）辨证口服壮药汤剂

1. 阳证

（1）风热头痛型

治法：祛风毒，清热毒，通路止痛。

方药：蔓荆子（些榧瞒）、三叉苦（棵三咖）、薄荷（棵薄荷）等合芎芷石膏汤加减。

蔓荆子（些榧瞒）15g、三叉苦（棵三咖）15g、薄荷（棵薄荷）9g、金银花10g、菊花10g、桑叶（盟娘侬）10g、川芎12g、白芷（棵白支）12g、羌活10g、生石膏15g、救必应（美内妹）15g。

（药物、剂量为参考用药，具体应根据患者病情及体质加减）

（2）肝阳头痛型

治法：平肝潜阳，祛风止痛。

方药：三叉苦（棵三咖）、狗肝菜（棵巴针）等合天麻钩藤饮。

天麻15g、钩藤（勾刮欧）15g、石决明10g、栀子（粉给现）9g、黄芩9g、牡丹皮10g、桑寄生（棵想）10g、杜仲（棵杜仲）10g、牛膝10g、益母草（埃闷）9g、茯神10g、延胡索15g、白芍10g、夜交藤10g、三叉苦（棵三咖）15g、狗肝菜（棵巴针）15g。

（药物、剂量为参考用药，具体应根据患者病情及体质加减）

（3）瘀血头痛型

治法：活血化瘀，通路止痛。

方药：两面针（棵剩咯）、三七（棵点镇）、海风藤（勾断）等合通窍活血汤加减。

两面针（棵剩咯）15g、三七（棵点镇）10g、海风藤（勾断）15g、川芎15g、赤芍15g、桃仁9g、红花9g、生姜（兴）6g、大枣6g。

（药物、剂量为参考用药，具体应根据患者病情及体质加减）

（4）痰浊头痛型

治法：祛湿化痰，降逆止痛。

方药：九里香（棵弄马）、救必应（美内妹）等合半夏白术天麻汤加减。

陈皮（能柑）10g、九里香（棵弄马）15g、救必应（美内妹）15g、苍术10g、枳实10g、延胡索15g、半夏10g、生姜6g、茯苓10g、白术12g、天麻12g、甘草6g。

2. 阴证

（1）风寒头痛型

治法：祛风毒，散寒毒，通路止痛。

方药：青天葵（棵盟朵）、卷柏（哈还魂）、高良姜（棵兴王）等合川芎茶调散加减。

白芷（棵白支）15g、卷柏（哈还魂）10g、高良姜（棵兴王）10g、川芎15g、藁本15g、羌活15g、细辛3g、荆芥（棵荆该）15g、防风15g、甘草6g、青天葵（棵盟朵）10g。

（2）风湿头痛型

治法：祛风毒，除湿毒，调巧坞。

方药：三叉苦（棵三咖）、蔓荆子（些榧瞒）、九里香（棵弄马）、石菖蒲（棵息忍）等合羌活胜湿汤加减。

蔓荆子（些榧瞒）15g、九里香（棵弄马）15g、石菖蒲（棵息忍）15g、羌活10g、独活12g、藁本10g、白芷（棵白支）12g、防风10g、细辛3g、川芎12g、三叉苦（棵三咖）10g。

（3）气虚头痛型

治法：调气补虚。

方药：黄花倒水莲（棵华现）、扶芳藤（勾咬）、蔓荆子（些榧瞒）等合益气聪明汤加减。

黄花倒水莲（棵华现）20g、扶芳藤（勾咬）15g、蔓荆子（些榧瞒）15g、黄芪20g、太子参15g、白术10g、甘草6g、白芍10g、陈皮（能柑）10g、升麻9g、柴胡9g、川芎12g、细辛3g。

（4）血虚头痛型

治法：补虚养血。

方药：鸡血藤（勾勒给）、当归藤（勾当归）、田七（棵点镇）等合加味四物汤加减。

鸡血藤（勾勒给）30g、当归藤（勾当归）20g、田七（棵点镇）15g、当归

15g、熟地黄 15g、白芍 10g、首乌（门甲）10g、川芎 12g、菊花 9g、蔓荆子（些框瞒）9g、五味子 9g、远志 10g、酸枣仁 6g。

（5）肾虚头痛型

治法：补益肾精。

方药：救必应（美内妹）、九里香（棵弄马）等合大补元煎加减。

枸杞子（碰枸杞）12g、女贞子（美贞）10g、黄精（京四）9g、杜仲（棵杜仲）10g、川续断 9g、龟甲（不奎）10g、山萸肉 10g、山药 15g、人参 10g、当归 12g、白芍 10g、救必应（美内妹）10g、九里香（棵弄马）15g。

（二）壮医外治疗法

根据病情选择运用。

1. 壮医敷贴治疗

选药：盐肤木、毛叶石楠藤、三月莓、牛大力（勾两抹）、五指毛桃（棵西思）等。

选穴：双侧风池、太阳、合谷、足三里、内关、三阴交等。

2. 壮医药线点灸治疗

选穴：四神聪、攒竹、头维、百会、风池、食魁、中魁、无魁。

3. 壮医经筋针刺治疗

选穴：头部由前至后、由左至右，依次点按胀痛为筋结点，常见于眶膈筋区、颞筋区、颈侧筋区、颈后筋区、耳筋区、枕筋区等 10 个筋结点。

（三）院内制剂使用

排毒胶囊（批准文号：桂药制字 M20120002）：3～5 粒／次，3 次／日，口服。

（四）西医治疗原则

（1）对症处理和原发病治疗：原发性头痛急性发作和病因不能立即纠正的继发性头痛可给予止痛等对症治疗以终止或减轻头痛症状，同时亦可针对头痛伴随症状如眩晕、呕吐等予以适当的对症治疗。对于病因明确的继发性头痛应尽早去除病因，如颅内感染应抗感染治疗，颅内高压者宜脱水降颅压，颅内肿瘤需手术切除等。

（2）药物治疗：止痛药物包括非甾体抗炎止痛药、中枢性止痛药和麻醉性止痛药及中药复方止痛药。

（3）非药物物理治疗：物理磁疗法、局部冷（热）敷、吸氧等。

（五）护理调摄

（1）生活起居：建立有规律的起居作息制度，强健体魄，注意气候变化，避免外邪侵袭，保证充足睡眠，防止过度劳累。

（2）饮食调理：饮食宜清淡，以易消化且营养丰富的饮食为主，不宜过饱，忌生冷、辛辣、海鲜、油炸之品，忌浓茶、咖啡及吸烟。

（3）情志调摄：保持舒畅的心情，避免忧思过度，精神过于紧张。

年闹诺（睡眠障碍）

一、诊断

（一）疾病诊断

壮医诊断：年闹诺。

中医诊断：不寐。

西医诊断：睡眠障碍。

（二）证候诊断

1.阴证

（1）瘀毒型：夜寐不安，多梦易醒，病程较长，伴头痛日久不愈，痛如针刺如有定处等。舌暗红，有瘀点，舌下脉络迂曲，脉涩或弦紧。

目诊：见"勒答"白睛上脉络迂曲，有瘀斑，色浅。

甲诊：见甲色暗淡，有瘀点，按压甲尖放开后恢复原色慢。

（2）气血虚型：夜寐不安，多梦易醒，伴心悸健忘，神疲食少，头晕目眩，面色少华等。舌暗淡，苔薄白，脉细无力。

目诊：见"勒答"白睛上脉络细小，色浅。

甲诊：见甲色淡白，按压甲尖放开后恢复原色慢。

2.阳证

（1）湿热型：不寐多梦，甚则彻夜不寐，伴口苦咽干，小便短赤等。舌红，苔黄，脉弦滑。

目诊：见"勒答"白睛上脉络边缘混浊，多而集中靠近瞳仁，色深。

甲诊：见甲色鲜红，按压甲尖放开后恢复原色快。

（2）痰热型：心烦不寐，胸中烦闷，伴头重，目眩等。舌红，苔黄腻，脉弦滑。

目诊：见"勒答"白睛上脉络散乱，多而集中靠近瞳仁，色深。

甲诊：见甲色鲜红，按压甲尖放开后恢复原色快。

二、治疗方法

（一）辨证口服壮药汤剂

1. 阴证

（1）瘀毒型

治法：祛瘀毒，调巧坞，安神志。

方药：调巧坞1号方加减。

当归藤（勾当归）10g、生地黄10g、桃仁10g、红花10g、芍药10g、川芎10g、桔梗12g、柴胡15g、牛膝10g、丹参（拉岜勒）10g、知母10g、酸枣仁10g、远志10g、生龙骨30g、陈皮（能柑）12g、炙甘草6g等。

（2）气血虚型

治法：补气血，调巧坞，安神志。

方药：调巧坞2号方加减。

党参20g、白术15g、黄芪30g、当归10g、茯神10g、远志10g、酸枣仁10g、木香10g、龙眼肉（诺芒俺）10g、生姜（兴）10g、大枣10g、炙甘草10g等。

2. 阳证

（1）湿热型

治法：清热毒，调巧坞，安神志。

方药：通调巧坞1号方加减。

龙胆草12g、栀子（粉给现）10g、黄芩10g、柴胡12g、生地黄10g、车前子（称根）10g、泽泻（棵泽泻）10g、木通6g、当归10g、茯苓10g、甘草9g等。

（2）痰热型

治法：清热毒，化痰毒，调巧坞，安神志。

方药：通调巧坞2号方加减。

黄连6g、茯苓15g、半夏9g、枳实15g、竹茹12g、陈皮（能柑）18g、生姜（兴）10g、大枣10g、夜交藤12g、酸枣仁10g、龙骨30g、牡蛎30g、炒麦芽12g、炒谷芽12g、炙甘草6g等。

（二）壮医外治疗法

根据病情选择运用。

（1）壮医经筋针刺治疗。

（2）壮医水蛭治疗。

（3）壮医药熨治疗。

（4）壮医敷贴治疗。

（5）壮医药物竹罐治疗。

（6）壮医药线点灸治疗。

（7）壮医莲花针拔罐逐瘀治疗。

（三）院内制剂使用

扶正胶囊（批准文号：桂药制字 M20120001）：口服，开水送服或遵医嘱，一次 3～5 粒，一日 3 次。

（四）西医治疗原则

（1）总体目标：改善睡眠质量和（或）增加有效睡眠时间；恢复日间社会功能，提高生活质量；防止短期失眠转化成慢性失眠；减少与失眠相关的躯体疾病或与精神疾病共病的风险；尽可能避免包括药物在内的各种干预方式带来的负面效应。

（2）干预方式：主要包括心理治疗、药物治疗、物理治疗和传统、民族医药治疗等。

（五）护理调摄

1. 生活起居

（1）保持室内安静、空气流通，避风寒。

（2）保持大便通畅。

（3）睡前温热水泡脚。

（4）建立规律的作息时间，参加适当的体力活动或体育锻炼，避免过度兴奋，可练习壮医三气养身操，调畅气机，增强体质，促进睡眠。

（5）对靠药物助眠者，告知家属及患者药物的作用与副作用，以及服药过程中的注意事项，防止突然中断。

2. 饮食调理

（1）饮食宜清淡，少食肥甘厚味，忌辛辣刺激之品，睡前避免饮用咖啡、浓茶。

（2）阴证：壮医药膳，如茯苓玉米饼、天麻枸杞炖猪脑。

（3）阳证：壮医药膳，如百合柏仁粥、桑葚煨猪肝。

3. 情志调摄

指导患者畅情志，学会自我情绪调节，做到喜怒有节，避免过度兴奋、焦虑、惊恐等不良情绪。

4. 运动康复

加强体育锻炼，增强机体抗病能力，如壮医三气养生操。

缩印糯哨（脊髓损伤）

一、诊断

（一）疾病诊断

壮医诊断：缩印糯哨。

中医诊断：痿病。

西医诊断：不完全性脊髓损伤。

（二）证候诊断

1. 阳证

瘀血阻络型：肢体痿软无力，痛有定处，或有皮下瘀斑。舌质紫暗，苔薄白，脉细涩。

目诊：见"勒答"白睛 12 点脉络弯曲、可见瘀斑、瘀点。

甲诊：见指甲颜色青紫，按压指尖后久久未恢复原色。

2. 阴证

（1）脾胃虚弱型：肢体痿软无力，兼有肌肉萎缩，神倦，食少腹胀。舌淡，苔白，脉细缓。

目诊：见"勒答"白睛 12 点脉络弯曲、可见瘀斑、瘀点。

甲诊：见指甲颜色青紫，按压指尖后久久未恢复原色。

（2）肝肾亏虚型：肢体痿软无力，兼有病久肌肉消减，腰膝酸软，头晕耳鸣。舌红苔少，脉细数。

目诊：见勒答见白睛 12 点脉络弯曲、可见瘀斑、瘀点。

甲诊：见指甲颜色青紫，按压指尖后久久未恢复原色。

（3）气虚血瘀型：肢体痿软无力，肌肉萎缩，面色淡白，气短乏力，心悸自汗。舌暗淡，苔薄白，脉细涩。

目诊：见勒答见白睛 12 点脉络弯曲、可见瘀斑、瘀点。

甲诊：见指甲颜色青紫，按压指尖后久久未恢复原色。

二、治疗方法

（一）辨证选择口服中壮药汤剂

1. 阳证

瘀血阻络型

治法：解毒补虚，调理三道两路。

方药：桃红四物汤加减加鸡血藤、飞龙掌血、宽筋藤。

熟地黄 15g、当归 15g、白芍 10g、川芎 10g、桃仁 9g、红花 10g、鸡血藤（勾勒给）12g、飞龙掌血（温肖）12g、宽筋藤（勾丛）9g。

每日 1 剂，水煎至 200mL，早晚饭后温服。

2. 阴证

（1）脾胃虚弱型

治法：健脾益气，升阳举陷。

方药：补中益气汤加减加五指毛桃、黄花倒水莲、鸡矢藤。

党参 15g、白术 10g、炙甘草 15g、当归 10g、陈皮 6g、升麻 6g、柴胡 12g、生姜 3g、大枣 3g、五指毛桃 12g、黄花倒水莲 12g、鸡矢藤 9g。

每日 1 剂，水煎至 200mL，早晚饭后温服。

（2）肝肾亏虚型

治法：滋养肝肾，养阴填精。

方药：六味地黄汤加减加千斤拔、牛大力、藤杜仲。

熟地黄 15g、山茱萸 12g、山药 12g、牡丹皮 10g、泽泻 10g、茯苓 10g、千斤拔 12g、牛大力 9g、藤杜仲 9g。

每日 1 剂，水煎至 200mL，早晚饭后温服。

（3）气虚血瘀型

治法：健脾益气，活血通络。

方药：补阳还五汤加减加黄花倒水莲、五指毛桃、鸡血藤。

黄芪 30g、赤芍 12g、川芎 6g、桃仁 6g、红花 6g、当归 6g、桑枝 6g、桂枝 3g、黄花倒水莲 12g、鸡血藤 10g、赤芍 10g、地龙 6g、五指毛桃 12g、田七粉 6g、牛膝 12g。

每日 1 剂，水煎 200mL，分早晚两次空腹温服。

（二）辨证选择中壮成药

伤湿止痛膏，外用，贴于患处。

（三）壮医外治法

根据病情选择运用。

（1）壮医药熨治疗。

（2）壮医药物竹罐治疗。

（3）壮药敷贴治疗：阴证、阳证辨证使用，阳证用宽筋藤、四方藤、千金拔等；阴证用扶芳藤（勾咬）、鸡血藤（勾勒给）、当归藤（藤当归）、伸筋草等。

（4）壮医点穴治疗。

（四）中医治疗

1.普通针刺

（1）适应证：各型肢体萎软。

（2）取穴：脊髓损伤节段的两侧夹脊穴。上肢用曲池、合谷、外关等穴位，下肢用足三里、三阴交、阳陵泉等穴位。

（3）注意事项：过度劳累、饥饿、精神紧张的患者，不宜针刺。皮肤之感染、溃疡部位，不宜针刺。

2.雷火灸

（1）适应证：体质虚弱患者。

（2）操作方法

① 部位选择：足三里、神阙、关元、气海、涌泉、三阴交。

② 将灸条的点燃，放置入艾灸盒，对准治疗部位，与皮肤保持距离，进行熏烤，以皮肤发红、深部组织发热为度。

（3）注意事项：防寒保暖；禁食生冷、辛辣食物，忌烟酒；温水沐浴且间隔 4 小时以上；防皮肤破损；若起小水疱，可用烫伤膏涂抹患处；起大水疱，针挑排尽疱液后，涂碘伏防感染。

（五）康复治疗

（1）物理因子治疗：根据患者病情选择适合的理疗，如经皮神经电刺激、中频脉冲电治疗等。

（2）运动疗法：根据功能障碍，选择合适的训练内容，包括神经促通技术、牵伸治疗、耐力训练、关节活动度训练、平衡训练等。

（3）作业疗法：针对患者的功能状态选择合适的日常生活能力锻炼。

（4）心肺功能训练：针对高位截瘫患者心肺功能，进行心肺耐力、呼吸模式、呼吸活动度、咳嗽能力等训练，以改善患者心肺能力。

（六）西医治疗原则

（1）控制原发病

① 外伤致脊髓损伤：固定椎体，佩戴护具；

② 椎体肿瘤：控制肿瘤进展；

③ 椎体结核：抗结核治疗；

④ 脊髓炎：控制炎症等。

（2）营养神经。

（3）改善神经痛及肌肉痛。

（4）改善焦虑抑郁状态，改善睡眠。

（5）防治并发症：肺炎、下肢静脉血栓、压疮、泌尿道感染等。

（七）饮食起居调护

（1）生活起居：避风寒，慎起居。

（2）饮食调理：宜食清淡之品，忌食辛辣、肥甘、醇酒等食物，鼓励多饮水。用药期间忌生冷及寒冷食物。

（3）情志护理：要关心患者，给予心理安慰，使其积极配合治疗与护理。

（4）健康指导

① 防压疮，保持患者皮肤清洁。在骶部、踝部、肩胛部等易受压部位加橡皮气圈或厚软垫。每日进行按摩和肢体被动运动，以促进血液循环。

② 防尿路感染，对完全性损伤患者可指导应用间歇导尿。

③ 防呼吸道感染，经常变换体位，注意保暖。

滚克（类风湿关节炎）

一、诊断

（一）疾病诊断

壮医诊断：滚克。

中医诊断：尪痹。

西医诊断：类风湿关节炎。

（二）证候诊断

1. 阳证

风湿热型：关节疼痛，肿胀，触之灼热或有热感，口渴不欲饮，烦闷，或伴发热。舌质红，苔黄腻，脉濡数或滑数。

目诊：见"勒答"上龙脉脉络弯曲、红活。

甲诊：见甲色过深，月痕暴露过多，可见竹笋甲或鹰爪甲。

2. 阴证

（1）风寒湿型：关节肢体疼痛、重着，冷痛，或有肿胀，痛处游走不定，局部畏寒，得寒痛剧，得热痛减，皮色不红，关节屈伸不利。舌质淡红，苔白腻，脉濡或滑，或弦缓或沉紧。

目诊：见"勒答"上龙脉脉络散乱、弯曲、暗红，白睛有雾斑。

甲诊：见甲色青紫或甲床苍白，月痕暴露过少，可见竹笋甲或鹰爪甲。

（2）瘀阻型：关节肿痛久不愈，晨僵，屈伸不利，关节周围或皮下结节。舌质暗紫，苔白厚或厚腻，脉沉细涩或沉滑。

目诊：见"勒答"白睛有瘀斑，龙脉脉络暗红、延伸、弯曲、末端有瘀点。

甲诊：见甲色青紫或甲床苍白，月痕暴露过少，可见竹笋甲或鹰爪甲。

（3）正虚型：关节肌肉酸痛无力，活动后加剧，或肢体麻木，筋惕肉瞤，肌肉萎缩，关节变形；少气乏力，自汗，心悸，头晕目眩，面黄少华，屈伸不利，腰膝酸软无力，关节发凉，畏寒喜暖。舌质淡，苔薄白，脉细弱。

目诊：见"勒答"白睛浅淡，龙脉脉络弯曲。

甲诊：见甲色青紫或甲床苍白，月痕暴露过少，可见竹笋甲或鹰爪甲。

二、治疗方法

（一）辨证口服壮药汤剂

1. 阳证

风湿热型

治法：清热毒，除湿毒，祛风毒。

方药：肿节风（卡隆）20g、忍冬藤20g、土茯苓（勾浪蒿）20g、海风藤（勾断）15g、僵蚕10g、伸筋草（棵烟银）15g等。

2. 阴证

（1）风寒湿型

治法：祛风毒，散寒毒，除湿毒。

方药：半枫荷20g、九龙藤（勾燕）20g、艾纳香（大风艾）10g、海风藤（勾断）15g、僵蚕10g、丢了棒（美巧怀）15g等。

（2）瘀阻型

治法：化瘀毒，活血通络。

方药：田七（棵点镇）6g、路路通（芒柔）15g、九龙藤（勾燕）15g、过岗龙（勾扰）10g、僵蚕10g、海风藤（勾断）15g等。

（3）正虚型

治法：补肝肾，壮筋骨、祛风湿。

方药：牛大力（勾两抹）20g、狗脊20g、桑寄生（棵想）15g、飞龙掌血（温肖）15g、当归藤（勾当归）15g、伸筋草（棵烟银）15g等。

（以上剂量均为参考剂量，具体应根据病情及体质而定）

（二）壮医外治疗法

根据病情选择运用。

（1）壮医药物竹罐治疗。

（2）壮医药熨治疗。

（3）壮医敷贴治疗。

（4）壮医刺血治疗。

（5）壮医全身药浴治疗。

（6）壮医水蛭治疗。

（三）院内制剂使用

（1）武打将军酒（批准文号：桂药制字 Z01060002）：外擦患处，每日 2 ～ 3 次，14 天为 1 疗程。

（2）武打将军酊（批文号：桂药制字 Z20170002）：适用于阴证、阳证关节肿胀灼热不甚患者。取适量药酊外擦患处，每日 3 次，14 天为 1 疗程。

（四）西医治疗原则

（1）早期治疗：即早期应用缓解病情抗风湿药。

（2）联合用药：对重症病人应联合两种以上的慢作用抗风湿药，以使病情完全缓解。

（3）治疗方案个体化：应根据病人的病情特点，对药物的作用及不良反应等选择个体化治疗方案。

（4）功能锻炼：在治疗的同时，应强调关节的功能活动。

（五）护理调摄

（1）生活起居：注意保暖，避风寒、劳逸结合，避免劳累。

（2）情志调摄：与患者沟通，帮助患者正确认识病情、了解治疗方法，树立战胜疾病的信心。

（3）关节功能锻炼

① 活动期：病情活动期应注意休息，减少活动量，尽量将病变关节固定于功能位，如膝关节、肘关节应尽量伸直。

② 缓解期：病情稳定时应及时注意关节功能锻炼，如慢步、游泳锻炼全身关节功能；握握力器或捏核桃，锻炼手指关节功能；双手握转环旋转，锻炼腕关节功能；脚踏自行车，锻炼膝关节；滚圆木、踏空缝纫机，锻炼踝关节等。

（4）饮食调理：饮食清淡，宜多食富含胶质和钙的食物。忌食肥甘厚味及辛辣之品，中晚期偏虚者可适当滋补。

① 阳证：宜食清热毒化湿毒之品，如薏苡仁、红豆等。食疗方有薏苡排骨冬瓜汤、鸡矢藤莲子鸭汤等。

② 阴证：宜食祛风毒、散寒毒、除湿毒调气补虚的血肉有情之品，如山药、陈皮。食疗方有山药羊肉炖黑豆汤、田七陈皮土鸡汤等。茶饮方有大力壮骨茶。

骆芡（骨关节炎）

一、诊断

（一）疾病诊断

壮医诊断：骆芡。

中医诊断：骨痹。

西医诊断：骨关节炎。

（二）症候诊断

1. 阳证

湿热型：关节疼痛，肿胀，灼热，屈伸不利，动则痛甚。可见口苦，口渴，心烦；或伴腰膝酸软，四肢乏力，大便干结。舌质红，苔黄腻，脉濡数或滑数。

目诊：见"勒答"白睛龙脉脉络弯曲、红活。

甲诊：见甲色深红，月痕暴露过多。

2. 阴证

（1）寒湿型：关节、肢体酸痛，或伴关节肿胀，屈伸不利，活动时疼痛加重，皮色不红，触之不热，遇寒痛增，得热痛减；或伴腰膝酸软，四肢乏力，或纳差，大便溏。舌质淡暗，苔薄白或白滑，脉弦紧或弦缓。

目诊：见"勒答"白睛有雾斑，龙脉脉络弯曲、暗红。

甲诊：见甲色青紫，月痕暴露过少。

（2）瘀阻型：曾有外伤史，或久病不愈，关节刺痛，或行走时疼痛剧烈，入夜痛甚，痛有定处；或伴肢体麻木，不能屈伸，反复发作，关节僵硬变形。舌质暗红或紫暗，舌面或舌边有瘀点、瘀斑，苔白腻或黄腻，脉弦或涩。

目诊：见"勒答"龙脉脉络暗红、延伸、弯曲、末端有瘀点。

甲诊：见轻者甲色淡红，重者甲色或青或紫，月痕暴露过少。

（3）正虚型（肝肾亏虚）：关节酸累，沉重，疼痛，肢体麻木、乏力；或伴形体虚弱，形寒肢冷、喜按喜暖，甚则关节变形，屈伸不利，行走困难，乏力，头晕、心悸，纳呆，尿多便溏。舌质淡，苔薄白，脉沉细或沉虚而缓。

目诊：见"勒答"白睛浅淡，龙脉脉络弯曲。

甲诊：见甲色苍白，月痕暴露过少。

二、治疗方法

（一）辨证口服壮药汤剂

1. 阳证

湿热型

治法：以清热毒、除湿毒为主，兼祛风毒、化瘀毒。

方药

① 肿节风（卡隆）20g、忍冬藤、两面针（棵剩咯）9g、土茯苓（勾浪蒿）20g、当归藤（勾当归）15g、黄花倒水莲（棵华现）15g 等。

② 四妙散加减

苍术 10g、牛膝 10g、黄柏 10g、薏苡仁（吼茸）10g、救必应（美内妹）10g、走马胎（棵封勒）10g 等。

③ 九节风 15g、九节木 15g、黄根（壤现）10g、龙船花 10g、鸡血藤 10g。

2. 阴证

（1）寒湿型

治法：以散寒毒、除湿毒为主，兼祛风毒。

方药

① 过岗龙（勾拢）20g、走马胎（棵封勒）15g、桂枝（能葵）5g、黄花倒水莲（棵华现）20g、桑寄生（棵想）15g、鸡血藤（勾勒给）15g 等。

② 蠲痹汤加减：羌活 15g、独活 12g、秦艽 10g、肉桂（能桂）9g、海风藤（勾断）10g、走马胎（棵封勒）10g。

③ 三叶青藤 10g、高京虽（豆豉姜）10g、棵三咖（三叉苦）15g、牛尾菜 15g、勾马散（石南藤）5g。

（2）瘀阻型

治法：以化瘀毒、散寒毒为主，兼祛风毒、除湿毒。

方药

① 田七（棵点镇）6g、土牛膝 10g、黄花倒水莲（棵华现）20g、当归藤（勾当归）15g、牛大力（勾两抹）20g、宽筋藤（勾丛）15g、伸筋草（棵烟银）15g 等。

② 身痛逐瘀汤加减：秦艽 15g、川芎 10g、桃仁 9g、红花 9g、当归藤（勾当归）10g、牛大力（勾两抹）15g 等。

③ 飞龙掌血（温肖）10g、麻骨风 10g、两面针（棵剩咯）10g、小发散 10g、牛膝 10g、山胡椒子 10g

（3）正虚型（肝肾亏虚）

治法：以壮筋骨、补气血为主，兼祛风毒散寒毒。

方药

① 牛大力（勾两抹）20g、桑寄生（棵想）20g、黄花倒水莲（棵华现）20g、狗脊 15g、当归藤（勾当归）15g、宽筋藤（勾丛）15g 等。

② 六味地黄汤加减：熟地黄 15g、山茱萸 12g、山药 15g、牡丹皮 10g、茯苓 10g、泽泻（棵泽泻）10g、黄花倒水莲（棵华现）10g、五指毛桃（棵西思）10g 等。

③ 千斤拔 30g、藤杜仲 30g、棵达刀（土牛膝）30g、续断 15g、淫羊藿（盟国羊）10g。

（以上剂量均为参考剂量，具体应根据病情及体质而定）

（二）壮医外治疗法

根据病情选择运用。

（1）壮医药物竹罐治疗。

（2）壮医药熨治疗。

（3）壮医敷贴治疗。

（4）壮医刺血治疗。

（5）壮医火针治疗。

（6）壮医点穴疗法。

（7）壮医经筋治疗。

（8）壮医经筋针刺治疗。

（三）院内制剂

武打将军酒（批准文号：桂药制字 Z01060002）：适用于阴证、阳证患者。取适量外擦患处，每日 3～5 次，14 日为 1 疗程。

（四）西医治疗原则

抗炎止痛，消肿，改善循环。

1. 手术治疗

（1）属于关节外畸形，膝关节退变不太严重的，可行关节外截骨矫形。

（2）单间室严重病变，可单髁置换；多间室严重病变可全膝关节置换。

（3）早期退变可关节清理或者软骨移植手术治疗。

2. 非手术治疗

（1）药物治疗

① 非甾体类消炎镇痛药（NSAIDS）：常用的有塞来昔布、双氯芬酸等；

② 糖皮质激素：关节腔内注射曲安奈德、倍他米松。

（2）佩戴支具：佩戴护膝可以减少疼痛，避免膝关节的进一步损伤。

奔埃狠（甲状腺功能亢进症）

一、诊断

（一）疾病诊断

壮医诊断：奔埃狠。

中医诊断：瘿病。

西医诊断：甲状腺功能亢进症。

（二）证候诊断

1. 阳证

颈前喉结两旁轻度或中度肿大，一般柔软光滑，烦热，容易出汗，性情急躁易怒，眼球突出，手指颤抖，面部烘热，口苦。舌质红，苔薄黄，脉弦数。

目诊：见"勒答"内眦血管增粗延伸至 12 点，脉络粗大、红活、色鲜，脉络边缘清晰可辨，黑睛有报伤点，有一圈混浊呈灰白色或淡黄色斑块。

甲诊：见甲色鲜红，甲体中间凸起两边凹陷，呈明显弓形，月痕清晰，甲襞均匀，按之血色恢复均匀，可见扭曲甲或癥瘕甲。

2. 阴证

颈前喉结两旁结块肿大，质软不痛，颈部觉胀，胸闷，喜太息，或兼胸胁窜痛，病情常随情志波动。舌质暗或紫，苔薄白，脉弦。

目诊：见"勒答"内眦血管增粗延伸至 12 点，脉络弯曲较少、弯度较小，脉络散乱。

甲诊：见甲色晦暗，甲体中间凸起两边凹陷，呈明显弓形，月痕清晰，甲襞均匀，按之血色恢复缓慢，可见扭曲甲或癥瘕甲。

二、治疗方法

（一）辨证口服壮药汤剂

1. 阳证

治法：清热毒，消肿散结。

方药：柴胡 10g、黄芩 10g、木香 6g、青皮（能柑）10g、桔梗 10g、一点红（棵立龙）10g、栀子（粉给现）10g、连翘 10g、川楝子（美楝）10g 等，每日 1 剂，水煎，饭后温服。

2. 阴证

治法：疏肝理气，化痰散结，通龙路。

方药：柴胡 12g、郁金（竞闲）12g、橘红（卜能盆）12g、半夏 10g、两面针（棵剩咯）10g、赤芍 10g、川芎 10g、丹参（拉岜勒）10g 等，每日 1 剂，水煎，饭后温服。

（二）壮医外治疗法

根据病情选择运用。

（1）壮医刺血治疗。

（2）壮医药物竹罐治疗。

（3）壮医敷贴治疗。

（4）壮医药熨治疗。

（三）西医治疗原则

甲亢的治疗方法主要有三种：抗甲状腺药物（甲巯咪唑或者丙基硫氧嘧啶）、碘 131 治疗（RAI）、手术。

（四）护理调摄

1. 生活起居

（1）起居有常，适当晒太阳，劳逸结合，调摄环境，避免劳累，穿戴适宜，防外邪侵袭，以顺应四时阴阳寒暑转化。

（2）有眼球突出、眼睑不能掩盖角膜的病人应经常滴眼药水和涂眼药膏，以防角膜炎的发生。睡眠时抬高头部，以减轻眼部球后水肿，外出时佩戴有色眼镜，避免强光、风沙、灰尘的刺激。

2. 饮食调理

（1）低碘饮食，海鲜、海带、紫菜、海苔含碘丰富食物不能吃，避免进食咖啡、浓茶；高代谢症状明显时多吃蛋白丰富食物补充营养，多吃蔬菜水果补充维生素。

（2）阳证：宜食清热解毒之品，如新鲜蔬菜、苦瓜、绿豆。壮医药膳，如功劳木生地红枣茶、茯苓二仁绿豆粥、菊花山楂粥。

（3）阴证：饮食宜滋阴、养心安神，如山药、扁豆，忌食生冷。壮医药膳，如淮山甲鱼汤。

3. 情志调摄

耐心对患者解释病情，帮助其了解奔埃（瘿病）是慢性病，树立其战胜疾病的信心，配合治疗。

夺核拖（腰椎间盘突出症）

一、诊断

（一）疾病诊断

壮医诊断：夺核拖。

中医诊断：腰痛。

西医诊断：腰椎间盘突出症。

（二）证候诊断

1. 阳证

火热湿毒型：腰部酸楚重着疼痛，痛处伴有热感，恶热口渴，小便短赤。遇热或雨天痛增，活动后痛减。舌苔黄腻，脉濡数或弦数。

目诊：见"勒答"12点位脊柱反射区脉络增粗、红活。

甲诊：见甲色过深，月痕暴露过多，可见竹笋甲或鹰爪甲。

2. 阴证

（1）寒凝湿毒型：腰腿冷痛重着，转侧不利，静卧痛不减。受寒及阴雨加重；肢体发凉，四肢不温。舌质淡，苔白或腻，脉沉紧或濡缓。

目诊：见"勒答"12点位脊柱反射区脉络瘀阻、混浊不清。

甲诊：见甲色青紫或甲床苍白，月痕暴露过少，可见竹笋甲或鹰爪甲。

（2）龙路瘀阻型：腰腿痛如刺，痛有定处，日轻夜重，腰部板硬，俯仰旋转受限，痛处拒按。腰部或四肢麻木不仁，活动受限。舌质暗紫，或有瘀斑，脉弦紧或涩。

目诊：见"勒答"12点位脊柱反射区脉络有瘀点或瘀斑。

甲诊：见甲色青紫或甲床苍白，月痕暴露过少，可见竹笋甲或鹰爪甲。

（3）肝肾亏虚型：腰酸痛，腿膝乏力，劳累更甚，卧则减轻。咽干口渴，面色潮红。舌红少苔，脉弦细数。

目诊：见"勒答"12点位脊柱反射区脉络细小、颜色浅淡。

甲诊：见甲色青紫或甲床苍白，月痕暴露过少，可见竹笋甲或鹰爪甲。

二、治疗方法

（一）辨证口服壮药汤剂

1. 阳证

火热湿毒型

治法：祛湿热毒，疏通两路。

方药：苍术 20g、黄柏 20g、薏苡仁 20g、土牛膝 15g、牛大力 15g、桑寄生 10g、五加皮 10g。

2. 阴证

（1）寒凝湿毒型

治法：祛寒毒，除湿毒，通龙路。

方药：藤杜仲 20g、丢了棒 20g、宽筋藤 20g、伸筋草 20g、鸡血藤 15g、牛大力 15g、黄花倒水莲 20g、桂枝 15g、桑寄生 15g。

（2）龙路瘀阻型

治法：活血散瘀，疏通两路。

方药：桃仁 10g、红花 10g、当归 15g、川芎 15g、赤芍 15g、乳香 9g、没药 9g、牛膝 15g。

（3）肝肾亏虚型

治法：补益肝肾，疏通两路。

方药：桑寄生 20g、细辛 9g、秦艽 15g、杜仲 20g、 牛膝 15g、川芎 15g、白芍 15g、藤当归 15g、牛膝 15g、茯苓 20g、党参 15g、桂枝 10g、甘草 10g。

（二）壮医外治法　根据病情选择运用。

（1）壮医经筋推拿。

（2）壮医经筋针刺

选足太阳、少阳、少阴、督脉经穴为主。

1）主穴：阿是穴、大肠俞、委中、肾俞、命门、腰阳关、志室、三阴交、太溪。

2）辨证分型取穴

①龙路瘀阻型：阳陵泉、合谷、曲池、手三里、行间、足三里。

②寒凝湿毒型：腰阳关、气海、腰俞、肾俞、大肠俞、次髎、昆仑。

③肝肾亏损型：命门、关元俞、太溪、志室、太溪、肝俞、太冲、足临泣、脊中。

④火热湿毒型：加用大椎、曲池。

（3）注意：根据具体症状表现，配合循经取穴、局部取穴、对症取穴。每日一次，留针半小时，病程长者或体壮耐受者可给予电针加强刺激。

（4）壮医药熨治疗。

（5）壮医敷贴治疗。

（6）壮医刮痧治疗。

先在腰背部棘突、棘突旁 1.5～3 寸的穴位、下肢外侧和后侧涂抹刮痧油，然后用刮痧板由上至下，由轻到重，由近到远，从中间到两边推刮，以局部发热，刮痧部位出现痧疹或痧斑为度，每周 1 次。

（7）壮医刺血治疗。

（8）壮医药线点灸治疗。

取穴：腰俞、承山、后溪、人中、肾俞、合谷。

（9）壮医药物竹罐治疗。

（10）壮医神龙灸治疗。

（11）壮医熏蒸治疗。

（三）院内制剂使用

武打将军酒（批准文号：桂药制字 Z01060002）：外擦患处，每次 10ml，每日 3～5 次，14 天为 1 疗程。

（四）西医治疗原则

（1）西药治疗：患者疼痛剧烈可选用非甾体类药物口服。

（2）手术治疗

① 适应证：经保守治疗 3～6 个月症状未缓解；首次发作症状严重，强迫体位，严重影响生活工作；出现继发性腰椎管狭窄、马尾神经损伤等症。

② 禁忌证：合并严重内科疾病，局部感染病灶，患者身体虚弱不能耐受手术治疗，合并精神疾病不能配合治疗等。

③ 手术方式：可选后路半椎板开窗减压髓核摘除、全椎板开窗减压后路钉棒系统内固定植骨融合、神经根管扩大减压等手术方式。

④ 注意事项：术后平卧硬板床 4～6 小时，术后手术伤口疼痛减轻后即可行低强度功能锻炼，半年内暂勿做体力劳动。

（五）护理调摄

1. 生活起居

卧床休息的时间以 4～7 天为宜。绝对卧床最好不要超过 1 周，时间过长，可造成肌肉失用性萎缩、心血管疾病和骨质疏松等。床铺以足够宽大的硬床上铺褥垫为宜，患者平卧后可使脊柱得到充分放松。过软的床垫不适于腰背痛患者使用，如此使脊柱处于侧弯状态得不到休息。软硬合适的床铺不仅对腰背痛患者是必要的，而且对所有的人也是有益的。

2. 饮食调理

宜多食高蛋白高钙食物，如鱼、鸡肉、鸭肉、牛奶、豆制品、虾类，另外多吃新鲜蔬菜水果。

（1）阳证：宜食清热毒化湿毒之品，如薏苡仁、红豆等，食疗方有薏苡排骨冬瓜汤、鸡矢藤莲子鸭汤等。

（2）阴证：宜食祛风毒、散寒毒、除湿毒调气补虚的血肉有情之品，如山药、陈皮。食疗方有山药羊肉炖黑豆汤、田七陈皮土鸡汤等。茶饮方有大力壮骨茶。

3. 情志调摄

让病人了解腰椎间盘突出症的有关知识，提高防病意识，增强治疗信心，掌握康复的方法。观察病人治疗过程中心理情绪的变化，调节心理情绪，保持心理健康。

4. 运动康复

正确的姿势和日常生活活动中的动作是防止腰椎间盘突出症腰腿痛的根本方法，同时这些动作也可用来治疗腰腿痛。腰椎间盘突出症患者应积极配合运动疗法，其治疗目的是提高腰背肌肉张力，改变和纠正异常力线，增强韧带弹性，活动椎间关节，维持脊柱正常形态。腰背肌训练有助于防止肌肉萎缩，使肌强度和耐力增加，并有助于纠正小关节功能紊乱；减少结缔组织粘连，恢复关节的活动度。

活邀尹（颈椎病）

一、诊断

（一）疾病诊断

壮医诊断：活邀尹。
中医诊断：颈痹。
西医诊断：颈椎病。

（二）证候诊断

1. 阳证

（1）火热湿毒型：头晕目眩，心慌心悸。或伴手足心发热，失眠多梦，四肢麻木不仁，纳呆。舌暗红，苔厚腻，脉弦滑。

目诊：见"勒答"12点位脊柱反射区脉络增粗、混浊。

甲诊：甲色过深，月痕暴露过多，可见竹笋甲或鹰爪甲。

（2）痰湿阻络型：头晕目眩，头重如裹，四肢麻木不仁，纳呆。舌红，苔黄、白厚腻，脉弦滑。

目诊：见"勒答"12点位脊柱反射区脉络增粗、混浊。

甲诊：见甲色红，甲床潮红，月痕暴露少。

2. 阴证

（1）寒凝湿毒型：颈、肩、上肢窜痛、麻木，以痛为主，头有沉重感，颈部僵硬，活动不利，恶寒畏风。舌淡红，苔薄白，脉弦紧。

目诊：见"勒答"12点位脊柱反射区脉络瘀阻、混浊不清。

甲诊：见甲色青紫，按压甲尖放开后，恢复原色稍慢，月痕暴露过少。

（2）龙路瘀阻型：颈肩部、上肢刺痛，痛处固定，伴有肢体麻木。舌质暗，脉弦。

目诊：见"勒答"12点位脊柱反射区脉络有瘀点或瘀斑。

甲诊：见甲色青紫，甲床可见斑纹瘀点，月痕浅淡。

（3）肝肾亏损型：眩晕头痛，耳鸣耳聋，失眠多梦，肢体麻木，面红目赤。舌红少津，脉弦。

目诊：见"勒答"12 点位脊柱反射区脉络细小、颜色浅淡。

甲诊：见甲色淡，按压甲尖放开后，恢复原色稍慢，或按压左手无名指，血色散开。

（4）气血亏损型：头晕目眩，面色苍白。心悸气短，四肢麻木，倦怠乏力。舌淡苔少，脉细弱。

目诊：见"勒答"12 点位脊柱反射区脉络细小、颜色浅淡。

甲诊：见甲色淡，月痕暴露过多，可见葱管甲。

二、治疗方法

（一）辨证选择口服中壮药汤剂

1. 阳证

（1）火热湿毒型

治法：祛湿热毒，疏通两路。

方药：苍术 20g、黄柏 20g、薏苡仁 20g、桂枝 10g、葛根 20g、白芍 15g、甘草 10g。

（2）痰湿阻络型

治法：除湿毒，化痰饮，畅两路。

方药：半夏白术天麻汤加减。

半夏（棵半夏）9g、天麻 15g、白术 15g、茯苓 10g、九龙藤（勾燕）10g、土茯苓（勾浪蒿）15g 等。

2. 阴证

（1）寒凝湿毒型

治法：散寒祛湿，温通两路。

方药：羌活胜湿汤加减。

① 羌活 12g、独活 10g、防风 10g、川芎 10g、大血藤（勾柄喇）10g、九龙藤（勾燕）10g 等。

② 桂枝 15g、石楠藤 15g、九龙藤（勾燕）20g、伸筋草 20g。

③ 葛根 20g、桂枝 15g、白芍 20g、藤当归 15g、八角枫 10g、九龙藤 15g、鸡血藤 15g、甘草 10g。

（2）龙路瘀阻型

治法：理气活血，祛瘀止痛。

方药：桃红四物汤加减。

① 熟地黄 10g、当归 15g、白芍 12g、川芎 10g、桃仁 9g、红花 9g、飞龙掌血（温肖）10g、田七（棵点镇）6g 等。

②田七（棵点镇）3g（打粉冲服）、伸筋草 20g、路路通（芒柔）20g。

③桃仁 10g、红花 10g、当归 15g、川芎 15g、赤芍 15g、乳香 9g、没药 9g、牛膝 15g。

（3）肝肾亏损型

治法：补益肝肾，通调两路。

方药：肾气丸加减加千斤拔、牛大力、藤杜仲。

①地黄 24g、薯蓣 12g、山茱萸 12g、泽泻 9g、茯苓 9g、牡丹皮 9g、桂枝 3g、炮附子 3g、牛大力 9g、千斤拔 9g、藤杜仲 9g

②熟地黄 15g、山茱萸 12g、山药 20g、牡丹皮 12g、茯苓 10g、泽泻（棵泽泻）10g、牛大力（勾两抹）20g、仙茅（棵哈仙）10g 等。

③桑寄生 20g、细辛 9g、秦艽 15g、杜仲 20g、牛膝 15g、川芎 15g、白芍 15g、藤当归 15g、牛膝 15g、茯苓 20g、党参 15g、桂枝 10g、甘草 10g。

（4）气血亏损型

治法：补嘘勒，通调两路。

方药：八珍汤／补阳还五汤加减加五指毛桃、黄花倒水莲、扶芳藤。

①熟地黄 9g、白芍 9g、当归 9g、川芎 9g、党参 9g、白术 9g、茯苓 9g、炙甘草 9g、五指毛桃 12g、黄花倒水莲 9g、扶芳藤 9g。

②黄花倒水莲（棵华现）10g、鸡血藤（勾勒给）10g、独活 15g、桑寄生（棵想）12g、秦艽 15g、防风 10g、细辛 9g 等。

③五指毛桃 30g、牛大力（勾两抹）20g、田七（棵点镇）6g。

（二）辨证选择中壮成药

（1）独一味胶囊：口服，1 次 3 粒，每日 3 次，7 天为 1 疗程。

（2）伤湿止痛膏：外用，贴于患处，每日 1 贴，7 天为 1 疗程。

（三）院内制剂

武打将军酒（批准文号：桂药制字 Z01060002）：涂擦或敷患处，一日 3 次。

（四）壮医外治法

根据病情选择运用。

（1）壮医药熨治疗。

（2）壮医经筋治疗。

（3）壮医药物竹罐治疗。

（4）壮医敷贴治疗

①药方：阳证用宽筋藤、四方藤、千金拔等；阴证用扶芳藤（勾咬）、鸡血

藤（勾勒给）、当归藤（藤当归）、伸筋草等。

② 操作方法：取适量药物，用低度米酒／姜汁（阴证），米醋（阳证）调成糊状抹匀在敷贴上。贴敷在病灶部位 2～4 小时（根据患者耐受或病情而定）。

（5）壮医点穴治疗。

（6）壮医水蛭治疗。

（五）中医治疗

（1）普通针刺。

（2）雷火灸。

（六）西医治疗原则

1. 非手术治疗

以对症治疗为主，抗炎镇痛、肌肉松弛、营养神经及牵引固定等辅助疗法。

（1）颈椎间盘突出症急性期：甘露醇脱水减轻水肿、地塞米松抗炎。

（2）止痛：非甾体药物。

（3）保护胃黏膜。

（4）营养神经。

（5）改善焦虑抑郁情绪，改善睡眠。

（6）牵引疗法

① 适应证：适用于非急性期除脊髓型颈椎病外的各型。

② 操作方法：使用坐式电动牵引仪进行治疗，每日 1 次，一次 20～30 分钟。

③ 注意事项：颈椎滑脱禁用，眩晕的、颈椎骨质破坏的慎用。凡牵引后有可能加重症状者，如落枕、颈部扭伤、心血管疾病及精神不正常者慎用。

2. 手术治疗

（1）适应证：经保守治疗 3～6 个月症状未缓解；首次发作症状严重，强迫体位，严重影响生活工作；出现继发性颈椎管狭窄、脊髓受压引起手麻、行走不稳等症。

（2）禁忌证：合并严重内科疾病，局部感染病灶，患者身体虚弱不能耐受手术治疗，合并精神疾病不能配合治疗等。

（3）手术方式：可选前路椎体次全切除、椎间盘摘除钛笼植骨钢板内固定及后路半椎板开窗减压髓核摘除、全椎板开窗减压后路钉棒系统内固定植骨融合、神经根管扩大减压等手术方式。

（4）注意事项：术后平卧硬板床 4～6 小时，术后手术伤口疼痛减轻后即可行低强度功能锻炼。

（七）康复治疗

（1）物理因子治疗：根据患者病情选择合适理疗，如经皮神经电刺激、中频脉冲电治疗等。

（2）运动疗法：按照功能障碍，选择合适的训练内容，包括耐力训练、关节活动度、手功能训练等。

（3）作业疗法：改善患者日常功能活动障碍。

（八）护理调摄

（1）生活起居：起居有常，避风寒，注意保持正确姿势，改正低头、探头、含胸等习惯，不能久坐，1小时左右必须起身活动一次。

（2）饮食调理：饮食清淡，宜多食富含胶质和钙的食物。忌食肥甘厚味及辛辣之品，中晚期偏虚者可适当滋补。

① 阴证：宜进祛风散寒的温性食物，行气活血，如羊肉、狗肉、胡椒、花椒等。壮医药膳有鳝鱼汤、当归红枣煲羊肉等。避免煎炸、肥腻、厚味，忌食凉性食物及生冷瓜果、冷饮。

② 阳证：宜进食健脾祛湿之品，如山药、薏苡仁、赤小豆等。壮医药膳有冬瓜排骨汤等。忌食辛辣、燥热、肥腻等生痰助湿之品。

（3）情志调摄：让病人了解颈椎病的有关知识，提高防病意识，增强治疗信心，保持心理健康。

（4）运动康复：颈椎功能训练，如"米"字操、易筋经、八段锦等。指导病人两手做捏橡皮球或毛巾的训练。

核尹（腰痛）

一、诊断

（一）疾病诊断

壮医诊断：核尹。

中医诊断：腰痛病。

西医诊断：腰痛。

（二）证候诊断

1. 阳证

湿热蕴结型：腰部疼痛，腿软无力，痛处伴有热感，遇热或雨天痛增，活动后痛减，恶热口渴，小便短赤。舌苔黄腻，脉濡数或弦数。

目诊：见"勒答"12点位脊柱反射区脉络增粗、红活。

甲诊：见甲色红，甲床潮红，月痕暴露少。

2. 阴证

（1）龙路瘀阻型：腰腿痛如刺，痛有定处，日轻夜重，腰部板硬，俯仰旋转受限，痛处拒按。舌质暗紫，或有瘀斑，脉弦紧或涩。

目诊：见"勒答"12点位脊柱反射区脉络有瘀点或瘀斑。

甲诊：见甲色青紫，甲床可见斑纹瘀点，月痕浅淡，可见鹰爪甲。

（2）寒凝湿毒型：腰腿冷痛重着，转侧不利，静卧痛不减，受寒及阴雨加重，肢体发凉。舌质淡，苔白或腻，脉沉紧或濡缓。

目诊：见"勒答"12点位脊柱反射区脉络瘀阻、混浊不清。

甲诊：见甲色青紫，按压甲尖放开后，恢复原色慢，或按压左手无名指，血色散开。

（3）肝肾亏损型：腰部酸痛，腿膝乏力，劳累更甚，卧则减轻。偏阳虚者面色㿠白，手足不温，少气懒言，腰腿发凉，或有阳痿、早泄，妇女带下清稀，舌质淡，脉沉细。偏阴虚者，咽干口渴，面色潮红，倦怠乏力，心烦失眠，多梦或有遗精，妇女带下色黄味臭，舌红少苔，脉弦细数。

目诊：见"勒答"12点位脊柱反射区脉络细小、颜色浅淡。

甲诊：见甲色淡，按压甲尖放开后，恢复原色稍慢，月痕暴露少。

二、治疗方法

（一）辨证选择口服中壮药汤剂

1. 阳证
湿热蕴结型

治法：清热毒，除湿毒，消肿痛。

方药：四妙散加减。

苍术 12g、牛膝 10g、黄柏 10g、薏苡仁（吼茸）10g、救必应（美内妹）10g、走马胎（棵封勒）10g 等。

2. 阴证

（1）龙路瘀阻型

治法：散瘀结，通龙路。

方药：身痛逐瘀汤加减。

① 秦艽 15g、川芎 10g、桃仁 9g、红花 9g、飞龙掌血（温肖）10g、鸡血藤（勾勒给）10g 等。

② 秦艽 6g、川芎 6g、桃仁 10g、红花 10g、甘草 6g、羌活 6g、没药 6g、当归 10g、五灵脂 6g、香附 5g、牛膝 10g、地龙 6g、鸡血藤 10g、飞龙掌血 10g、宽筋藤 10g 等。

（2）寒凝湿毒型

治法：散寒祛湿，温通两路。

方药：肾着汤加减。

干姜 10g、茯苓 15g、甘草 10g、白术 10g、鸡血藤（勾勒给）10g、牛膝 10g、海风藤（勾断）10g 等。

（3）肝肾亏损型

治法：补益肝肾，强筋壮骨。

方药：六味地黄汤加减。

① 熟地黄 15g、山茱萸 12g、山药 15g、牡丹皮 10g、茯苓 10g、泽泻（棵泽泻）10g、黄花倒水莲（棵华现）10g、五指毛桃（棵西思）10g 等。

② 熟地黄 24g、山药 12g、枸杞 12g、山茱萸 12g、鹿胶 12g、龟胶 12g、千斤拔 12g、牛大力 9g、藤杜仲 9g 等。

（二）辨证选择中壮成药

（1）独一味胶囊：口服，1 次 3 粒，每日 3 次，7 天为 1 疗程。

（2）伤湿止痛膏：外用，贴于患处，每日1贴，7天为1疗程。

（三）院内制剂

武打将军酒（批准文号：桂药制字 Z01060002）：涂擦或敷患处，一日3次。

（四）壮医外治法

根据病情选择运用。

1. 壮医药熨治疗。

2. 壮医经筋针刺。

（1）经筋摸结诊病

① 足太阳经筋手触摸结，可查到跟腱（跟点）、腓肠肌（腓点）、腘绳肌（腘点）、股二头肌（股点）、突出病变部位棘突旁（棘点）压痛、放射痛。患侧骶棘肌痉挛等筋结点，压痛明显。

② 足少阳经筋手触摸结，可查到腓骨长肌（腓骨点）、股四头肌外侧肌（股外点）、阔筋膜张肌（阔点）、梨状肌（梨点）、臀大肌（臀点）、髂肋肌（髂点）等筋结，压痛或放射痛。

③ 足阳明经筋手触摸结，可查到足𧿹长伸肌（足𧿹长点）、股四头肌内侧肌（股内点）、腹股沟（沟点）、腰大肌（腰点）等筋结，压痛明显。

（2）固结行针（适用于阳证）：局部常规消毒，手持一次性针灸针，对准筋结点快速进针，使针刺局部出现酸、胀、疼痛感等即可出针。

（3）壮医火针（适用于阴证）：局部常规消毒，术者左手拇指按压固定查及的筋结点，右手持火针针具，将针尖置于酒精灯上烧红至发白，迅速将针尖垂直刺入皮肤，直达筋结点，不留针。

（4）拔火罐：在针刺过的筋结点上拔火罐，留罐8～10分钟。

（5）注意事项：影像学示中央型、巨大型、游离型腰椎间盘突出症，经筋手法宜轻柔缓和。

3. 壮医药物竹罐治疗。

4. 壮医敷贴治疗

（1）敷贴药方：阳证用宽筋藤、四方藤、千金拔等；阴证用扶芳藤（勾咬）、鸡血藤（勾勒给）、当归藤（藤当归）、伸筋草等。

（2）操作方法：将相应的壮药共碾成粉末，阳证用米醋调，活血化瘀用米酒调，阴证用蜂蜜调，敷贴患处。

5. 壮医点穴治疗。

6. 壮医水蛭治疗。

7. 壮医脐环穴针刺治疗。

（五）中医治疗

（1）普通针刺。

（2）雷火灸。

（六）西医治疗原则

（1）急性期：甘露醇脱水减轻水肿、地塞米松抗炎。

（2）止痛：非甾体药物。

（3）保护胃黏膜。

（4）营养神经。

（5）改善焦虑抑郁情绪，改善睡眠。

（6）必要时专科手术治疗。

（7）牵引疗法

① 操作方法：使用坐式电动牵引仪进行治疗，每日1次，一次20～30分钟。

② 注意事项：双下肢疼痛、麻木伴二便功能障碍及鞍区麻木者，合并腰椎峡部不连或伴滑脱者，有严重基础疾病者，孕妇及妇女在月经期者不宜牵引。

（七）康复治疗

（1）物理因子治疗：包括各种理疗仪器，如低频脉冲电治疗、中频脉冲电治疗、干扰电治疗、肌电生物反馈、超声波治疗等，根据患者病情选择适合的理疗。

（2）运动疗法：按照病情分期，选择合适的训练内容，包括力量训练、耐力训练、平衡训练、步态训练等。

（八）饮食起居调护

（1）生活起居：起居有常，避免久坐、弯腰、闪挫、受凉，注意腰部保暖，睡硬板床。床铺以足够宽大的硬床上铺褥垫为宜，避免居暑湿之地。

（2）饮食调理：合理膳食，荤素搭配，七分饱为度；忌食辛辣、油腻刺激之食。

① 阴证：饮食宜进食温经散寒、滋阴养精、滋养肝肾之品，如黑木耳、金针菇、桃仁、砂仁、羊肉、枸杞子、黑芝麻。壮医药膳有肉桂瘦肉汤、鳝鱼汤、当归红枣煲羊肉、莲子百合煲瘦肉汤。

② 阳证：饮食宜清热利湿通络之品，如丝瓜、冬瓜、赤小豆、玉米须等。壮医药膳有丝瓜瘦肉汤。忌辛辣燥热之品，如葱、蒜、胡椒等。

（3）情志护理：让病人了解腰痛的有关知识，增强治疗信心。因疾病或疼痛等原因产生焦虑、恐惧等不良情绪时，应做好精神安慰和鼓励。要关心患者，给予心理安慰。减轻其痛苦，使其积极配合治疗与护理。

（4）健康指导：本病易复发，注意防风寒、防潮湿，加强功能体育锻炼，增强体质。适当进行腹肌和腰背肌训练，如五点支撑法、三点支撑法、飞燕点水法、倒走、游泳等。

胸腰椎夺扼（胸腰椎骨折）

一、诊断

（一）疾病诊断

壮医诊断：胸腰椎夺扼。
中医诊断：骨折病。
西医诊断：胸腰椎骨折。

（二）证候诊断

1. 阳证

火热湿毒型：胸腰部疼痛，局部瘀肿，局部叩击痛，胸腰部活动受限，伴腹痛、腹胀，二便不出，伴有发热。舌红，苔黄腻，脉濡数或弦数。

目诊：见"勒答"12点位脊柱反射区脉络增粗、红活。

甲诊：见甲色过深，月痕暴露过多，可见竹笋甲或鹰爪甲。

2. 阴证

（1）龙路瘀阻型：胸腰部疼痛，局部瘀肿，局部叩击痛，胸腰部活动受限，伴腹痛、腹胀，二便不出。舌质暗紫，或有瘀斑，脉弦紧或涩。

目诊：见"勒答"12点位脊柱反射区脉络有瘀点或瘀斑。

甲诊：见甲色青紫或甲床苍白，月痕暴露过少，可见竹笋甲或鹰爪甲。

（2）肝肾亏虚型：胸腰部疼痛，局部叩击痛，胸腰部活动受限，伴有气无力。舌红少苔，脉弦细数。

目诊：见"勒答"12点位脊柱反射区脉络细小、颜色浅淡。

甲诊：见甲色青紫或甲床苍白，月痕暴露过少，可见竹笋甲或鹰爪甲。

二、治疗方法

（一）辨证口服壮药汤剂

1. 阳证

火热湿毒型

治法：祛风毒，清热毒，疏通两路。

方药：苍术 20g、黄柏 20g、薏仁 20g、土牛膝 15g、牛大力 15g、桑寄生 10g、五加皮 10g。

2. 阴证

（1）龙路瘀阻型

治法：活血散瘀，疏通两路。

方药：藤当归 20g、牛膝 15g、牛大力 20g、桃仁 10g、红花 10g、赤芍 15g、三七 10g、熟地黄 15g、乳香 9g、没药 9g。

（2）肝肾亏虚型

治法：补益肝肾，疏通两路。

方药：桑寄生 20g、细辛 9g、秦艽 15g、杜仲 20g、牛膝 15g、川芎 15g、白芍 15g、藤当归 15g、牛膝 15g、茯苓 20g、党参 15g、桂枝 10g、甘草 10g。

（二）壮医外治法　根据病情选择运用。

（1）壮医药熨治疗。

（2）壮医熏蒸治疗。

（3）壮医敷贴治疗。

（三）院内制剂使用

武打将军酒（批准文号：桂药制字 Z01060002）：外擦患处，每次 10ml，每日 3～5 次，14 天为 1 疗程。

（四）西医治疗原则

（1）西医药物治疗：患者疼痛剧烈可选用非甾体类药物治疗，伴有骨质疏松可选用抗骨质疏松治疗。

（2）手术治疗

① 适应证：胸腰椎压缩超过二分之一，胸腰椎骨折合并附件骨折；胸腰椎骨折导致椎管狭窄，脊髓受压的患者出现神经症状的，老年骨质疏松引起的骨折保守治疗无效的。

② 禁忌证：合并严重内科疾病，局部感染病灶，患者身体虚弱不能耐受手术治疗，合并精神疾病不能配合治疗等。

③ 手术方式：可选后路复位钉棒内固定术、全椎板开窗减压后路钉棒系统内固定植骨融合术，老年人可采取椎体成形术等手术方式。

④ 注意事项：术后平卧硬板床 4～6 小时，术后手术伤口疼痛减轻后即可行低强度功能锻炼，半年内暂勿做体力劳动。

（五）护理调摄

1. 生活起居

卧床休息的时间以 30 日为宜。手术后绝对卧床最好不要超过 1 周，椎体成形术后次日可嘱咐患者带胸腰椎支具下地行走，卧床时间过长，可造成肌肉失用性萎缩、心血管疾病和骨质疏松等。床铺以足够宽大的硬床上铺褥垫为宜，患者平卧后可使脊柱得到充分放松。过软的床垫不适于腰背痛患者使用，如此使脊柱处于侧弯状态得不到休息。软硬合适的床铺不仅对腰背痛患者是必要的，而且对所有的人也是有益的。

2. 饮食调理

宜多食高蛋白高钙食物，如鱼、鸡肉、鸭肉、牛奶、豆制品、虾类，另外多吃新鲜蔬菜水果。

阳证：宜食清热毒化湿毒之品，如薏苡仁、红豆等，食疗方有薏苡排骨冬瓜汤、鸡矢藤莲子鸭汤等。

阴证：宜食祛风毒、散寒毒、除湿毒调气补虚的血肉有情之品，如山药、陈皮。食疗方有山药羊肉炖黑豆汤、田七陈皮土鸡汤等。茶饮方有大力壮骨茶。

3. 情志调摄

让病人了解胸腰椎骨折的有关知识，提高防病意识，增强治疗信心，掌握康复的方法。观察病人治疗过程中经受心理情绪的变化，调节心理情绪，保持心理健康。

4. 运动康复

正确的姿势和日常生活活动中的动作是确保胸腰椎骨折保守及手术治疗疗效的根本方法，同时这些动作也可用来减少胸腰椎骨折的后遗症。胸腰椎骨折患者应积极配合运动疗法，其治疗目的是提高腰背肌肉张力，改变和纠正异常力线，增强韧带弹性，活动椎间关节，维持脊柱正常形态。腰背肌训练有助于防止肌肉萎缩，使肌强度和耐力增加，并有助于纠正小关节功能紊乱；减少结缔组织粘连，恢复关节的活动度。

肋骨夺扼（肋骨骨折）

一、诊断

（一）疾病诊断

壮医诊断：肋骨夺扼。
中医诊断：骨折病。
西医诊断：肋骨骨折。

（二）证候诊断

阳证（气滞血瘀型）外伤致胁肋部局部瘀血阻滞，血瘀可导致气滞，气滞和血瘀互为因果，见胸胁胀满疼痛。肺主气，调节全身气机，辅心运血，若邪阻肺气，宣降失司，日久可致心、肺气滞血瘀，而见咳喘、心悸、胸痹、唇舌青紫等表现。舌红苔薄白或黄腻，脉滑数或弦数。

目诊：见"勒答"白睛右眼11点、左眼1点肺气道反射区血脉模糊不清或边界湿润混浊，或脉络多而散乱如蜘蛛网状，分布不规则。

甲诊：见甲色偏暗，月痕正常。

二、治疗方法

（一）辨证口服壮药汤剂

阳证（气滞血瘀型）
治法：活血祛瘀，行气止痛。
方药：血府逐瘀汤加减。
桃仁10g、红花6g、川芎10g、刘寄奴（埃丁聘）10g、赤芍10g、当归10g、柴胡10g、枳壳10g、桔梗10g、土牛膝（棵达刀）10g、生地黄10g、甘草10g等。

（二）辨证选择中壮成药

1. 血府逐瘀胶囊（0.8g/粒）
功效：活血祛瘀，行气止痛。

用量：3粒/次，2次/日。

2.接骨七厘片（0.3g/片）

功效：活血化瘀，接骨止痛。

用量：5片/次，2次/日。

（三）院内制剂

（1）五方散：50g/次，外敷胸胁骨折疼痛部。活血化瘀，行气止痛。

（2）武打将军酒：20ml/次，涂擦胸胁骨折疼痛部。活血化瘀，行气止痛。

（四）壮医外治法

根据病情选择运用。

（1）壮药涂擦治疗：武打将军酒或筋骨伤喷剂20mL均匀涂擦在受伤部，局部皮肤按摩。

（2）壮药硬膏热贴敷治疗：五方散100g用麻油或石蜡油调成糊状，均匀涂抹在受伤部。

（五）中医治疗

耳针（耳穴压豆）。

（六）西医治疗原则

（1）保守治疗：胸带固定、止痛等对症处理。

（2）外科手术

① 连枷胸，包括胸壁矛盾运动，持续的胸壁不稳定导致呼吸困难或无法脱离呼吸机支持者，可行外科手术治疗。

② 多发肋骨骨折致胸壁塌陷，胸廓明显畸形，致通气功能受限或患者因美观要求，需恢复胸廓外形，可行外科手术治疗。

③ 多发肋骨骨折错位明显，达3个断端以上（含3个），可行外科手术治疗；肋骨骨折错位未达3根，但合并血气胸等需剖胸手术者或需行骨科手术者可同期行固定术。

④ 单纯肋骨骨折达5根（含）以上，仅1～2个断端错位，疼痛明显，保守治疗不能缓解，可建议手术。

（七）护理调摄

（1）生活起居：避风寒，慎起居。注意防寒保暖，避免受凉。避免潮湿居住环境，适当通风。

（2）饮食调理：鼓励患者多摄入易消化吸收高蛋白饮食，如豆类、鸡蛋、鱼类等，保持大便通畅。忌辛辣刺激性食物。

（3）运动康复：整复固定后，病情轻者可下地自由活动。重症需卧床者，可取半卧位，行腹式呼吸运动锻炼。加强咳嗽、排痰锻炼。受伤后 3 个月内避免上肢负重，避免剧烈扩胸运动。

半月板叮相（半月板损伤）

一、诊断

（一）疾病诊断

壮医诊断：半月板叮相。

中医诊断：筋病。

西医诊断：半月板损伤。

（二）证候诊断

1. 阳证

新伤，可见关节疼痛，肿胀，屈伸受限，或见局部瘀斑，严重者可见关节交锁固定；舌质暗红，苔薄白，脉弦涩。

目诊：见"勒答"白睛有瘀斑，上龙脉脉络暗红、延伸、弯曲、末端有瘀点。

甲诊：见甲色暗，月痕正常。

2. 阴证

新伤失治误治，迁延日久不愈，关节活动时疼痛，伴弹响，偶有交锁固定，严重者可见筋肉萎缩；舌暗淡，苔薄白，脉细涩。

目诊：见"勒答"上白睛浅淡，龙脉脉络弯曲。

甲诊：见甲色暗淡，月痕暴露过少。

二、治疗方法

（一）辨证口服壮药汤剂

1. 阳证

治法：化瘀肿，舒筋骨，止疼痛。

方药：伸筋草（棵烟根）20g、苏木（棵苏木）15g、丹参（拉岜勒）15g、土鳖虫（堵兜老）5g。

2. 阴证

治法：补肝肾，强筋骨，止疼痛。

方药：千斤拔 30g、藤杜仲 30g、土牛膝（棵达刀）30g、续断 15g、淫羊藿（盟国羊）10g。

（二）壮医外治法

根据病情选择运用。

（1）壮药敷贴治疗。

（2）壮医药熨治疗。

（三）院内制剂使用

武打将军酒（批准文号：桂药制字 Z01060002）：每次 10 ～ 15mL，每天一次。

（四）西医治疗原则

1. 手术治疗

半月板是膝关节维持稳定和缓冲震荡的重要部件，半月板损伤后如果治疗不当，会导致半月板进一步损伤，甚至导致软骨进一步损伤，造成膝关节不稳定和加速膝关节退变。

（1）手术指征：急性损伤，查体有明显或者轻微症状，磁共振显示 3 度信号；慢性损伤引起疼痛，查体有明显或者轻微症状，磁共振显示 3 度信号，和查体一致的，均建议尽快关节镜手术治疗。

（2）手术方法：关节镜下缝合修复、部分切除或者全部切除。

（3）术后康复：半月板部分切除或者全部切除术后次日即行患肢抬高，膝关节屈伸运动，可以戴护膝下床行走，术后 3 个月方可进行体育运动；半月板缝合术后，术后可进行膝关节屈伸活动，同时根据损伤的部位和撕裂形态，决定是否扶拐减少负重以及是否延期深蹲。

2. 非手术治疗

（1）药物治疗：常用的非甾体类消炎镇痛药（NSAIDS）有塞来昔布、双氯芬酸等。

（2）佩戴支具：佩戴支具可以减少疼痛，避免半月板的进一步损伤，和减少软骨损伤。

（五）护理调摄

（1）生活起居：注意保暖，避风寒、劳逸结合，避免劳累。

（2）情志调摄：做好入院宣教与心理辅导，充分告知患者，半月板损伤是运动损伤的一种常见疾病，发病率高。随着关节镜技术的应用，该疾病治疗效果会更好。

（3）饮食护理：饮食坚持原则是清淡并且有营养，但应该根据患者是否合并基础疾病进行区分对待，特别是合并高血压、冠心病、糖尿病、痛风等的患者应该个别注意，做到既有利于半月板损伤病情恢复又不加重基础疾病。

膝交叉韧带叮相（膝交叉韧带损伤）

一、诊断

（一）疾病诊断

壮医诊断：膝交叉韧带叮相。

中医诊断：筋病。

西医诊断：膝关节前十字韧带完全断裂。

（二）证候诊断

1. 阳证

新伤，可见关节疼痛剧烈，肿胀，屈伸受限，或见局部瘀斑；舌质暗红，苔薄白，脉弦涩。

目诊：见"勒答"白睛有瘀斑，上龙脉脉络暗红、延伸、弯曲、末端有瘀点。

甲诊：见甲色暗，月痕正常。

2. 阴证

新伤失治误治，迁延日久，关节可无明显疼痛肿胀，但久行及运动时有酸痛、打软感；舌暗淡，苔薄白，脉细涩。

目诊：见"勒答"白睛浅淡，龙脉脉络弯曲。

甲诊：见甲色黯淡，月痕暴露过少。

二、治疗方法

（一）辨证口服壮药汤剂

1. 阳证

治法：化瘀肿，舒筋骨，止疼痛。

方药：伸筋草（棵烟根）20g、苏木（棵苏木）15g、丹参（拉岜勒）15g、土鳖虫（堵兜老）5g。

2. 阴证

治法：补肝肾，强筋骨，止疼痛。

方药：千斤拔 30g、藤杜仲 30g、土牛膝（棵达刀）30g、续断 15g、淫羊藿（盟国羊）10g。

（二）壮医外治法

根据病情选择运用。

（1）壮药敷贴治疗。

（2）壮医药熨治疗。

（三）院内制剂使用

武打将军酒（批准文号：桂药制字 Z01060002）：每次 10～15mL，每天一次。

（四）西医治疗原则

1. 手术治疗

前十字韧带是维持膝关节稳定的重要结构，损伤后会严重影响患者膝关节的稳定性和关节功能，降低运动能力，导致继发性的半月板、关节软骨进一步损伤，退行性骨关节炎不可避免提前出现。因此，必须引起重视，及早治疗。采用现代先进的关节镜技术并结合传统的壮医康复手段会大大提高前十字韧带损伤的临床疗效。

（1）手术指征：前十字韧带 3 级损伤并出现膝关节不稳定的青壮年患者，年龄 50 岁以上者必须明确无明显的膝关节退变。

（2）手术方法：全部在关节镜下进行重建，移植物采取自体的半腱肌及股薄肌，按照要求钻股骨隧道及胫骨隧道，引入移植腱后固定。

（3）术后处理：术后伸膝位支具制动 4～6 周，麻醉过后即开始踝关节屈伸锻炼，股四头肌收缩锻炼，直腿抬高锻炼，压腿锻炼，膝关节屈伸锻炼，膝关节屈曲角度为 4 周内 <90°、12 周内 <120°。以上锻炼分次进行、动作缓慢，每天 4～5 次，每次约半小时，以患肢有疲劳感或微热感为宜，逐渐增加。

2. 非手术治疗

（1）药物治疗：常用的非甾体类消炎镇痛药（NSAIDS）有塞来昔布、双氯芬酸等。

（2）佩戴支具：佩戴支具是膝关节损伤的一个较好的保护方法，可以减少疼痛，避免前十字韧带损伤后继发的半月板及软骨损伤。

（五）护理调摄

（1）生活起居：注意保暖，避风寒、劳逸结合，避免劳累。

（2）情志调摄：与患者沟通，帮助患者正确认识病情、了解治疗方法，树立战胜疾病的信心。做好围手术期得到宣教，克服恐惧心理和提高功能康复的过程中对疼痛的耐受。

（3）饮食护理：饮食有节，忌辛辣刺激性食物，多食化瘀消积食物。

叻孬痕（听力减退）

一、诊断

（一）疾病诊断

壮医诊断：叻孬痕。

中医诊断：耳聋。

西医诊断：听力减退。

（二）证候诊断

1. 阳证

火毒型：情志抑郁或恼怒之后，突发耳聋，耳鸣如潮或风雷声，可伴口苦口干，便秘尿黄，目赤等；舌红，苔黄，脉弦数。

目诊：见"勒答"白睛脉络隆起、散乱，色深，黑睛右眼 11 点或左眼 1～2 点耳朵反应区可见黑点。

甲诊：见甲色深红，按压甲尖后恢复原色快。

2. 阴证

（1）痰瘀型：耳聋，耳鸣，耳中胀闷，可伴头晕目眩，或见头刺痛，胸脘满闷，咳嗽痰多，口苦或淡而无味；舌暗，苔白腻，脉滑。

目诊：见"勒答"白睛脉络隆起、散乱，色浅，黑睛右眼 11 点或左眼 1～2 点耳朵反应区可见黑点。

甲诊：见甲色青紫，月痕暴露过少。

（2）正虚型：听力下降，疲劳后加重，耳鸣不休，倦怠乏力，声低气怯，食欲不振，心悸失眠，眩晕，腰酸乏力等；舌质淡，舌薄白，脉沉细或细数。

目诊：见"勒答"白睛脉络隆起、散乱，色浅，黑睛右眼 11 点或左眼 1～2 点耳朵反应区可见黑点。

甲诊：见甲色淡白，按压甲尖后恢复原色慢。

二、治疗方法

（一）辨证口服壮药汤剂

1. 阳证

火毒型

治法：祛火毒，清热毒，通耳窍。

方药：龙胆草 12g、栀子（粉给现）10g、柴胡 10g、车前子（称根）10g、磨盘草（棵芒牧）10g 等。

2. 阴证

（1）痰瘀型

治法：化痰毒，清瘀毒，通耳窍。

方药：广砂仁（棵砂仁）10g、郁金（竞闲）10g、五灵脂 10g、川芎 10g、桃仁 10g、陈皮 12g 等。

（2）正虚型

治法：益气血，补虚损，通耳窍。

方药：黄花倒水莲（棵华现）30g、土人参 15g、茯苓 10g、当归 10g、千年健 10g、杜仲 10g。

（二）壮医外治法

根据病情选择运用。

（1）壮医药物竹罐治疗。

（2）壮医药熨治疗。

（3）壮医敷贴治疗。

（4）壮医药线点灸治疗。

（三）院内制剂使用

扶正胶囊口服，每日 3 次，每次 3 ～ 5 粒，2 周为 1 疗程。

（四）西医治疗原则

以对症、对因治疗为主。

（五）护理调摄

（1）生活起居：注意保暖，避风寒、劳逸结合，避免劳累，避免噪声，保持心情舒畅。

（2）情志调摄：与患者沟通，帮助患者正确认识病情，了解治疗方法，树立战胜疾病的信心。

（3）运动康复：宜保持适当运动，有利于扶助正气。

（4）饮食调理：饮食清淡，宜多食富含营养的食物，忌食肥甘厚味及辛辣之品，中晚期偏虚者可适当滋补。

① 阳证：宜食清热毒化火毒之品，如野菊花、雷公根、一点红等。茶饮有菊花茶。

② 阴证：宜食调气补虚的血肉有情之品，如灵芝、土人参等。酒剂有蛤蚧酒、刺五加酒。

叻捹（特发性突聋）

一、诊断

（一）疾病诊断

壮医诊断：叻捹。

中医诊断：耳鸣、耳聋。

西医诊断：特发性突聋。

（二）证候诊断

1. 阴证

（1）肾虚型：听力下降时间较长，耳鸣，耳内憋胀感，伴腰膝酸软等。舌淡，少苔，脉细数等。

目诊：见“勒答”白睛上脉络细小迂曲，色浅。

甲诊：见甲色淡，按压甲尖放开后恢复原色慢。

（2）脾虚型：听力下降时间较长，耳鸣，耳内憋胀感，伴倦怠乏力，大便溏烂等。舌淡，苔薄白或后，脉弱等。

目诊：见“勒答”白睛上脉络细小，色浅。

甲诊：见甲色淡白，按压甲尖放开后恢复原色慢。

2. 阳证

湿热型：突发听力下降，耳鸣，耳内憋胀感，伴口干口苦，头晕头痛，小便黄等。舌红，苔黄，脉弦数等。

目诊：见“勒答”白睛上脉络边缘混浊，多而集中靠近瞳仁，色深。

甲诊：见甲色鲜红，按压甲尖放开后恢复原色快。

二、治疗方法

（一）辨证口服壮药汤剂

1. 阴证

（1）肾虚型

治法：调水道，通窍。

方药：通窍咪腰汤加减。

旱莲草（黑么草）15g、何首乌（门甲）20g、熟地黄15g、山茱萸10g、麦冬（甲细）12g、远志10g、炒枣仁10g、茯神10g、柏子仁10g、五味子10g、石菖蒲（棵息忍）10g等。

（2）脾虚型

治法：调气，补虚，通窍。

方药：通窍咪隆汤加减。

五指毛桃（棵西思）30g、黄花倒水莲（棵华现）30g、党参20g、白术15g、当归10g、白芥子10g、茯苓18g、白芍10g、肉桂（能桂）12g、熟地黄10g、柴胡12g、荆芥10g、炙甘草6g等。

2.阳证

湿热型

治法：清热毒，除湿毒，通窍。

方药：通窍泻火汤加减。

龙胆草12g、黄芩10g、栀子（粉给现）10g、泽泻（棵泽泻）15g、木通6g、车前子（称根）10g、柴胡10g、生地黄10g、当归10g等。

（二）壮医外治法

根据病情选择运用。

（1）壮医经筋针刺治疗。

（2）壮医药熨治疗。

（3）壮医敷贴治疗。

（4）壮医药物竹罐治疗。

（5）壮医药线点灸治疗。

（6）壮医莲花针拔罐逐瘀治疗。

（三）院内制剂使用

（1）扶正胶囊（批准文号：桂药制字M20120001），口服，开水送服或遵医嘱，一次3～5粒，一日3次。

（2）排毒胶囊（批准文号：桂药制字M20120002），口服，开水送服或遵医嘱，一次3～5粒，一日3次。

（四）西医治疗原则

（1）总体目标：恢复或部分恢复已丧失的听力；尽量保存并利用残余的

听力。

（2）干预方式：主要包括药物治疗、物理治疗、助听器、耳蜗植入器、听觉和言语训练等。

（五）护理调摄

1. 生活起居

（1）保持室内安静、空气流通，避风寒。

（2）保持大便通畅。

（3）建立规律的作息时间，参加适当的体力活动或体育锻炼，勿过度劳累，注意劳逸结合。

2. 饮食调理

（1）饮食宜清淡，少食肥甘厚味，忌辛辣刺激之品，睡前避免饮用咖啡、浓茶。

（2）阴证：壮医药膳，如茯苓玉米饼、天麻枸杞炖猪脑。

（3）阳证：壮医药膳，如百合柏仁粥、桑葚煨猪肝。

3. 情志调摄

指导患者畅情志，学会自我情绪调节，做到喜怒有节，避免过度兴奋、焦虑、惊恐等不良情绪。

4. 运动康复

加强体育锻炼，如壮医三气养生操，增强机体抗病能力，避免感冒，预防病毒感染。

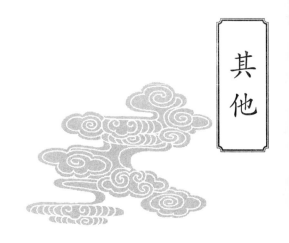

其他

额哈（毒蛇咬伤中毒）

一、诊断

（一）疾病诊断

壮医诊断：额哈。

中医诊断：毒蛇咬伤。

西医诊断：毒蛇咬伤中毒。

（二）证候诊断

1. 风毒证

局部伤口不红不肿不痛，仅有皮肤麻木感，全身症状有头昏、眼花、嗜睡、气急；严重者呼吸困难，四肢麻痹，张口困难，眼睑下垂，神志模糊甚至昏迷。舌质红，苔薄白，脉弦数。

目诊：双侧"勒答"可见脉络颜色较浅，弯曲增多而散乱，分布无规则。

甲诊：见甲色鲜明，色粉红，按压甲尖放开后，恢复原色快。

2. 火毒证

局部肿痛严重，常有水疱、血疱或瘀斑，严重者出现局部组织坏死；全身症状或见恶寒发热，烦躁，咽干口渴，胸闷心悸，肋胀肋痛，大便干结，小便短赤或尿血。舌质红，苔黄，脉滑数。

目诊：见"勒答"上血脉颜色深，脉络弯曲多，弯度大，靠近瞳仁，呈鲜红色。

甲诊：见指甲深红，月痕暴露较多，压之甲床呈红色，松压后复原快。

3. 风火毒证

局部红肿较重，一般多有创口剧痛，或有水疱、瘀斑、瘀点或伤处溃烂；全身症状有头晕头痛，眼花，寒战发热，胸闷心悸，恶心呕吐，大便秘结，小便短赤；严重者烦躁抽搐，甚至神志昏聩；舌质红，苔白黄相兼，后期苔黄，脉弦数。

目诊：见"勒答"上血脉颜色较深，脉络弯曲较多，弯度较大，分布较散乱，向瞳仁靠近，呈鲜红色。

甲诊：见甲色鲜明，色鲜红，月痕暴露偏多，按压甲尖放开后，恢复原色稍快。

4. 蛇毒内陷证

毒蛇咬伤后失治、误治，出现高热、躁狂不安、痉厥抽搐或神昏谵语；局部伤口由红肿突然变为紫暗或紫黑，肿势反而消减。舌质绛红，脉细数。

目诊：见"勒答"上血脉颜色深，脉络弯曲多而弯度大，直逼瞳仁，色深红。

甲诊：见甲呈紫绛色，压之难退，月痕紫绛晦暗，甲襞深紫干涩，边缘瘀滞。

二、治疗方法

（一）西医治疗原则

治疗要点是迅速破坏和清除局部毒液，减缓毒液吸收，早期足量使用抗蛇毒血清。

1. 现场自救

应立即脱离蛇咬伤环境，勿企图去捕捉或追打蛇，以免二次咬伤；尽量记住蛇头、蛇体、斑纹和颜色等特征，有条件者拍摄留存致伤蛇的照片；保持冷静，避免慌张，减少伤肢活动；去除受伤部位的各种受限物品，以免因后续的肿胀导致无法取出，加重局部损害；绷带加压固定可用于神经毒类毒蛇咬伤，避免压迫过紧、时间过长导致肢体因缺血而坏死；利用周围的清洁水源冲洗伤口，同时呼叫120，及早转送有条件的救治医院。

2. 院前急救处理

（1）评估生命体征：心搏骤停应立即行胸外心脏按压，如果呼吸困难要尽快建立人工呼吸，尽早转运至有条件救治的医院进行进一步处置。

（2）伤口早期的初步清创：早期可采用生理盐水、过氧化氢反复冲洗创口可破坏、中和毒素；神经毒蛇咬伤可早期沿牙痕纵行切开排毒，并辅以负压拔罐吸出毒素，尽早清除仍有毒性的蛇毒。若有条件，可将利多卡因或普鲁卡因注射液用生理盐水稀释为 0.25%～0.5% 浓度溶液，用此稀释液溶解胰蛋白酶（浓度5000 单位 /mL）或糜蛋白酶（浓度 800 单位 /mL）后，以牙痕为中心，在伤口周围做浸润注射或在肿胀部位上方做环状封闭，每次使用胰蛋白酶 5 万～ 10 万单位，或糜蛋白酶 8000 ～ 16000 单位。神经毒蛇咬伤肢体可采用绷带加压固定，咬伤部位也可使用加压垫法。

3. 院内救治

（1）院内快速救治通道：为蛇咬伤患者开通绿色通道，尽早使用抗蛇毒血清，可以提高患者救治效果，建议蛇咬伤高发地区医院急诊科配备该地区常见毒蛇的抗蛇毒血清。

（2）抗蛇毒血清使用：抗蛇毒血清免疫球蛋白（抗蛇毒血清）是治疗毒蛇咬伤的唯一切实有效的药物，抗蛇毒血清的使用主要遵守三项原则：早期用药、同种专一、异种联合。

（3）咬伤创面处理：常规消毒创口；可在咬伤处纵向扩大伤口皮肤，以利蛇毒排出。对血液类毒蛇咬伤谨慎扩创伤口，以防出血不止，可在输注抗蛇毒血清后，凝血功能改善或者血小板上升后再行扩创。如有创面坏死，可在清创后给予生长因子、湿润烧伤膏及创面敷料外敷，促进创面肉芽组织生长；重度肿胀患者，输注抗蛇毒血清及新鲜血浆的同时，行扩创甚至骨筋膜室切开减压治疗。如创口下组织坏死，形成蛇伤溃疡，可反复多次清创，清除坏死感染的肉芽组织，给予负压封闭引流术（Vacuum sealing drainage，VSD）负压吸引，促进创面肉芽组织生长，后期再进行皮肤移植或者皮瓣移植。

（4）糖皮质激素：早期使用糖皮质激素可减轻蛇毒引起的炎症反应、溶血反应和过敏反应。

（5）破伤风的预防：破伤风预防参照国家卫生健康委发布的《非新生儿破伤风诊疗规范（2019 年版）》。

（6）并发症治疗：毒蛇咬伤后患者若发生急性肾损伤、心力衰竭、休克、DIC、心肌损害、继发感染等并发症时，应立即处理；如出现急性肾功能衰竭、MODS 时可尽早使用血液净化等治疗。

① 抗感染治疗：对局部坏死，伤口有脓性分泌物或者脓肿形成，应使用抗生素，同时及时根据创面细菌培养结果针对性使用抗生素。

② 康复治疗：蛇咬伤患者早期进行个体化的分级康复锻炼，及时开展针对性的健康教育和饮食指导，实施多学科合作诊疗模式可以有效促进咬伤肢体功能康复和创面愈合，减轻患肢不适症状，有效缩短患者治疗时间，改善肢体功能，提高生活质量。

（二）口服壮药

（1）给予口服南通蛇药片，每次 10 片，每日 3 次，重症者应密切观察，及时抗休克以及抗心律失常等治疗。

（2）蛇总管 60g、了刁竹 3g，以米双酒浸泡 3 周后服用，每次酌量。石菖蒲 30 ～ 60g，捣烂冲酒服，每日 1 剂。

（3）川连、独脚莲、鬼画符、了刁竹各 9g，雄黄 3g，水煎服，每日 1 剂。

（4）烟油 3 ～ 6g，以开水 1 ～ 2 碗冲服，每日 1 次。

（5）壁虎 3 条，焙干研末冲酒服。

（6）白醋 500mL，1 次服完。

（7）细辛 9g、雄黄 6g、金银花 3g，研末用开水分 3 次冲服，每日 1 剂。3 日内忌食羊肉。

（8）盘蛇莲、半边莲、独脚莲各 6g，万丈龙、一点血、山豆根各 15g，一块瓦、开口箭各 3g，水煎服，每日 1 剂。

（9）蜈蚣七、护心胆各 9g，八角莲、独脚莲、三叉虎各 6g，一点血、一块瓦、万丈龙各 3g，共研末，每次 3 ～ 4.5g，重者半小时服 1 次，轻者 1 小时服 1 次。忌烟酒。

（10）田基黄、狗粪、盐霜客、护心胆各等分，水煎冲酒服。

（11）蜈蚣 3 条，细辛、五加皮、雄黄、青木香各 9g，水煎冲酒 15mL 服。

（12）臭虫适量，研末，以酒送服。

（13）鲜东风菜叶 10 张，捣烂内服，每次 1 剂，治青竹蛇、烙铁头咬伤。

（14）红乌柏根、鬼画符根各 30 ～ 60g，水煎冲酒服。

（三）壮医外治疗法

（1）乌柏叶、泽兰、王不留行、万丈龙、一块瓦、山豆根各等分，水煎外洗患处。

（2）臭虫、烟油各 3g，细辛、草乌各 15g，白芷 1.5g，共研末，以适量开水调擦伤口周围。

（3）螃蟹口腔分泌物或臭虫血涂伤口。

（4）将数个鸡蛋煮熟，趁热放在患处上熨烫，直至鸡蛋外壳变成黄黑色，再更换鸡蛋，反复多次。

（5）将适量辣椒末塞入臭虫体内阴干研末敷伤口。

（6）耳屎、臭虫各适量，置瓦片上焙干研末，加植物油调匀敷伤口。

（7）旱烟筒内烟屎、扫把枝叶各适量，共捣烂敷伤口。

（8）辣椒或辣椒叶适量，嚼烂敷伤口。

（9）螳螂3只，焙干研细末，以米醋调匀敷患处。

（10）火柴头药适量，置于伤口上，点燃之。

（11）茶辣叶、乌桕叶各30g，烟叶15g，捣烂，加米水拌匀敷伤口，连用3次。

（12）乌桕叶、山管兰、野芋头叶各20g，捣烂以温开水浸泡，自上而下擦伤口周围。

（13）满天星20份，盐1份，捣烂，一半敷伤口，一半敷头顶。

（14）生姜适量，捣烂敷患处，药干即更换。内外兼治。

（15）黄花草叶、野花生各适量，共捣烂，洗米水浸出味，1碗内服，1碗用鸭毛蘸药涂患处。

（16）乌桕木皮、猪血木根各适量，共浸酒内服外擦（不擦伤口）。

（17）两面针根15g，磨酒内服外擦（不擦伤口）。

（18）老君须、五味莲各30g，山慈姑15g，细辛3g，青木香9g，共捣烂，以适量酒浸，1半内服，1半擦伤口周围，另用半边莲煎水洗患处。

（19）生青蒿、鸡桐木皮、半边莲、八角莲、黄榕木、乌桕木皮各适量，共研末酒煎取汁，先服后擦（从上到下，忌擦伤口）。

（20）田边苦葵菜根30g、水草根45g，共捣烂，调三花酒180mL，取汁，大半内服，余药擦患处（忌擦伤口）。

（21）丝瓜仁10粒，捣烂冲开水服，另取10粒捣烂调醋擦患处。

（22）先切开伤口挤出毒血，再将大蒜适量捣烂敷患处，同时取洗手果根120g，两面针90g，水煎服，每日1剂。

（23）木虱3～4只研末1次服完，另取3～4只捣烂擦伤口周围。

（24）独脚莲、八角莲、燕子尾、花椒各6g，椿芽白皮、万丈龙各9g，一块瓦3g，水煎饭前服；另用石菖蒲、乌桕树、鸡桐木各适量，煎水洗患处。

（25）七叶一枝花30g，金耳环、通城虎各15g，细辛6g，共研末，以开水500mL，米双酒少许浸泡出味分4次服，并以药渣从近心端向伤口方向擦。

（26）取3只臭虫血米酒冲服，4小时后，若伤口黄水未净，可继续服5只臭虫血，并用乌桕叶捣烂敷伤口周围。

（27）壮医针刺放血治疗。

（28）刺络拔罐。

（四）护理调摄

（1）饮食调理：适宜清淡、易消化食物，忌食辛辣、肥甘、厚腻之品。

（2）情志调理：重视情志护理，避免情志刺激，加强疾病常识宣教，避免恐惧、紧张、焦虑等不良情绪，保持心情舒畅。

（3）体位护理：抬高患肢 15°～30°，观察皮肤颜色、温度改变，适时进行患肢功能锻炼。

堵多难（胡蜂蜇伤中毒）

一、诊断

（一）疾病诊断

壮医诊断：额哈。
中医诊断：胡蜂蜇伤。
西医诊断：胡蜂蜇伤。

（二）证候诊断

阳证（热瘀证）患者常被蜇伤颜面、手背等暴露部位，自感伤处痛痒，并有灼热感，局部轻者被蜇处中央出现瘀点、细斑、丘疹，重者伤处一片潮红及肿胀，往往有水疱形成，并可发生头晕、恶寒、发热、恶心呕吐、周身无力、脉象细弱、血压下降等症状，甚至危及生命。舌质红绛，脉数。

目诊：见"勒答"脉络颜色深，弯曲多，弯度大，靠近瞳仁，色鲜红或深红。

甲诊：见指甲深红或紫绛，月痕暴露较多，压之甲床呈红色或淤红，松压后复原快，或压之难退。

二、治疗方法

（一）西医治疗原则

胡蜂蜇伤早期救治是防止发展为重症的关键。如果判断被胡蜂蜇伤，应立即前往医院，迅速评估病情。

1. 胡蜂蜇伤早期规范处置方法

蜇伤局部治疗：对蜇刺仍遗留在皮肤者，可拔除或胶布粘贴拔除以及拔罐取毒针，不能挤压；局部清水或生理盐水进行冲洗，或选择弱酸性液体如食醋等；蛇药片口服或碾碎调成糊状涂抹伤处。

2. 尽早评估病情

早评估指一经诊断，需要即刻做出评估。根据胡蜂蜇刺的数量（间接反映胡蜂数量及毒液量）、有无过敏反应及其他器官受损情况进行病情分级，按级别进行相应处理。

3. 院内救治

（1）轻度：局部治疗，对症、支持治疗，如果有轻度过敏反应，可使用少量激素或抗组胺药物，观察病情变化。

（2）中度

① 抗过敏：过敏严重者立即肾上腺素注射液肌内注射，高流量吸氧和 0.9% 氯化钠注射液快速输注，可使用氢化可的松 200 ～ 400mg/ 天，或甲泼尼龙 40 ～ 80mg/ 天，病情好转后逐渐减量，疗程 3 ～ 7 天。

② 水化治疗：输注 0.9% 氯化钠及 5% 葡萄糖注射液，1L/h 或 10 ～ 15mL/（kg·h），保证尿量 200 ～ 300mL/h，每日液体入量 >3000mL。注意避免因为输液速度过快引发肺水肿。

③ 碱化治疗：可使用 5% 碳酸氢钠注射液，每日 400 ～ 600mL，使用碱性药物将尿 pH 值调整至 7.0 以上。

④ 血液灌流治疗：尽早使用，可吸附进入血液中的蜂毒。

⑤ 必要时行血液透析治疗。

⑥ 对症支持治疗。

（3）重度：除前述全身水化、碱化及血液灌流治疗外，需行连续肾脏替代治疗。

（4）极重度：有条件转重症监护病房治疗，给予血液灌流及连续肾脏替代疗法清除蜂毒及炎症介质，必要时行血浆置换，呼吸机辅助通气等治疗。

（5）正确预防破伤风。

4. 早期规范转诊

若病情分级在中度及以上，基础疾病较多，建议初步处理后尽快转往能进行高级生命支持和血液净化治疗的医疗机构。转诊前务必做好病情评估和病情交接。满足以下条件时可进行转诊：

（1）生命体征平稳。

（2）本次中毒损害停止。

（3）受损脏器功能好转，不需要人工支持干预。

（二）壮医内治法

有全身中毒情况者必须采用内治的方法。治宜清热解毒。常用药物有金银花、蒲公英、车前草、生甘草。严重者加服南通蛇药片，每次 10 片，每日 3 次。输液扩容，选用抗组胺药物和肾上腺皮质激素等。

（三）壮医外治疗法

根据病情选择运用。

（1）伤处遗有毒刺残留，先取出，然后用火罐拔出毒汁。若是蜜蜂类蜇伤，伤处用 5% ～ 10% 碳酸氢钠溶液、肥皂水或 3% 氨水洗涤。若是黄蜂类蜇伤，则用酸醋洗涤。

（2）伤口剧痛，可局部封闭并给予止痛剂。

（3）雄黄 10g、鲜鬼针草 30g，过夜馊饭适量，共捣烂外敷患处，每天换药 2 ～ 3 次。或野菊花叶，或马齿苋，或丝瓜叶、鬼针草、盐混匀捣烂外敷。以上草药均用鲜品。

（4）先用烟筒屎涂患处，稍待片刻再涂乌桕树汁。

（5）鲜鸡矢藤叶或鲜芝麻叶适量，捣烂外敷患处。

（6）酸笋水适量，外涂患处。

（7）先用肥皂水清洗患处，再外涂氨水或人尿，最后涂汗垢。

（8）老虎芋头适量，切片持续擦患处 1 分钟。

（9）酸荞头适量擦患处。

（10）野荞麦适量，捣烂取汁外擦患处。

（四）壮医内外兼治

（1）慈姑全草适量，水煎服，同时另取药捣烂外敷患处。

（2）鲜天名精全草适量，捣烂取汁，每次饮 20 ～ 30mL，每日 3 次，药渣敷患处或用药汁外擦患处。

（五）护理调摄

（1）急性期卧床休息，协助病人日常生活，嘱暂禁食水，安慰关心患者，向患者讲解本病的治疗护理及预后等相关知识。

（2）胡蜂蜇伤的局部护理

① 仔细检查蜇伤处皮肤有无毒刺，如有立即消毒后拔出，用拔罐方法吸出毒液，切勿挤压蜇伤口，以免挤压使更多的毒液进入血液，散布全身加重病情。观察局部肿胀消退情况，肿胀严重时注意保护皮肤防止破溃感染。

② 局部应减少动作，蜇伤处冰敷，有止痛、减慢毒素吸收的效果。

嘻尹（乳癖）

一、诊断

（一）疾病诊断

壮医诊断：嘻尹。

中医诊断：乳癖。

西医诊断：乳腺增生。

（二）证候诊断

1. 阳证

肝郁痰凝型：多见于青壮年妇女，乳房肿块，质韧不坚，胀痛或刺痛；症状随息怒消长；伴有胸闷胁胀，善郁易怒，失眠多梦，心烦口苦；苔薄黄，脉弦滑。

目诊：见"勒答"龙路脉络散乱、边界模糊不清。

甲诊：见甲色滞暗，月痕暴露多。

2. 阴证

冲任失调型：多见于中年妇女，乳房肿块月经前后加重，经后减缓，乳房疼痛较轻或无疼痛；伴有腰酸乏力，神疲倦怠，月经失调，量少色淡，或闭经；舌淡，苔白，脉沉。

目诊：见"勒答"白睛可见片状青紫斑，似淤血凝集成一模糊小片。

甲诊：见甲色白，月痕暴露少。

二、治疗方法

（一）辨证口服壮药汤剂

1. 阳证

肝郁痰凝型

治法：调气，解毒，散结肿。

方药：香附（棵寻谋）10g、五指毛桃（棵西则）20g、土茯苓（勾浪蒿）

15g、瓜蒌（冷蛮仿）10g、陈皮（能柑）6g、牡蛎（甲虽）30g、山慈姑（三慈邑）10g等。

2.阴证

冲任失调型

治法：调气，补虚，散结肿。

方药：当归藤（勾当归）10g、五指毛桃（棵西则）20g、牡蛎（甲虽）30g、黄精（京四）9g、巴戟天（勾遂给）9g、仙茅（棵仙茅）9g等。

（二）壮医外治法

根据病情选择运用。

（1）壮医香灸疗法。

（2）壮医药熨治疗。

（3）壮医敷贴治疗。

（4）壮医药物竹罐治疗。

（5）壮医刮痧治疗。

（6）壮医药锤治疗。

（三）院内制剂

排毒胶囊（批准文号：桂药制字 M20120002）：适用于阳证患者。口服，0.4g/ 粒，3～5粒 / 次，每日 3 次。

（四）西医治疗原则

（1）西医治疗以内分泌治疗及手术治疗为主要措施，口服抗雌激素类药物，如三苯氧胺等；对于内科保守治疗效果不明显的患者，临床上多采用手术切除治疗。

（2）治疗时必须准确判断患者个体情况，结合具体临床表现予以治疗方案，尽可能避免出现过度治疗。

（五）护理调摄

（1）生活起居：起卧有时，避免熬夜，保证每天八个小时的睡眠时间。居住环境清静、空气流通。

（2）情志调摄：保持舒畅的心情，解除不必要的顾虑，遇事勿怒，学会向他人倾诉。情绪低落时可适当散步、打太极拳、跳健身操等分散注意力，调畅情志。

（3）饮食调理：饮食上应清淡，以低脂、富含维生素的食品为主。忌辛辣刺激之品，如辣椒、花椒、酒类、咖啡等。忌肥甘厚腻之品，如动物脂肪、内脏及含激素多的营养品、补品等。

（4）适时检查：经常自我检查，左手叉腰，右手触摸左侧乳房，检查右侧乳房时则相反。检查时应注意用手指轻触并在胸壁表面回旋触诊，切不可抓捏，否则会把正常乳腺抓起而误认为肿块。一旦发现有迅速增长或质地变硬的肿块，应立即就诊。

嘻哼喈（乳腺癌）

一、诊断

（一）疾病诊断

壮医诊断：嘻哼喈。

中医诊断：乳癌。

西医诊断：乳腺癌。

（二）证候诊断

1. 阴证

（1）肝郁痰凝型（围手术期）：乳房部肿块皮色不变，质硬而边界不清；情志抑郁，或性情急，胸胁胀闷，或伴经前乳房作胀或少腹作胀。舌苔薄，脉弦。

目诊：见"勒答"白睛血脉粗细不均，呈叶脉状，色深红。黑睛相同反应区色彩浓厚，颜色变暗。

甲诊：见甲床中间凸起，月痕暴露过多，癥瘕甲。

（2）脾肾阳虚型（围化疗期）：乳房结块坚硬；素有经前期乳房胀痛。或婚后从未生育，或有多次流产史。舌质淡，苔薄，脉弦细。

目诊：见"勒答"白睛血脉粗细不均，呈叶脉状，色深红。黑睛相同反应区色彩浓厚，颜色变暗。

甲诊：见甲床中间凸起，月痕暴露过多，癥瘕甲。

（3）气血两亏型（围化疗期）：多见于癌瘤晚期或手术、放化疗后，病人形体消瘦，面色萎黄或白，头晕眩，神倦乏力，少气懒言；术后切口皮瓣坏死糜烂，时流渗液，皮肤灰白，腐肉色暗不鲜。舌质淡，苔薄白，脉沉细。

目诊：见"勒答"白睛血脉粗细不均，呈叶脉状，色深红。黑睛相同反应区色彩浓厚，颜色变暗。

甲诊：见甲床中间凸起，月痕暴露过多，癥瘕甲。

（4）脾胃虚弱型（围化疗期）：手术或放疗后食欲不振，神疲肢软，恶心呕吐，肢肿倦怠；舌淡，苔薄，脉细弱。

目诊：见"勒答"白睛血脉粗细不均，呈叶脉状，色深红。黑睛相同反应区色彩浓厚，颜色变暗。

甲诊：见甲床中间凸起，月痕暴露过多，癥瘕甲。

2. 阳证

正虚毒盛型（围手术期）：乳房肿块扩大，溃后愈坚，渗流血水，不痛或剧痛；精神萎靡，面色暗或苍白，饮食少进，心悸失眠；舌紫或有瘀斑，苔黄，脉弱无力。

目诊：见"勒答"白睛血脉粗细不均，呈叶脉状，色深红。黑睛相同反应区色彩浓厚，颜色变暗。

甲诊：见甲床中间凸起，月痕暴露过多，癥瘕甲。

二、治疗方法

（一）辨证口服壮药汤剂

1. 阴证

（1）肝郁痰凝型（围手术期）

治法：通调气道，化痰散结。

方药：黄花倒水莲（棵华现）15g、瓜蒌（冷蛮仿）10g、乳香9g、没药9g、白芍15g、当归20g、柴胡15g、茯苓20g、郁金（竞闲）10g。

（2）脾肾阳虚型（围化疗期）

治法：调气道，通龙路，除湿毒。

方药：炙甘草15g、茯苓20g、干姜15g、薏苡仁（吼茸）20g、制附子（黑顺片）15g、肉桂（能桂）20g、桂枝（能葵）10g、炒白术15g。

（3）气血两亏型（围化疗期）

治法：补气虚，益气血，除湿毒。

方药：五指毛桃（棵西思）15g、扶芳藤（勾咬）10g、黄花倒水莲（棵华现）10g、太子参10g、黄芪30g、白术15g、茯苓20g、甘草6g、当归15g、熟地黄10g。

（4）脾胃虚弱型（围化疗期）

治法：补气血，通调气道、谷道。

方药：五指毛桃（棵西思）15g、黄花倒水莲（棵华现）15g、扶芳藤（勾咬）10g、党参15g、白术20g、茯苓20g、炙甘草10g、扁豆10g、陈皮（能柑）10g、姜半夏9g。

2. 阳证

正虚毒盛型

治法：调补气血，清热解毒。

方药：半枝莲（那松虽）10g、党参 15g、白芷 10g、茯苓 20g、炙甘草 10g、熟地黄 10g、当归 15g、川芎 10g、赤芍 10g。

（二）壮医外治疗法

根据病情选择运用。

（1）壮医药物竹罐治疗。

（2）壮医敷贴治疗。

（3）壮医药熨治疗：将活血化瘀药物飞龙掌血、鸡血藤（勾勒给）、九龙藤（勾燕）装入布袋，用酒浸泡半小时后，再蒸半小时，待温度降至 40℃左右热敷患处。

（三）中医治疗

雷火灸。

（四）西医治疗原则

（1）手术治疗、化疗、放疗：手术仍是乳腺癌治疗的首选方法，近年手术范围渐趋缩小。辅助采用化疗、放疗可进一步提高疗效，但正确掌握适应证、合理治疗依然十分重要。

（2）内分泌治疗：主要适用于 ER、PR 阳性患者。起效缓慢、作用持久、耐受性较好，一般需用药 5 年。主要有雌激素拮抗剂、芳香化酶抑制剂、LH-RH 类似物及孕激素等，近年在乳腺癌综合治疗中的地位不断上升。

（3）中成药：犀黄丸，每次 3g，每天 2 次；醒消丸，每次 3g，每天 2 次；小金丹，每次 0.6g，每天 2 次。

嘻笨浮
（乳房切除术后淋巴水肿综合征）

一、诊断

（一）疾病诊断

壮医诊断：嘻笨浮。

中医诊断：水肿。

西医诊断：乳房切除术后淋巴水肿综合征。

（二）证候诊断

1. 阳证

湿毒蕴盛型：患侧上肢肿胀，按之没指，肢体困重，口渴不欲饮，纳呆。舌淡，苔白腻，脉沉缓。

目诊：见"勒答"龙脉脉络浅表，暗红、血管呈迂曲状。

甲诊：见甲色鲜红，按压甲尖放开后恢复原色较快。

2. 阴证

（1）脾肾阳虚型：上肢肿胀日久，按之凹陷不易恢复，脘腹胀闷，纳减便溏，面色不华，神疲乏力，四肢倦怠，小便短少。舌质淡，苔白腻，脉沉缓。

目诊：见"勒答"龙脉脉络浅表，暗红、血管呈迂曲状。

甲诊：见甲色鲜红，按压甲尖放开后恢复原色较快。

（2）气虚血瘀型：患侧上肢肿胀，触之有针刺感，皮肤表面脉络迂曲，或有瘀点，舌紫暗，苔白，脉细涩。

目诊：见"勒答"白睛脉络淡红、细小，紊乱、边界不清。

甲诊：见甲色淡红，按压甲尖放开后恢复慢。

二、治疗方法

（一）辨证口服壮药汤剂

1. 阳证

湿毒蕴盛型

治法：除湿毒，祛风毒。

方药：麻黄 15g、桂枝（能葵）15g、苦杏仁 10g、赤小豆 10g、桑白皮（课桑）15g、蒲公英（课凛给）9g、茯苓皮 15g、大腹皮 15g、陈皮（能柑）15g、生姜皮（兴）10g 等。

2. 阴证

（1）气虚血瘀型

治法：散瘀毒，补气通络。

方药：茯苓 30g、当归 20g、川芎 15g、丹参（拉岜勒）12g、红花 10g、路路通（芒柔）10g、桃仁 15g、桂枝（能葵）12g、附子 10g、泽泻（楛泽泻）12g、车前子（称根）12g 等。

（2）脾肾阳虚型

治法：除湿毒，补脾肾。

方药：茯苓 20g、白术 15g、生姜（兴）10g、大枣 10g、干姜 10g、附子 9g、桂枝（能葵）12g、泽泻（楛泽泻）20g、车前子（称根）12g、厚朴（楛厚朴）15g、大腹皮 15g 等。

（二）壮医外治法

根据病情选择运用。

（1）壮医药物竹罐治疗。

（2）壮医药熨治疗。

（3）壮医敷贴治疗。

（4）壮医针刺治疗。

（三）中医治疗

雷火灸。

（四）西医治疗原则

（1）药物治疗：口服呋塞米片，或呋塞米注射液静推，20mL/ 次。

（2）康复功能锻炼：耐力训练、肢体疗法、淋巴回流手法、弹力绷带加压包扎等。

（3）手术治疗：物理引流等。

（五）护理调摄

（1）生活起居：注意保暖，避风寒、劳逸结合，避免劳累。平时避免冒雨涉水，或湿衣久穿不脱。

（2）情志调摄：与患者沟通，帮助患者正确认识病情，了解治疗方法，树立战胜疾病的信心。

（3）自我管理：患侧上肢禁输液、测血压，抬高患侧上肢，患侧上肢禁提重物，以避免加重水肿，测量双侧臂围。

（4）饮食调理：饮食清淡，低盐饮食，饮食应富含蛋白质，易消化。

诺嚎哒（牙周炎）

一、诊断

（一）疾病诊断

壮医诊断：诺嚎哒。

中医诊断：牙宣。

西医诊断：牙周炎。

（二）证候诊断

1. 阳证

胃火上蒸型：症见牙龈红肿疼痛，日久牙龈渗血出脓，龈肉渐渐腐颓，积垢如烂骨状（牙石），牙根宣露，烦渴多饮，多食易饥，口臭，胃脘嘈杂，便秘，尿黄。舌质红，苔黄厚，脉洪大或滑数。

目诊：见"勒答"右眼3点或左眼9点咽喉部反应区龙脉脉络弯曲、红活。

甲诊：见甲色过深，月痕暴露过多。

2. 阴证

（1）气血不足型：症见牙龈萎缩色淡，牙齿疏豁松动，牙根宣露，咀嚼无力，牙龈经常渗血，刷牙及吸吮时易出血，口中发酸，伴有面色灰白，畏寒倦怠，气短懒言，头晕眼花，失眠多梦，胃呆纳少。舌质淡，苔薄白，脉沉细。

目诊：见"勒答"右眼3点或左眼9点咽喉部反应区龙脉脉络弯曲、暗红。

甲诊：见甲色青紫或甲床苍白，月痕暴露过少。

（2）肾阴亏虚型：症见牙齿疏豁松动，牙龈溃烂萎缩，牙周盲袋深，易渗血，牙根宣露，咀嚼时疼痛无力，伴有头晕耳鸣，手足心热，腰酸痛。舌质微红，少苔，脉细数。

目诊：见"勒答"右眼3点或左眼9点咽喉部反应区龙脉脉络弯曲暗红，边界模糊不清，分布毫无规则。

甲诊：见甲色青紫或甲床苍白，月痕暴露过少，按之血色恢复缓慢。

二、治疗方法

（一）辨证口服壮药汤剂

1. 阳证

湿热型

治法：清胃泻火，消肿止痛。

方药：黄连 9g、生地黄 9g、牡丹皮 9g、升麻 6g、生石膏（先煎）24g、蒲公英（楳凛给）15g、桔梗 12g、旱莲草（黑么草）9g、牛蒡子 9g。若便秘甚者加大黄、芒硝以泄热通便。

2. 阴证

（1）气血不足型

治法：补养气血，养龈健齿。

方药：八珍汤加减。

党参 15g、白茯苓 10g、当归 10g、川芎 9g、白芍 10g、熟地黄 9g、炙甘草 6g、生姜（兴）3 片、大枣 3 枚、阿胶（烊化）6g、血余炭 6g。

（2）肾阴亏虚型

治法：滋阴补肾，益髓坚齿。

方药：六味地黄汤加减。

熟地黄 12g、山茱萸 18g、山药 18g、泽泻（楳泽泻）12g、牡丹皮 12g、枸杞子 12g、龟甲 9g、菟丝子（粉迁伐）9g、黄柏 9g。

（二）壮医外治法

根据病情选择运用。

1. 刮牙法

（1）刮除牙石法：有牙石者，宜刮除。

（2）拔牙法：牙周炎晚期，牙齿松动牙根大部分露出者，可将患牙拔除。

2. 含漱法

（1）细辛 3g、白芷（楳白支）20g、冰片 1g、玄参 10g、金银花（恩华）30g、甘草 6g，煎汤含漱。

（2）黄芩 10g、金银花（恩华）20g、白鲜皮 10g，煎汤含漱。

3. 牢牙散

（1）骨碎补、冰片、青盐，共研细末，刷牙用。

（2）旱莲草、骨碎补、青盐，共研细末，按摩牙龈。

（3）生石膏、炒青盐、骨碎补、薄荷、白芷、旱莲草、槐花，共研细末，外用擦牙，按摩牙龈。

（三）院内制剂使用

两面针漱口水，每日 2 ～ 3 次，7 天为 1 疗程。

（四）西医治疗原则

1. 清除局部致病因素

（1）控制菌斑尽量使有菌斑的牙面只占全部牙面的 20% 以下。

（2）彻底清除牙石，根面洁治，刮治，使根面平整。

（3）牙周袋及根面的局部药物治疗采用缓释剂型。

2. 牙周手术

基础治疗后 6 ～ 8 周时，应复查疗效，若仍有 5mm 以上牙周袋，且探诊仍有出血，或有些部位的牙石难以彻底清除，则可视情况决定再次刮治或需进行牙周手术。

3. 建立平衡的𬌗关系

松动牙的结扎固定、各种夹板、调𬌗。

4. 全身治疗

积极治疗全身病。劝患者戒烟。

5. 拔除患牙

对于有深牙周袋、过于松动的严重患牙，应尽早拔除。

6. 维护期的牙周支持疗法

菌斑控制，定期复查。

（五）护理调摄

（1）注意口腔卫生，养成良好的卫生习惯。坚持做到早起及睡前刷牙、饭后漱口，了解并掌握正确的刷牙方法。

（2）密切注意牙周疾病的早期信号。如果在刷牙或吃东西的时候，出现牙龈出血的现象，要及早重视，因为这是牙周有炎症的表现，应尽早到医院就诊。

（3）有效提高牙齿及口腔的免疫能力。根据自身的亚健康症状，选择使用类似"牙齿黄金"的生物产品，同时可选购合适的牙膏、牙刷、牙线，避免选择不合适的口腔护理产品导致牙龈问题的恶化。

（4）养成健康的饮食习惯。注意饮食结构要营养均衡，多吃白肉、蛋、蔬菜、瓜果等有益于牙齿口腔健康的食物；尽量少吃含糖食品，不抽烟，少喝酒，多吃富含纤维的耐嚼食物，有效增加唾液分泌，利于牙面及口腔清洁。

（5）定期进行口腔保健检查。有条件的话，要保证儿童每半年一次，成人每年一次，到医院口腔专科进行口腔及牙齿健康检查；每半年或一年去医院洗一次牙，及时除掉龈下牙结石。

（6）注意饮食方面的卫生预防意识。切勿常喝软饮料，如冰茶、可乐、柠檬汽水等各种碳酸饮料，均会对牙齿造成不同程度的伤害；尤其注意是睡前，刚吃完酸性食物的时候，例如柠檬、西柚汁后，不要马上刷牙，酸性液体容易使牙齿表面的釉质软化，此时刷牙容易破坏牙釉质，导致牙齿损耗，应先漱口，过一段时间后再刷牙。

吧尹 (口腔溃疡)

一、诊断

(一) 疾病诊断

壮医诊断：吧尹。

中医诊断：口疮。

西医诊断：口腔溃疡。

(二) 证候诊断

1. 脾胃蕴热型

这类患者一般伴随有发热、面红、口干、口臭以及便秘、小便黄等症状。舌红苔黄脉滑。

目诊：见"勒答"右眼3点或左眼9点咽喉部反应区龙脉脉络弯曲、红活。

甲诊：见甲色过深，月痕暴露过多。

2. 心火上炎型

这类患者的溃疡多发生于舌尖，色红，灼热疼痛，伴有心烦、口干、小便短赤、失眠等症状。舌红苔黄脉数。

目诊：见"勒答"右眼3点或左眼9点咽喉部反应区龙脉脉络弯曲、红活、边界模糊。

甲诊：见甲色过深，月痕暴露过多。

3. 肝郁蕴热型

这一类型的口腔溃疡女性患者比较多见，口腔溃疡常伴随月经周期发作，发生于月经到来之前或者月经期间，与月经周期的雌激素水平变化有关；有时还与情绪变化密切联系，口腔溃疡常伴有心烦易怒、胸胁胀闷、口苦咽干、失眠，月经前期会出现乳房胀痛，月经周期不规律等。舌红有瘀斑，苔黄腻，脉弦。

目诊：见"勒答"右眼3点或左眼9点咽喉部反应区龙脉脉络弯曲、暗红。

甲诊：见甲色青紫或甲床苍白，月痕暴露过少。

4.阴虚火旺型

这一类患者的火邪不是来自于实火，而是因为阴虚导致阳气偏亢引起的虚火，所以该类患者的本质是阴虚，火邪只是表象。针对此类虚火，单采用苦寒之剂，损伤脾胃的运化功能，溃疡迁延日久，反复发作，久而不愈。此类溃疡的特点是反复发作，轻度灼痛，伴有口燥咽干、口渴不欲饮、头晕耳鸣、心悸健忘、失眠多梦、手足心热、腰膝酸软等症状，治法为滋阴降火。这一证型的口腔溃疡发病率较高。

目诊：见"勒答"右眼 3 点或左眼 9 点咽喉部反应区龙脉脉络弯曲、暗红。

甲诊：见甲色青紫或甲床苍白，月痕暴露过少。

二、治疗方法

（一）辨证口服壮药汤剂

1.脾胃蕴热型

治法：清热泻火，凉血止痛。

方药：凉膈散或清胃汤加减

黄芩 15g、黄连 10g、连翘 15g、栀子 15g、竹叶 15g、生地黄 15g、生石膏 20g、大黄 10g、甘草 6g、升麻 6g。水煎服。

2.心火上炎型

治法：清心降火，凉血利尿。

方药：导赤散加味。

生地黄 15g、淡竹叶（棵坑补）15g、木通 12g、甘草梢 10g、灯心草（扪灯草）6g、札黄芩 12g、栀子（粉给现）12g、茅根（壤哈）15g、连翘 15g，水煎服。

3.肝郁蕴热型

治法：清肝泻火，理气凉血。

方药：柴胡疏肝散或龙胆泻肝汤加减。

柴胡 10g、栀子（粉给现）15g、车前子（称根）12g、木通 10g、香附（棵寻谋）10g、当归 10g、赤芍 12g、龙胆草 15g、甘草 6g，水煎服。

4.阴虚火旺型

治法：滋阴降火。

方药：六味地黄汤加减。

熟地黄 15g、山萸肉 12g、淮山药 15g、牡丹皮 12g、泽泻（棵泽泻）12g、茯苓 15g、五味子 6g、麦冬 15g、知母 12g。水煎服。

（二）壮医外治法

根据病情选择运用。

（1）用棉签蘸 95% 乙醇，轻压在口腔溃疡的表面，轻轻转动，去除口腔表面的溃烂。每次二三十秒，每天两到三次，三天左右即可痊愈。

（2）每天含 1% 硫酸锌溶液一大口，含十多分钟，每两小时一次，3～5 天即可痊愈。

（3）维生素片研碎，研成细末。用棉签粘着碎末抹在溃疡表面，张着嘴，别让碎末粘到别的地方，坚持两三分钟。每天三次，坚持三天左右就可痊愈。

（三）西医治疗原则

（1）局部用药：主要是消炎、止痛，防止继发感染，促进愈合。

（2）全身治疗：原则为对因治疗，控制症状，促进愈合，减少复发。

（四）护理调摄

（1）保持口腔的卫生，饭前饭后漱口，早晚刷牙。

（2）饮食要清淡，忌食辛辣刺激的食物，不要吃上火的食物，如瓜子、龙眼。

（3）在日常生活中要多喝水，多吃新鲜的水果、蔬菜，最好吃点去火的水果。

（4）保持充足的睡眠，避免过度劳累。作息一定要规律，要劳逸结合。

（5）保持好心情。

产呱耐（产后虚弱）

一、诊断

（一）疾病诊断

壮医诊断：产呱耐。

中医诊断：产后虚弱。

西医诊断：产后虚弱。

（二）证候诊断

阴证

（1）气血两虚型：产妇新产后，素体虚弱，乏力，少气懒言，头晕眼花，面色无华，恶露多，小腹阵痛，自汗。

目诊：见"勒答"脉络细小弯曲，颜色淡，模糊不清。

甲诊：见甲色淡白，月痕暴露少，压之复原慢，甲软且平滑，甲襞均匀。

（2）脾肾不足型：产妇新产后，纳食不多，神疲乏力，不欲进食，食后腹胀，面色萎黄，腰酸。舌淡，苔白，脉细。

目诊："勒答"4～5点或7～8点及11～1点处可见细长颜色鲜红的脉络弯曲。

甲诊：见甲色淡白，月痕暴露少，甲体平滑，甲襞均匀。

（3）气虚血瘀型：产妇新产后，素体虚弱，乏力，少气懒言，不欲活动，小腹疼痛拒按。舌淡暗，脉细涩。

目诊：见"勒答"脉络细小弯曲，颜色淡，白睛有瘀斑。

甲诊：见甲色暗红，压之复原慢。

二、治疗方法

（一）辨证口服壮药汤剂

阴证

（1）气血两虚型

治法：补气养血。

方药：黄花倒水莲（棵华现）20g、五指毛桃（棵西思）20g。

（2）脾肾不足型

治法：健脾补肾，补益气血。

方药：黄花倒水莲（棵华现）20g、桑寄生（棵想）20g、薏苡仁（吼茸）10g、当归藤 10 g。

（3）气虚血瘀型

治法：补气养血，祛瘀止痛。

方药：鸡血藤（勾勒给）20g、当归藤 20g、益母草 10g、黄花倒水莲（棵华现）20g、五指毛桃（棵西思）20g。

（二）壮医外治法

根据病情选择运用。

（1）壮医全身药浴治疗。

（2）壮医敷贴治疗。

（3）壮医经筋针刺。

（4）壮医壮火灸条治疗。

（5）壮医药熨治疗。

（三）院内制剂使用

暂无。

（四）西医治疗原则

预防产后出血，感染等并发症的发生，促进产后恢复

（五）护理调摄

（1）生活起居：产后 4 小时尽早排尿，保持身体清洁，室内应清洁通风，衣着宽大透气，注意休息；避免吹风着凉。

（2）情志调摄：保持心情舒畅。

（3）运动康复：产后适当下床活动，避免劳累，避免手提重物。

（4）饮食调理：合理饮食，应进食营养丰富、足够热量和水分、蛋白质丰富的食物，并适当补充维生素、钙、铁剂等。宜食补益气血的血肉有情之品，如红枣、红糖等，食疗方有羊骨糯米粥等。

产呱嘻馁（乳汁过少）

一、诊断

（一）疾病诊断

壮医诊断：产呱嘻馁。
中医诊断：产后缺乳。
西医诊断：乳汁过少。

（二）证候诊断

1. 阳证

乳之龙路不畅：产后乳汁甚少或全无，平日乳汁正常或偏少，突然七情所伤后，乳汁骤减或点滴皆无，乳汁稠，乳房胀硬而痛，或有微热。精神抑郁，胸胁胀痛，食欲减遇。舌暗红或尖边红，苔微黄，脉弦数。

目诊：见"勒答"脉络色鲜红，细长，弯曲甲色鲜红，压之复原快。

2. 阴证

谷道虚：产后乳少，乳汁清稀，甚或乳汁全无，乳房柔软无胀感。脸色无华，神疲乏力，食欲不振。舌淡胖，苔白，脉细弱。

目诊：见"勒答"脉络色淡，偏细，弯曲。

甲诊：见甲色淡白，月痕暴露少，压之复原慢。

二、治疗方法

（一）辨证口服壮药汤剂

1. 阳证

治法：通龙路，解郁通乳。

方药：穿山甲 2g、当归藤 10g、柴胡 20g、王不留行 20g。

2. 阴证

治法：补气养血，佐以通乳。

方药：黄花倒水莲（棵华现）30g、五指毛桃根 20g、当归藤 15g、鸡血藤

（勾勒给）10g。

（二）壮瑶医外治疗法

根据病情选择运用。

（1）壮医敷贴治疗。

（2）壮医滚蛋治疗。

（3）壮医壮火灸条治疗。

（4）壮医经筋针刺。

（5）壮医全身药浴治疗。

（三）院内制剂使用

暂无。

（四）西医治疗原则

保持泌乳通畅。

（五）护理调摄

（1）生活起居：室内应清洁通风，衣着宽大透气，注意休息，避免吹风着凉，注意乳头护理及卫生，防止乳头皲裂。

（2）运动康复：产后适当下床活动，避免劳累。鼓励母婴同室，做到早接触、早吸吮，掌握正确哺乳姿势，使婴儿反复吸吮刺激乳头，加快乳腺排空。若乳头凹陷，可嘱孕妇经常将乳头向外牵拉或做乳头"十"字保健操。

（3）情志调摄：保持心情舒畅，切记情绪抑郁。

（4）饮食调理：合理饮食，给予高蛋白、高热量、易消化及富含胶原蛋白的食物，以充分补充乳汁。避免过早服用浓汤，忌油腻、辛辣刺激等食物。

①阳证：宜食通乳疏肝之品，如通草。食疗方有通草猪脚汤。

②阴证：宜食补虚增乳的血肉有情之品，如木瓜、当归。食疗方有木瓜黄豆猪脚汤、当归母鸡汤等。

咪裆子宫角哩（妊娠合并子宫瘢痕）

一、诊断

（一）疾病诊断

壮医诊断：咪裆子宫角哩。

中医诊断：暂无。

西医诊断：妊娠合并子宫瘢痕。

（二）证候诊断

阴证

气血两虚夹瘀证：产妇剖宫产术后，素体虚弱，乏力，少气懒言，头晕眼花，面色无华，恶露多，小腹阵痛，术口疼痛，自汗。舌淡暗，苔白，脉细涩。

目诊：见"勒答"脉络细小弯曲，颜色淡，模糊不清，白睛有瘀斑，

甲诊：见甲色淡白，月痕暴露少，压之复原慢，甲软且平滑，甲襞均匀。

二、治疗方法

（一）辨证口服壮药汤剂

阴证

气血两虚夹瘀证

治法：补益气血，兼以祛瘀止痛。

方药：鸡血藤（勾勒给）20g、当归藤20g、益母草（埃闷）10g、黄花倒水莲（棵华现）20g、五指毛桃（棵西思）20g。

（二）壮瑶医外治法

根据病情选择运用。

（1）壮医敷贴治疗。

（2）壮医滚蛋治疗。

（3）壮医壮火灸条治疗。

（4）壮医全身药浴治疗。

（5）壮医药熨治疗。

（三）院内制剂使用

暂无。

（四）西医治疗原则

行剖宫产术分娩，预防感染及预防术后并发症。

（五）护理调摄

（1）生活起居：注意休息，术后 24 小时需下床活动。

（2）运动康复：术后 6 小时可在床位上翻身，活动手脚；家属可适当按摩产妇四肢以促进血液循环；术后 24 小时可下床适当活动，避免劳累。

（3）饮食调理：术后 6 小时内禁饮禁食，6 小时后可进食米汤水。禁食糖、奶、蛋等发物，排气后可半流质饮食，排便后可正常饮食，建议清淡饮食，忌辛辣、油腻等食物。

咪裆卟正（异位妊娠）

一、诊断

（一）疾病诊断

壮医诊断：咪裆卟正。

中医诊断：异位妊娠病。

西医诊断：异位妊娠。

（二）证候诊断

阴证

（1）胎元阻络（气滞血瘀）型：不规则阴道流血或下腹隐痛，血 HCG 阳性，妇科检查或可触及一侧附件区局限性包块。舌质暗，苔薄白，脉弦滑。

目诊：见"勒答"白睛左右眼 6 点附近可见脉络苍白、迂曲，末端有瘀点。

甲诊：见指甲苍白或青色，月痕暴露太多或太少。

（2）气虚血瘀型：下腹隐痛，或有不规则阴道流血，神疲乏力，肛门坠胀，妇科检查或可触及一侧附件区包块，血 HCG 阳性。舌质暗，苔薄白，脉细弦。

目诊：见"勒答"白睛左右眼 6 点附近脉络苍白、迂曲，末端有瘀点。

甲诊：见指甲苍白或青色，月痕暴露太多或太少。

（3）气血亏脱型：多有停经，或不规则阴道流血，突发下腹剧痛，肛门坠胀，面色苍白，冷汗淋漓，四肢厥冷，烦躁不安，甚或昏厥，血 HCG 阳性，妇科检查或可触及一侧附件区包块。舌质淡，苔白，脉细微。

目诊：见"勒答"白睛左右眼 6 点附近脉络苍白、迂曲，末端有瘀点。

甲诊：见指甲苍白或青色，月痕暴露太多或太少。

二、治疗方法

（一）辨证口服壮药汤剂

1.阴证

（1）胎元阻络型（气滞血瘀）

治法：化瘀消癥，杀胚止痛。

方药：宫外孕 1 号方加味。

丹参（拉岜勒）9g、赤芍 9g、桃仁 6g、蜈蚣（息挡）3g、紫草 12g、天花粉（壤补龙）15g、三七 5g、黄花倒水莲（棵华现）15g。

（2）气虚血瘀型

治法：扶正化瘀，消癥杀胚。

方药：宫外孕 1 号方加味。

丹参（拉岜勒）9g、赤芍 9g、桃仁 6g、蜈蚣（息挡）3g、紫草（壤补龙）12g、天花粉（壤补龙）15g、三七（棵点镇）5g、黄花倒水莲（棵华现）15g。

（3）气血亏脱型

治法：益气固脱，活血化瘀。

方药：生脉饮合宫外孕 1 号方加减。

人参 9g、麦冬（甲细）9g、五味子 6g、丹参（拉岜勒）9g、赤芍 9g、桃仁 6g 蜈蚣（息挡）3g、紫草（壤补龙）12g 天花粉（壤补龙）15g、三七（棵点镇）5g、黄花倒水莲（棵华现）15g。

（二）壮医外治法

根据病情选择运用。

（1）壮医药熨治疗。

（2）壮医敷贴治疗。

（3）壮医药线点灸治疗。

（4）壮医熏洗疗法：壮药妇科抹洗方。

（三）中医治疗

（1）雷火灸。

（2）中药灌肠。

（四）院内制剂使用

扶正胶囊（批准文号：桂药准字 M2012001）：0.4g（3～5 粒）/ 次，口服，每日 3 次。

（五）西医治疗原则

根据患者病情缓急，可采取手术治疗、药物治疗、期待治疗。

1. 手术治疗

根据是否保留患侧输卵管分为保守治疗和根治治疗。

（1）保守手术：适用于有生育要求的年轻女性，特别是对侧输卵管已切除或有明显病变者。

（2）根治手术：适用于无生育要求的输卵管妊娠、内出血并发休克的急症患者。

适应证如下：

① 生命体征不稳定或有腹腔内出血征象者；

② 异位妊娠有进展者（如血 HCG > 3000U/L 或持续升高，有胎心搏动、附件区大包块等）；

③ 随诊不可靠者；

④ 有药物治疗禁忌证或无效者；

⑤ 持续性异位妊娠者。

2. 药物治疗

（1）适应证：采用化学药物治疗，主要适用于病情稳定的输卵管妊娠患者及保守性手术后发生持续性异位妊娠者。化疗必须用于异位妊娠确诊和排除宫内妊娠患者。符合下列条件可采用该法：

① 无药物治疗禁忌证；

② 输卵管妊娠未发生破裂；

③ 妊娠囊直径＜ 4cm；

④ 血 HCG ＜ 2000U/L；

⑤ 无明显内出血。

（2）禁忌证

① 生命体征不稳定；

② 异位妊娠破裂；

③ 妊娠囊≥ 4cm 或≥ 3.5cm 伴胎心搏动；

④ 药物过敏、慢性肝病、血液系统疾病、活动性肺部疾病、免疫缺陷、消化性溃疡等。

（3）常用方案：常用剂量为 0.4mg/（kg·d），肌内注射，5 日为 1 疗程；若单次剂量肌内注射常用 50mg/m²，在治疗第 4 日和第 7 日测血 HCG，若治疗后 4～7 日血 HCG 下降＜ 15%，应重复治疗，然后每周测血 HCG，直至血 HCG 下降 5U/L，一般需 3～4 周。应用化学药物治疗，未必每例都成功，在治疗期间，应用超声检查和血 HCG 进行严密监护，并注意患者的病情变化及药物毒副反应。若药后 14 日血 HCG 下降并连续 3 次阴性，腹痛缓解或消失，阴道流血减少或停止者为显效。若病情无改善，甚至发生急性腹痛或输卵管破裂症状，应立即手术。局部用药可采用在超声引导下穿刺或在腹腔镜下将甲氨蝶呤直接注入输卵管的妊娠囊内。

3. 期待治疗

适用于病情稳定、血 HCG 水平较低（＜ 1500U/L）且呈下降趋势。期待治疗必须向患者说明病情及征得同意。

（六）护理调摄

（1）生活起居

① 减少宫腔手术及人工流产术，避免产后及流产后的感染。

② 积极治疗盆腔炎、不孕史，如果有慢性盆腔炎病史，孕前建议行输卵管造影检查。

（2）饮食调理：宜食易于消化又营养丰富之品。饮食以富营养、清淡、易消化为原则，多吃新鲜蔬菜和水果等富含维生素及纤维素的食物，忌生冷、油腻、辛辣刺激之品。

（3）情志调摄：情志舒畅，七情不可过激。

（4）运动康复：起居有节，劳逸适度。

咪裆噜棺（先兆流产）

一、诊断

（一）疾病诊断

壮医诊断：咪裆噜棺。

中医诊断：胎漏。

西医诊断：先兆流产。

（二）证候诊断

1. 阳证

"勒"（血）热

主证：妊娠期阴道下血，色鲜红或深红，质稠；小腹灼痛。

兼症：心烦少睡，或腰酸，口苦咽干，心烦不安，便结溺黄；舌质红，苔黄，脉滑数。

目诊：见"勒答"白晴左右眼6点附近脉络鲜红，脉络粗大，靠近瞳孔，向心弯曲的颜色深红的血丝。

甲诊：见指甲深红或绛红色。

2. 阴证

（1）"咪腰"（肾）虚

主证：妊娠期胎漏下血，色暗淡，质清稀或腰酸，腹坠痛。

兼症：眼眶暗黑或有面部暗斑，伴头晕耳鸣，小便频数，夜尿多，或曾屡次堕胎；舌质淡，苔白，脉沉滑无力。

目诊：见"勒答"白晴脉络颜色苍白，或青白，或见细小向心弯曲的浅淡的血丝。

甲诊：见指甲苍白或青色。

（2）"嘘"（气）"勒"（血）虚

主证：妊娠期阴道少量出血，色淡红，质稀薄。

兼证：或小腹空坠、腰痛，面色㿠白，心悸气短，神疲肢倦；舌质淡，苔薄白；脉细弱略滑。

目诊：见"勒答"白睛脉络颜色苍白，或青白，或见细小向心弯曲的浅淡的血丝。

甲诊：见指甲苍白或青色。

二、治疗方法

（一）辨证口服壮药汤剂

1. 阳证

"勒"（血）热

治法：清热凉"勒"，安胎。

方药：保阴煎。

生地黄 12g、熟地黄 9g、白芍 9g、黄芩 6g、黄柏 6g、山药 12g、续断 20g、甘草 9g、苎麻根（棵斑）12g。

2. 阴证

（1）"咪腰"（肾）虚

治法：补"咪腰"，补"嘘"安胎。

方药：寿胎丸加减。

菟丝子（粉迁伐）20g、续断 20g、桑寄生（棵想）20g、阿胶 6g、鹿角霜 9g、肉苁蓉 15g、黄精（京四）12g、陈皮（能柑）5g、甘草 6g。

（2）嘘"（气）"勒"（血）虚

治法：补"嘘"（气）固"勒"（血）安胎。

方药：胎元饮加减。

人参 9g、白术 12g、黄芪 12g、炙甘草 6g、熟地黄 9g、白芍 9g、阿胶 6g、陈皮（能柑）5g、黄花倒水莲（棵华现）12g。

（二）壮医外治法

根据病情选择运用。

（1）壮药敷贴治疗：取双侧内关、足三里。

（2）壮医熏洗疗法：壮药妇科抹洗方。适用于孕后反复阴道流血。

（3）壮医壮火灸条治疗。

（三）中医治疗

耳针（耳穴压豆）治疗。

（四）院内制剂使用

暂无。

（五）西医治疗原则

（1）适当休息，禁止性生活。

（2）黄体功能不全者，可肌内注射黄体酮 20mg，每天一次，或口服或阴道用孕激素制剂。

（3）甲状腺功能减退者，可口服小剂量甲状腺片。

（4）阴道少量出血者，可给予肾上腺色腙片或止血三联（维生素 K_1，甲磺酸，氨基甲酸）止血，或间苯三酚解痉止痛或硫酸镁抑制宫缩等对症治疗。

（5）经治疗，若阴道出血停止，超声检查提示胚胎存活，可继续妊娠。若临床症状加重，超声检查发现胚胎发育不良，血 HCG 持续不升或下降，表明流产不可避免，应终止妊娠。

（六）护理调摄

1. 生活起居

（1）患者须卧床休息，待阴道流血、腹痛等症状消失 3 天后可下床轻微活动。

（2）严禁房事，避免不必要的阴道检查。

（3）若外伤引起胎动下血，不要随便服治伤药，以免破血动胎引起流产。

2. 饮食调理

注意饮食调节，宜食易于消化又营养丰富之品。

3. 情志调摄

心情舒畅，七情不可过激，宜"静养"，可听胎教轻音乐，少看电视、手机。

4. 运动康复

起居有节，劳逸适度。

呔噜卟撩（稽留流产）

一、诊断

（一）疾病诊断

壮医诊断：呔噜卟撩。

中医诊断：胎死不下。

西医诊断：稽留流产。

（二）证候诊断

阴证

（1）瘀"勒"阻滞

主症：孕期胎动停止，胎死咪花肠不下，或阴道流血，紫暗有块。

兼症：小腹疼痛，面色青暗，舌紫暗，脉沉涩。

目诊：见"勒答"白睛左右眼 6 点附近脉络苍白，末端带有瘀点。

甲诊：见指甲晦暗或苍白，月痕太少。

（2）"嘘""勒"虚弱

主症：孕期胎死咪花肠中不下，阴中流淡红色血水。

兼症：小腹隐痛，神疲嗜睡；舌质淡，苔白，脉细弱。

目诊：见"勒答"白睛左右眼 6 点附近脉络苍白，末端带有瘀点。

甲诊：见指甲晦暗或苍白，月痕太少。

二、治疗方法

（一）辨证口服壮药汤剂

1. 阴证

（1）瘀"勒"阻滞

治法：活"勒"行"嘘"，祛瘀下胎。

方药：脱花煎加芒硝。

当归 12g、肉桂（能桂）6g、川芎 9g、牛膝 12g、车前子（称根）15g、红花

9g、芒硝 9g。

（2）"嘘""勒"虚弱

治法：养"勒"活"勒"，益"嘘"下胎。

方药：救母丹。

人参 9g、当归 9g、川芎 6g、益母草（埃闷）12g、赤石脂 9g、荆芥穗（楝荆该）6g、走马胎（楝封勒）12g、急性子 12g。

（二）壮医外治法

根据病情选择运用。

（1）壮医敷贴治疗：适用术前，术后用于瘀"勒"阻滞证、"嘘""勒"虚弱证患者。

（2）壮医熏洗治疗：壮药妇科抹洗方。

（3）壮医药熨治疗：用于排胎后促进子宫复旧、瘀血排出。

（三）中医治疗

（1）雷火灸：适用于排胎后促进子宫复旧、瘀血排出。

（2）低频脉冲电治疗：适用于排胎后促进子宫复旧、瘀血排出。

（四）院内制剂使用

暂无。

（五）西医治疗原则

（1）药物治疗：米非司酮加米索前列醇。

（2）手术治疗：负压吸宫术，若胎盘机化，一次不能刮净，于 5 ～ 7 日后再次刮宫。

（3）若稽留流产过长，如凝血功能正常，可先口服 3 ～ 5 日雌激素类药物，提高子宫对缩宫素的敏感性。若出现凝血功能障碍，应尽早输注新鲜血、血浆、纤维蛋白等，待凝血功能好转后，再行刮宫。

（六）护理调摄

（1）生活起居：慎劳逸、禁房事等。

（2）饮食调理：注意饮食调节，宜食易于消化又营养丰富之品。

（3）情志调摄：忌强烈情志刺激，若有焦虑、生气等情绪方面的问题及时疏导。

（4）运动康复：适当运动，不宜过于剧烈。

叻仇（痤疮）

一、诊断

（一）疾病诊断

壮医诊断：叻仇。
中医诊断：粉刺病。
西医诊断：痤疮。

（二）证候诊断

1. 阳证

（1）肺经风热型：黑头或白头粉刺，红色丘疹，可伴少量小脓疱，或有痒痛，伴有口干、便秘。舌红，苔薄黄，脉浮数。

目诊：见"勒答"白睛脉络着色深，粗大、红活、弯曲，脉络边缘浸润混浊，界限不清。

甲诊：见甲床色鲜红，月痕清晰，按之血色恢复快。

（2）脾胃湿热型：皮肤油腻，以疼痛性丘疹和脓疱为主，或有结节，伴有口臭、便秘、尿赤。舌质红，苔黄或黄腻，脉滑。

目诊：见"勒答"龙脉弯曲，白睛脉络边缘浸润混浊，界限不清。

甲诊：见甲床色鲜红或淡白，月痕清晰，按之血色恢复均匀。

（3）痰瘀互结型：皮损主要为结节及囊肿，反复发作，容易形成瘢痕，大便干结，舌质暗，或有瘀斑或瘀点。舌苔腻，脉弦滑。

目诊：见"勒答"白睛脉络着色深，粗大、弯曲，脉络边缘浸润混浊，界限不清。

甲诊：见甲床色暗红、甲体平滑有润泽，月痕清晰，甲襞匀称完整，按之血色恢复均匀。

2. 阴证

冲任不调型：女性患者，月经前皮疹加重，皮疹多发于口周或下颌，伴疼痛，月经前后不定期，经前乳房、小腹胀痛。舌红，脉细或弦。

目诊：见"勒答"白睛脉络着色深，白睛脉络弯曲少、弯度小、粗大、暗红。

甲诊：见甲床色淡红、甲体平滑有润泽，月痕清晰，甲襞匀称完整，按之血色恢复均匀。

二、治疗方法

（一）辨证口服壮药汤剂

1. 阳证

（1）肺经风热型

治法：疏风清肺。

方药：枇杷清肺饮加减。

枇杷叶（盟比巴）10g、桑白皮 10g、黄芩 15g、赤芍 10g、焦栀子（粉给现）10g、蒲公英（棵凛给）10g、野菊花（华库农）10g、金银花（恩华）10g。

（2）脾胃湿热型

治法：清热利湿。

方药：茵陈蒿汤合泻黄散加减。

茵陈 10g、石膏 10g、栀子（粉给现）10g、藿香 10g、防风 10g、赤芍 10g、苍术 10g、黄芩 15g、黄连 10g、生薏苡仁（吼茸）15g、生甘草 10g。

（3）痰瘀互结型

治法：化瘀散结。

方药：海藻玉壶汤合桃红四物汤加减。

夏枯草（牙呀结）10g、半夏（棵半夏）10g、陈皮（能柑）10g、海藻 10g、生薏苡仁（吼茸）15g、连翘 10g、浙贝母 10g、黄芩 10g、桃仁 10g、赤芍 10g、皂角刺 10g。

2. 阴证

冲任不调型

治法：调理冲任。

方药：二仙汤合知柏地黄丸加减。

黄柏 10g、知母 10g、牡丹皮 10g、生地黄 10g、泽泻（棵泽泻）10g、仙茅（棵哈仙）10g、淫羊藿（盟国羊）10g、香附（棵寻谋）10g、郁金（竟闲）10g、白花蛇舌草（雅凛偶）10g。

（二）壮医外治法

根据病情选择运用。

（1）壮医火针治疗。

（2）壮医熏蒸治疗。

（3）壮药面膜。

（4）壮医药熨治疗。

（三）院内制剂使用

（1）壮药消炎方：壮药消炎方250mL/袋，加入2L温水稀释后待凉，以8层纱布浸湿后清洗面部，每次5分钟，每日1～2次。

（2）壮药熏蒸方：壮药熏蒸方250mL/袋，加入2L温水稀释后待凉，以8层纱布浸湿后清洗面部，每次5分钟，每日1～2次。

（四）西医治疗原则

主要为去脂、溶解角质、杀菌、抗炎及调节激素水平。

（五）护理调摄

（1）生活起居：严禁用手挤、抠局部，治疗期间不宜使用护肤品，起居有常，保持睡眠充足。

（2）饮食调理：饮食宜清淡有节，不挑食，均衡营养，少吃辛辣、油腻、甜食等，多吃瓜果蔬菜。保持大便通畅。

（3）情志调摄：保持心情通畅。

（4）运动康复：每天快走或运动半小时。

能哈能累（湿疹）

一、诊断

（一）疾病诊断

壮医诊断：能哈能累。

中医诊断：湿疮。

西医诊断：湿疹。

（二）证候诊断

1. 阳证

湿热毒型：皮肤潮红、丘疹、丘疱疹、水疱、糜烂、渗液，自觉灼热、瘙痒，可伴有心烦，口渴。舌红，苔黄，脉滑数。

目诊：见"勒答"白睛脉络着色深，粗大、红活、弯曲，脉络边缘浸润混浊，界限不清。

甲诊：见甲床色深红、月痕暴露过多，按之血色恢复稍快。

2. 阴证

（1）脾虚湿困型：皮损色淡或褐，红斑、丘疹、丘疱疹、少量渗液或皮肤肥厚、粗糙，自觉瘙痒，可伴有食少、腹胀便溏。舌淡胖，苔腻，脉濡或滑。

目诊：见"勒答"白睛脉络着色浅，脉络细小、弯曲，脉络边缘浸润混浊，界限不清。

甲诊：见甲床色淡红或淡白或色黄、甲体平滑有润泽，月痕清晰，甲襞匀称完整，按之血色恢复均匀。

（2）阴虚血燥型：皮损肥厚粗糙，鳞屑，苔藓样变，色素沉着，自觉阵发性瘙痒，夜间加重，可伴心烦失眠。舌淡红，苔少，脉弦细。

目诊：见"勒答"上白睛脉络着色深红，脉络细小弯曲、散乱。

甲诊：见甲床色暗，甲面粗糙，月痕暴露过少，可见葱管甲。

二、治疗方法

（一）辨证口服壮药汤剂

1. 阳证

湿热毒型

治法：清热毒，利湿毒，止痒。

方药：薏苡仁（吼苴）10g、土太片（门底麻）10g、土茯苓（勾浪蒿）10g、桑白皮10g、紫草10g、白花蛇舌草（雅凛偶）10g、救必应（美内妹）10g、赤小豆10g、地榆10g、虎杖（棵天岗）10g。

2. 阴证

（1）脾虚湿困型

治法：健脾胃，除湿毒，止痒。

方药：除湿胃苓汤加减。

苍术10g、茯苓10g、白术10g、土太片（门底麻）10g、牡丹皮10g、白鲜皮10g、桑白皮10g、白扁豆（督扁）10g、白花蛇舌草（雅凛偶）10g、救必应（美内妹）10g、虎杖（棵天岗）10g、芡实10g。

（2）阴虚血燥型

治法：养血祛风，化湿通络，止痒。

方药：当归饮子或四物消风饮。

夜交藤（门甲）10g、鸡血藤（勾勒给）10g、土太片（门底麻）10g、土茯苓（勾浪蒿）10g、牡丹皮10g、丹参（拉芭勒）10g、防风10g、白鲜皮10g、紫草10g、救必应（美内妹）10g、虎杖（棵天岗）10g。

（二）壮医外治法

根据病情选择运用。

（1）壮医药线点灸治疗：适用于脾虚湿困型、阴虚血燥型及湿热毒型患者。

（2）壮医火针治疗：适用于脾虚湿困型、阴虚血燥型，瘙痒剧烈、皮损肥厚患者。

（3）壮医敷贴治疗：适用于湿热毒型，皮损潮红灼热或糜烂渗出患者。

（4）壮医全身药浴治疗：适用于湿热毒型、脾虚湿困型及阴虚血燥型。

（三）院内制剂使用

（1）壮药消炎止痒方：壮药消炎止痒方250mL/袋，加入2L温水稀释后待凉，以8层纱布浸湿后贴敷患处，每次10分钟，每日1～2次。

（2）冯氏壮药外洗方：冯氏壮药外洗方250mL/袋，加入2L温水稀释后待凉，以8层纱布浸湿后贴敷患处，每次10分钟，每日1～2次。

（四）西医治疗原则

以抗过敏、收敛、润肤及对症治疗为主。

（五）护理调摄

（1）生活起居：注意皮肤的清洁、干燥，勿过度抓搔。

（2）饮食调理：清淡饮食，避免饮酒、特殊高蛋白食物、腌制食品、辛燥香料，忌食辛辣腥发动风之物。

（3）情志调摄：消除患者的急躁、悲观、抑郁和焦虑心理，避免精神紧张，增强治疗的信心。

痂怀（银屑病）

一、诊断

（一）疾病诊断

壮医诊断：痂怀。

中医诊断：白疕。

西医诊断：寻常型银屑病。

（二）证候诊断

1. 阳证

（1）热毒型：新出皮疹不断增多，迅速扩大，皮损潮红，银白鳞屑，有筛状出血，瘙痒，可伴有发热、恶寒，尿黄，便干。舌质红，舌苔薄黄或白，脉弦滑或数。

目诊：见"勒答"龙脉脉络弯曲、红活。

甲诊：见甲床色红紫，月痕晦暗红紫，按之血色恢复稍快。

（2）湿毒型：皮损见于腋下、乳房下、腹股沟等褶皱部位，表现为皮肤红斑、渗液、糜烂，上有污秽鳞屑，瘙痒，有特殊气味，尿黄，便湿黏。舌质淡，舌苔白厚腻，脉滑。

目诊：见"勒答"龙脉弯曲，白睛脉络边缘浸润混浊，界限不清。

甲诊：见甲床色鲜红或色黄、甲体平滑有润泽或者散在凹点，月痕清晰。

（3）风毒型：皮损多见于头面、四肢伸侧，表现为皮肤红斑、斑块，上有厚层银白鳞屑，瘙痒剧烈，二便正常，可伴口干咽燥。舌质红，舌苔薄白，脉浮。

目诊：见"勒答"龙脉弯曲，白睛脉络散乱。

甲诊：见甲床色淡红，甲体易碎裂，月痕苍枯。

2. 阴证

（1）血瘀型：皮损肥厚浸润，经久不退，颜色暗红，鳞屑附着紧密，女性可有痛经。舌质紫暗或有瘀点、瘀斑，脉涩或细缓。

目诊：见"勒答"龙脉脉络暗红、延伸、弯曲、末端有瘀点。

甲诊：见甲床色青紫，按之血色恢复慢。

（2）血虚型：皮损淡红，干燥脱屑，可伴有皲裂，口干咽燥。舌质淡，舌苔少或薄白，脉缓或沉细。

目诊：见"勒答"白睛浅淡，龙脉脉络弯曲。

甲诊：见甲床色淡白，月痕暴露多，按之血色恢复慢。

二、治疗方法

（一）辨证口服壮药汤剂

1. 阳证

（1）热毒型

治法：清热解毒，凉血消斑，通两路。

方药：犀角地黄汤加减，水牛角 10g、牡丹皮 10g、土茯苓（勾浪蒿）10g、生槐花（华槐）10g、紫草 10g、生地黄 10g、白鲜皮 10g、赤芍 10g、金银花（恩华）10g、天花粉（壤补龙）10g、土太片（门底麻）10g、千里光（棵旦染）10g、三叉苦（棵三咖）10g、火炭母（勾莓）10g。

（2）湿毒型

治法：健脾化湿，解毒消斑。

方药：萆薢渗湿汤合五味消毒饮加减。

白术 10g、茯苓 10g、苍术 10g、薏苡仁（吼茸）20g、泽泻（棵泽泻）10g、土太片（门底麻）10g、黄柏 10g、地榆 10g、车前子（称根）10g、救必应（美内妹）10g、火炭母（勾莓）10g。

（3）风毒型

治法：祛风止痒，解毒消斑。

方药：独活寄生汤加减。

防风 10g、荆芥（棵荆该）10g、首乌藤（门甲）10g、海桐皮（美通）10g、乌梢蛇 10g、浮萍（棵浮萍）10g、桑白皮 10g、威灵仙（壤灵仙）10g、羌活 10g、独活 10g、忍冬藤（恩华）10g、金银花（恩华）10g、地丁 10g。

2. 阴证

（1）血瘀型

治法：活血化瘀行气，解毒消斑。

方药：血府逐瘀汤方加减。

鸡血藤（勾勒给）10g、丹参（拉芭勒）10g、桃仁 10g、红花 10g、三棱 10g、白鲜皮 10g、紫草 10g、赤芍 10g、土茯苓（勾浪蒿）10g、救必应（美内妹）10g、青黛 10g、虎杖（棵天岗）10g。

（2）血虚型

治法：养血润肤，消斑止痒，通两路。

方药：桃红四物汤方加减。

丹参（拉芭勒）10g、当归（勾当归）10g、生地黄15g、熟地黄10g、麦冬10g、玄参10g、鸡血藤（勾勒给）15g、黄芪10g、黄精（京四）10g、制首乌（门甲）10g、党参10g、女贞子（美贞）10g、旱莲草（黑么草）10g。

（二）壮医外治法

根据病情选择运用。

（1）壮医全身药浴治疗。

（2）壮医药线点灸治疗。

（3）壮医火针治疗。

（三）中医治疗

普通针刺治疗。

（四）院内制剂使用

（1）冯氏壮药外洗方：250mL/袋，加入2L温水稀释后待凉，以8层纱布浸湿后清洗患处，每次5分钟，每日1～2次。

（2）壮药消炎止痒方：250mL/袋，加入2L温水稀释后待凉，以8层纱布浸湿后清洗患处，每次5分钟，每日1～2次。

（五）西医治疗原则

以控制症状、提高患者生活质量、减少复发为主。

（六）护理调摄

（1）生活起居：注意皮肤的清洁、干燥，勿过度抓搔。

（2）饮食调理：一般给予普食，少食油腻食物，忌食酒类、辛辣刺激性发动风之品。

（3）情志调摄：勤与患者沟通，可采用倾听、安慰的方法，避免急躁不安情绪，忌怒，心情舒畅，保持良好情绪。

（4）运动康复：多运动，如每天慢走半小时等。

（5）健康指导：向患者讲解本病特点、治疗过程、用药常识、预防复发措施及注意事项。指导患者生活规律，合理调配饮食，戒烟戒酒，避免外伤和滥用药物，以防本病复发。

喯呗啷（带状疱疹）

一、诊断

（一）疾病诊断

壮医诊断：喯呗啷。

中医诊断：蛇串疮。

西医诊断：带状疱疹。

（二）证候诊断

1. 阴证

（1）气郁型：水疱基底较淡，疱液较少，多伴有胸胁胀闷、善太息等。舌暗，苔白，脉弦细。

目诊：见"勒答"白睛上脉络散乱，可见雾斑，色浅。

甲诊：见甲色淡白，按压甲尖放开后恢复原色慢。

（2）气虚型：水疱基底较淡，疱液较少，有隐痛等，常伴有食少倦怠、少气懒言等。舌淡，苔白，脉沉细。

目诊：见"勒答"白睛上脉络细小，色浅。

甲诊：见甲色淡白，按压甲尖放开后恢复原色慢。

2. 阳证

（1）湿热型：水疱基底较红或深红，水疱较大，密集成簇，疼痛剧烈，伴口苦咽干、心烦易怒等。舌红，苔黄腻，脉弦数。

目诊：见"勒答"白睛上脉络边缘混浊，多而集中靠近瞳仁，色深。

甲诊：见甲色鲜红，按压甲尖放开后恢复原色快。

（2）风湿热型：水疱基底较红或深红，水疱较大，密集成簇，疼痛明显，伴皮肤瘙痒等。舌红，苔黄腻，脉浮滑。

目诊：见"勒答"白睛上脉络散乱、边缘混浊，多而集中靠近瞳仁，色深。

甲诊：见甲色鲜红，按压甲尖放开后恢复原色快。

二、治疗方法

（一）辨证口服壮药汤剂

1. 阴证

（1）气郁型

治法：调气，解毒，通两路。

方药：龙路1号方加减。

柴胡15g、法半夏（棵半夏）9g、党参20g、黄芩10g、生姜（兴）10g、大枣、五指毛桃（棵西思）30g、黄花倒水莲（棵华现）30g、白花蛇舌草（雅凛偶）10g、薏苡仁（吼茸）10g、马齿苋（碰北）10g、麻黄10g、杏仁10g、炙甘草6g等。

（2）气虚型

治法：调气，补虚，通两路。

方药：黄氏调气汤加减。

黄芪30g、白术15g、陈皮（能柑）12g、升麻10g、柴胡15g、红参10g、炙甘草10g、当归10g、枳壳10g、桔梗12g等。

2. 阳证

（1）湿热型

治法：清热毒，除湿毒，通两路。

方药：火路1号方加减。

龙胆草12g、栀子（粉给现）10g、黄芩10g、柴胡15g、生地黄10g、车前子（称根）10g、泽泻（棵泽泻）15g、木通6g、当归10g、白花蛇舌草（雅凛偶）10g、马齿苋（碰北）10g、茯苓10g、甘草9g等。

（2）风湿热型

治法：清热毒，除湿毒，祛风毒，通两路。

方药：黄氏解毒理肤汤加减。

生地黄10g、金银花（恩华）10g、佩兰（棵培兰）10g、钩藤（勾刮欧）10g、牛蒡子10g、防风10g、黄芪20g、茯苓10g、白术15g、紫草10g、红花10g、茜草根10g、板蓝根10g、白花蛇舌草（雅凛偶）10g、蒲公英10g、连翘10g等。

（二）壮医外治法

根据病情选择运用。

（1）壮医针刺治疗。

（2）壮医水蛭治疗。

（3）中药涂擦疗法（壮医）：蜈蚣油（科室协定方），每日1次，7天为1疗程。

（4）壮医火针治疗。

（5）壮医药线点灸治疗。

（6）壮医莲花针拔罐逐瘀治疗。

（三）院内制剂使用

（1）扶正胶囊（批准文号：桂药制字 M20120001）：口服，开水送服或遵医嘱，一次 3～5 粒，一日 3 次。

（2）排毒胶囊（批准文号：桂药制字 M20120002）：口服，开水送服或遵医嘱，一次 3～5 粒，一日 3 次。

（3）蛭血通肠溶胶囊（批准文号：桂药制字 M20170001）：口服，一次 3～4 粒，一日 3 次。

（四）西医治疗原则

（1）治疗目标：缓解急性期疼痛，缩短皮损持续时间，防止皮损扩散，预防或减轻 PHN 并发症。

（2）药物治疗（西医）：抗病毒药物，糖皮质激素疗法，带状疱疹期的镇痛治疗。

（五）护理调摄

1. 生活起居

（1）注意个人卫生，保持床单及衣物的整洁，穿宽松、棉质衣物。

（2）定期修剪指甲，避免搔抓皮肤，忌用热水肥皂烫洗局部皮肤。

（3）加强锻炼，提高机体免疫力，如壮医三气养生操、壮药绣球操。

2. 饮食指导

（1）饮食宜清淡、易消化，忌辛辣煎炸、鱼腥虾蟹。

（2）阳证：宜食清热解毒之品，如新鲜蔬菜、苦瓜、绿豆。壮医药膳，如功劳木生地红枣茶、茯苓二仁绿豆粥、菊花山楂粥。

（3）阴证：宜食性温祛湿之品，如山药、扁豆、薏苡仁，忌食生冷。壮医药膳，如菊花钩藤决明茶、菊花山楂粥。

3. 情志调理

（1）主动和患者建立良好的关系，消除陌生感和紧张感，使患者愉快地配合治疗和护理。

（2）向患者讲解引起本病疼痛的原因、疾病的病程及缓解疼痛的方法，消除患者对疼痛的恐惧心理。

（3）指导患者通过聊天、听音乐等转移注意力，放松情绪，以减轻疼痛。

嘞嗒咛晗（变应性结膜炎）

一、诊断

（一）疾病诊断

壮医诊断：嘞嗒咛晗。

中医诊断：目痒病。

西医诊断：变应性结膜炎。

（二）证候诊断

1. 阳证

（1）风热壅目型：双眼灼痒，睑内红赤，或半透明颗粒，或红赤颗粒，排列如铺路石样，遇日晒或近火熏灼病情往往加重。舌红苔薄黄，脉浮数。

目诊：见"勒答"龙脉脉络弯曲、红活。

甲诊：见甲色过深，月痕暴露过多，可见竹笋甲或鹰爪甲。

（2）风热挟湿型：睑内奇痒难忍。眵泪胶黏，胞睑沉重，白睛黄浊。舌红，苔黄腻，脉数。

目诊：见"勒答"龙脉脉络弯曲、红活。

甲诊：见甲色过深，月痕暴露过多，可见竹笋甲或鹰爪甲。

2. 阴证

（1）血虚生风型：眼痒势轻，时作时止，或常年反复发作。舌淡脉细。

目诊：见"勒答"龙脉脉络散乱、白睛有雾斑，龙脉脉络弯曲、暗红。

甲诊：见甲色青紫或甲床苍白，月痕暴露过少，可见竹笋甲或鹰爪甲。

（2）风邪外袭型：双目作痒，外形无异常。舌淡红，苔薄白，脉浮。

目诊：见"勒答"白睛有瘀斑，龙脉脉络暗红、延伸、弯曲、末端有瘀点。

甲诊：见甲色青紫或甲床苍白，月痕暴露过少，可见竹笋甲或鹰爪甲。

二、治疗方法

（一）辨证口服壮药汤剂

1. 阳证

（1）风热壅目型

治法：祛风清热止痒。

方药：银翘散加减。

金银花（恩华）15g、连翘 15g、桔梗 9g、薄荷（棵薄荷）5g、竹叶（棵坑补）9g、生甘草 5g、荆芥穗（棵荆该）9g、淡豆豉 10g、牛蒡子 9g、芦根 9g、蝉蜕（堵频）6g 等。

中成药：银翘解毒丸等。

（2）风热挟湿型

治法：祛风清热除湿。

方药：除湿汤加减。

连翘 15g、滑石（码林柔）12g、车前子（称根）15g、枳壳 10g、黄芩 6g、黄连 6g、陈皮（能柑）6g、荆芥（棵荆该）9g、茯苓 9g、防风 6g 等。

2. 阴证

（1）血虚生风型

治法：养血疏风止痒。

方药：四物汤合消风散加减。

熟地黄 12g、当归 10g、白芍 10g、川芎 10g、生地黄 12g、防风 10g、蝉蜕（堵频）10g、知母 10g、苦参（棵参含）6g、荆芥（棵荆该）9g、苍术 6g、牛蒡子 12g、石膏 20g、甘草 6g 等。

（2）风邪外袭型

治法：祛风散邪止痒。

方药：消风散加减。

当归 10g、生地 12g、防风 10g、蝉蜕（堵频）10g、知母 10g、苦参（棵参含）6g、荆芥（棵荆该）9g、苍术 6g、牛蒡子 12g、石膏 20g、甘草 6g 等。

中成药：防风通圣丸等。

（二）壮医外治法

根据病情选择运用。

（1）壮医敷贴治疗。

（2）壮医刺血治疗。

（3）壮医全身药浴治疗。

（三）院内制剂使用

解毒生血颗粒：通两路，调谷道气道，调气补虚；清热毒、散瘀结、补气血。温开水冲服。一次 2 袋，每袋 15g，一日 3 次。

（四）西医治疗原则

变应性结膜炎的治疗包括健康教育、脱离过敏原、减轻患者症状及体征。对于多数患者，主要缓解眼痒、眼红等不适；对于长期发作或病情迁延患者，则以控制炎症反应状态为主。

1. 脱离过敏原及健康教育

尽量避免或减少接触过敏原，改善生活环境，有助于缓解和控制过敏性结膜炎病情。

2. 药物治疗

（1）抗组胺药：抗组胺药局部点眼仅可治疗轻中度变应性结膜炎。

（2）肥大细胞稳定剂：适用于变应性结膜炎患者发作间期的病情控制。

（3）抗组胺药及肥大细胞稳定剂双效药物：是治疗变态反应性结膜炎的首选基础药物，其可同时起到稳定肥大细胞胞膜和拮抗组胺的双重作用。对于急性期患者推荐使用该类药物。

（4）糖皮质激素药物：糖皮质激素药物局部点眼能有效抑制多种免疫细胞的活化和炎症反应介质的释放。适用于严重变态性反应结膜炎和病情反复迁延的患者。使用时间不宜过长。

（5）免疫抑制剂：免疫抑制剂如环孢素 A、他克莫司局部点眼，具有抑制多种炎性反应介质的作用，并可抑制由肥大细胞和 T 淋巴细胞介导的结膜变应性反应。

（6）其他药物：人工泪液可稀释结膜囊内的过敏原，润滑眼表，缓解患者症状。

3. 其他治疗

对于伴有难以愈合的角膜上皮缺损或溃疡的过敏性结膜炎，根据严重程度和性质，可考虑绷带镜、羊膜覆盖或其他手术治疗。

（五）护理调摄

（1）生活起居：提倡"治未病"，在易发病季节，如春秋季节等，减少户外活动，保持室内清洁，勤换床单、被褥等。做好眼部护理，发作期可戴眼镜，避免阳光刺激。勿揉眼，正确点眼药。锻炼身体，增强体质，防止时邪侵袭。缓解期可益气健脾固本，使得三道两路通顺，三气同步，气血平衡，对防止复发或减轻症状有积极意义。

（2）情志调摄：与患者沟通，帮助患者正确认识病情、了解治疗方法，树立战胜疾病的信心。

（3）饮食调理：少食或忌食刺激及辛辣厚味的食物。可自行泡制金银花、菊花茶饮用。

① 阳证：宜食清热毒化湿毒之品，如薏苡仁、红豆等，食疗方有薏苡排骨冬瓜汤、鸡矢藤莲子鸭汤等。

② 阴证：宜食祛风毒、散寒毒、除湿毒、调气补虚的血肉有情之品，如山药、陈皮等。食疗方有山药羊肉炖黑豆汤、田七陈皮土鸡汤等。茶饮方有大力壮骨茶。

附录 广西国际壮医医院壮、瑶等民族医非药物疗法操作规程

壮医水蛭疗法操作规程

一、定义

壮语名为 Cangyih Duzbing Liuzfaz，利用饥饿的活体水蛭（菲牛蛭）对人体体表道路网结（穴位／痛点）进行吸治，吸拔局部瘀滞之气血，同时释放水蛭素入人体，从而疏通三道两路，维护人体天、地、人三气同步，调节气血均衡，以达到治疗疾病目的的一种方法。

二、主要功效作用

祛风、散寒、除湿、化痰、祛瘀，疏通"三道两路"，调节机体平衡。

三、适用范围

（1）本疗法的适应证较广泛，可用于内、外、妇、儿、皮肤等多科病症。

（2）常见的适应证主要有：楞瑟（鼻炎）；腊胴尹（腹痛）；奔浮（水肿）、幽堆（前列腺炎）、约京乱（月经不调）、子宫啼北（子宫肌瘤）、卟很裆（不孕不育）；阿闷（胸痹）、静脉曲张、脉管炎；麻邦（脑梗死后遗症）、哪呷（面瘫）、巧尹（头痛）、年闹诺；三叉神经痛；发旺（风湿病）、隆芡（痛风）、令扎（强直性脊柱炎）；能嘎累（臁疮）、富贵包、旁巴伊（肩周炎）、皮下脂肪瘤、乳腺增生、手术后皮瓣静脉瘀血、呗哝（脓肿和创伤性溃疡）；啼呗嘟（蛇串疮）、能哈能累（湿疹）、痂怀（银屑病）、泵栾（脱发秃顶）等。

四、禁忌证

（1）活动性出血者，大量吐（咯）血者，出血性脑血管疾病（急性期）。

（2）血友病、紫癜等凝血功能异常有出血风险者，或大手术后。

（3）急性心肌梗死、高血压危象、呼吸衰竭、严重肝病及肝功能衰竭、急慢性肾衰竭、肿瘤晚期等引起的恶病质状态。

（4）晕针或晕血者，对痛觉高度敏感者。

（5）经期月经量多或崩漏状态，孕期及产后（或小产后）1个月内者。

五、慎用症

（1）对水蛭恐惧者。

（2）糖尿病合并并发症者。

（3）大量饮酒后和严重肝病者。

（4）皮肤严重过敏者。

（5）精神病无法配合治疗者。

（6）体质较虚弱者。

（7）妇女经期。

（8）婴幼儿。

（9）长期服用抗凝药物者。

六、操作方法

（一）签署知情同意书

诊疗前，对患者进行适应证、禁忌证和慎用证评估。应获得患者同意，并取得患者或家属签署的诊疗知情同意书。

（二）用物准备

经过净化并检验合格的医用水蛭、治疗车、治疗盘、一次性治疗单、无菌干棉球、医用棉签、无菌小方纱、无菌手套、注射针头、医用胶布、速干手消毒液、无齿镊、污物杯、生活垃圾桶、医疗垃圾桶、75%乙醇、茂康碘、生理盐水、止血粉、创可贴等。

（三）体位选择

以患者舒适并能较长时间保持的体位为原则。部位的选择侧重在患部、疼痛点或相应穴位。

（四）操作步骤

1. 醒蛭

治疗前 10 min，应先将水蛭连同包装逐步提温至（26±2）℃，有条件者升温速度应控制在 2℃/h。当温度达到 28℃后，可用相同温度的生理盐水注入瓶管轻缓摇晃以清洗水蛭，或把水蛭放在容器内暂养待用。

2. 定位

确定水蛭吸治的穴位／部位，做好标记。

3. 消毒

用茂康碘消毒局部皮肤，待干，再用无菌生理盐水去除消毒部位茂康碘异味。

4. 吸治

（1）用无齿镊子夹取水蛭，用小方纱包住水蛭后端，引导水蛭头部吸盘对准治疗部位或刺血点定点吸血后固定，操作者全程监护。

（2）水蛭吸血饱食后会自动脱落，一般历时 1 小时，如超 1 小时仍不脱落，可使用棉签蘸 75% 乙醇涂距水蛭吸盘 0.3～0.5cm 处，水蛭会自动脱落。

5. 清洁、消毒

用生理盐水清洗水蛭吸治的部位 2～3 次后，再用茂康碘消毒 1 次。

6. 止血

用无菌干棉球按压吸治口 15min，确认吸治口无渗血后，更换干净无菌干棉球加无菌方纱加压包扎后固定。

7. 废弃物处置

吸过血的水蛭不应重复使用，应直接用 75% 乙醇浸泡令其死亡后作医疗垃圾处理。所有使用过物品，应严格按照消毒隔离规范处理。

七、治疗时间及疗程

首次接受治疗者水蛭用量不宜多于 3 条，以后重复治疗时水蛭用量不多于 6 条。每周 1～2 次，每次水蛭吸血时间为 0.5～1 小时，连续治疗 2 周为 1 个疗程。第 2 个疗程开始，可根据病情的变化，重新选择施术穴位或部位。如上个疗程吸治口尚未愈合，可在吸治口附近选取新的部位或穴位，不宜重复在同一部位吸治。

八、特殊情况及注意事项

（一）特殊情况

（1）在下列情况下出现水蛭吸咬不成功或中途脱落。

① 治疗部位的皮肤有药味、咸味和氯味；

② 治疗部位有大瘢痕（如烧伤或大疮愈合后）；

③ 接受水蛭治疗者皮肤过于寒冷；

④ 接受水蛭治疗者身上烟味过重；

⑤ 接受水蛭治疗者身上香水味过于浓烈。

（2）局部反复擦拭清洁皮肤。如水蛭仍不吸治，操作者可用无菌注射针头在选定的穴位或痛点快速浅刺至轻微出血。

（二）注意事项

壮医水蛭治疗应注意以下内容：

（1）治疗前应与患者交代可能会出现色素沉着或留瘢痕风险。颜面部治疗者，建议先在身体其他部位施术，无瘢痕形成后再治疗。

（2）治疗过程中宜多饮温开水。

（3）低血压或情绪紧张者需监测血压。

（4）头、面部等部位注意防止水蛭爬入口腔、鼻腔和耳朵等。

（5）高血压患者在治疗结束后应观察 30 分钟方可离开。

（6）吸治口如出现血液渗出纱布需重新加压包扎。

（7）24 小时内吸治口不可沾水。

九、不良反应及处理措施

（1）过敏：应立即停止吸治，若症状轻微者无需特别治疗，必要时给予抗过敏药物治疗。

（2）感染：伤口如出现感染，及时就医。

（3）瘙痒：轻者艾条灸熏瘙痒处，必要时及时就医。

十、健康指导

（1）告知患者在治疗后，要注意保暖，避免受风。

（2）告知患者坚持良好的生活习惯，预防感染。

（3）告知患者饮食上注意少食辛辣刺激性食物。

壮医药线点灸疗法操作规程

一、定义

壮医药线点灸疗法，是以壮医理论为指导，采用经过多种药物制备液浸泡过直径在 0.25～1mm 的苎麻线，取出后将一端在灯火上点燃，使之形成圆珠状炭火，然后将此炭火迅速而敏捷地直接灼灸在人体体表一定穴位或部位，用以预防和治疗疾病的一种外治法。

二、主要功效

（1）调节免疫、消炎退热、强壮补益。
（2）温中健脾、健脾消食、和中止泻。
（3）祛风止痒、活血止痛、祛瘀通络。
（4）散结消肿、温经通痹、宁心安神。
（5）祛痧、瘴、寒、湿、痰、食毒等。
（6）疏通龙路、火路，调理谷道、气道、水道。

三、适应范围

（1）内科、外科、妇科、儿科、五官科等常见病、多发病等。
（2）常见适应证主要有唪呗啷（带状性疱疹、带状疱疹神经痛）、能啥能累（瘙痒、湿疹）、发得（发热）、贫痧（感冒／上呼吸道感染）、唪佛（肿块）、唪尹（疼痛）、发旺（痹病）、麻抹（麻木不仁）、巧尹（头痛）等。

四、禁忌证

（1）严重高血压病、心脏病、糖尿病、皮肤过敏患者慎用。
（2）眼球、男性外生殖器龟头部和女性小阴唇部禁灸。
（3）点灸眼区及面部近眼睛穴位时，嘱患者闭目，以免不慎火花飘入眼内引起烧伤。
（4）黑痣不点灸。

（5）过度疲劳、饥饿或精神高度紧张的患者禁用。

（6）各种皮肤病，如湿疹、荨麻疹等，在施灸期间忌食生葱、牛肉、海味等发物。

（7）面部点灸一律使用轻手法。

（8）孕妇禁用，特别是不能点灸下半身穴位。

五、操作前准备

（1）环境要求：治疗室内清洁、安静，光线明亮，温度适宜，避免吹风受凉。

（2）用物准备

① 药线（苎麻线，大号直径约 1mm、中号直径约 0.7mm、小号直径约 0.25mm）。

② 生理盐水、消毒棉签、一次性无菌手套、酒精灯、打火机、镊子、剪刀。

（3）操作前沟通：说明治疗的意义和注意事项，取得患者同意，进行精神安慰与鼓励，消除患者的紧张、恐惧情绪，使患者能积极主动配合操作。

六、操作流程

（1）体位选择：常取坐位、俯卧位、仰卧位、侧卧位等，根据病情确定体位，以患者舒适及便于施术者操作为宜，避免用强迫体位。

（2）定穴：根据病症选取相应治疗部位，取穴原则为"寒手热背肿在梅，瘘肌痛沿麻络央，唯有痒疾抓长子，各疾施灸不离乡。"

（3）洗手，戴口罩、医用帽子及一次性无菌手套（非常规手法者）。

（4）清洁：用生理盐水清洁将要施灸的皮肤。

（5）施术方法

① 取线：用镊子从药液中取出药线，用剪刀截取需要的长度，甩干药液避免着火。

② 整线：将松散的药线搓紧、拉直。

③ 持线

a. 常规手法：持线手食指和拇指指尖相对，持药线的一端，露出线头 1～2cm，药线另一端可卷入掌心。

b. 非常规手法：像针刺持针方法持药线的一端，露出线头 2～5cm。药线另一端可卷入掌心。

④ 点火：将露出的线端在灯火上点燃，如有火苗必须扑灭，只需线头有圆

珠状炭火星的珠火即可。

⑤ 收线：持线手的小指先固定药线，中指和无名指再扣压药线，药线往回收的同时拇指适当往前伸，食指指尖与拇指指腹相对，露出线端 0.5cm 即可。

⑥ 施灸

a. 常规手法：将药线的炭火星线端对准穴位或者治疗部位，顺应手腕和拇指的屈曲动作，拇指次节关节稳重而敏捷地将珠火的线头直接点按在穴位上，一按火珠灭即起为 1 壮。

b. 非常规手法：将线端圆珠状炭火星直接刺灸在穴位上，无拇指点按动作，一火珠灭即起为 1 壮。

（6）整理患者衣物及操作物品。

（7）交代患者治疗后注意事项等。

（8）洗手并记录治疗情况。

七、疗程

每穴 1～3 壮（莲花、葵花穴等除外）。急性病每日 1 次，5～7 日为 1 疗程。慢性病可每隔 2～3 日 1 次，15～20 天为 1 疗程。

八、注意事项

（1）患者情绪紧张或过度饥饿时不能操作。暴露治疗部位时，应注意保护患者隐私及保暖。

（2）一般情况下应用常规操作手法进行点灸治疗，但点灸口腔部位，局部有破溃、渗液部位，或传染性皮肤病患者，医者必须戴一次性无菌手套，使用非常规操作手法，不可直接接触患处，避免交叉感染。

（3）注意手法轻重，施灸时，珠火接触穴位时间短，点灸壮数少者为轻手法，适用于面部穴位及少年儿童；珠火接触穴位或治疗部位时间较长，点灸壮数较多者为重手法，适用于癣类疾病、足底穴位或急救时。珠火接触穴位时间及点灸的壮数介于轻手法和重手法之间为中手法，适用于一般疾病。

（4）点火时，如有火苗应轻柔抖灭，不可用嘴吹灭。

（5）必须严格掌握火候，切忌烧伤皮肤。药线点燃以后，只有珠火适用，以线端火星最旺时为点灸良机，以在点灸部位留下药线白色炭灰效果最佳。

（6）点灸外眼区及面部靠近眼睛的穴位时，嘱患者闭目，避免火花飘入眼内引起烧伤。

（7）施灸过程中随时观察局部皮肤及病情，随时询问患者对点灸的耐受程度。

（8）操作后交代患者，局部会出现浅表的烧伤痕迹，停止点灸 1～2 周左右可自行消失。若施灸部位有瘙痒或轻度烧伤，属正常的治疗反应；避免用手抓破，以免引起感染；若不小心抓破，不必惊慌，注意保持清洁，或用碘伏消毒即可。

（9）注意禁忌证。治疗后在饮食上应注意忌口（如各种皮肤病，在点灸治疗期间忌食牛肉、公鸡、鲤鱼等发物），以清淡饮食为主。

（10）注意与患者良好地沟通，调动患者积极性，提高依从性，能够配合完成治疗疗程。

九、不良反应及应急处理

（1）晕灸：患者在点灸过程中出现气短、面色苍白、出冷汗等晕灸现象，立即停止操作，让患者头低位平卧 10 分钟左右，亦可加服少量糖水。

（2）由于治疗时间过长或操作不当，导致患者局部烫伤。

① 用生理盐水清洁创面及浸润无菌纱布湿敷创面直至疼痛明显减轻或者消失，外涂"烧伤膏"或"紫草膏"。

② 如有小水疱，皮肤可自行吸收，保持局部的干燥及水疱皮肤的完整性；如水疱较大，可用无菌针头将水疱戳破，放出疱内渗液，每日用碘伏消毒，外涂"烧伤膏"或"紫草膏"，保持局部干燥及清洁，预防感染。

十、健康指导

（1）告知患者在治疗后，要注意保暖，忌食辛辣、生冷、油腻食物。
（2）告知患者坚持良好的生活习惯，保证充足的睡眠时间。

壮医药物竹罐疗法操作规程

一、定义

壮医药物竹罐疗法是在壮医理论指导下，用煮沸的壮药液加热特制的竹罐，再将竹罐趁热吸拔于患者治疗部位上，利用其负压吸力、药物及温热共同起效，以达防病治病目的的一种独特壮医外治法。可以配合壮医刺血疗法、壮医药物热熨疗法以增加疗效。具有祛风毒、除湿毒、化瘀毒、散寒毒、消肿痛，通调龙路、火路气机等功效。

二、主要特点和作用

1. 主要特点
（1）使用的竹罐，轻巧、灵活，尤其适宜较小部位的治疗。
（2）集药力、热力、负压于一体，起效快、疗效好。
2. 作用
（1）祛风除湿、活血舒筋、散寒止痛、拔毒消肿，通龙路、火路气机。
（2）祛风毒、除湿毒、化瘀毒，散寒毒，消肿痛，通调龙路、火路气机等功效。
（3）根据罐印颜色反映病候，协助诊断。

三、适用范围

（1）本疗法的适应证较广泛，可用于内、外、妇、儿、皮肤等多科病症。
（2）常见的适应证主要有骨关节炎、类风湿关节炎、强直性脊柱炎、纤维肌痛综合征、肩关节周围炎等风湿病等；活邀尹（颈椎病）、肩背酸痛、核嘎尹（腰腿痛）、腰背痛、腰肌劳损、落枕、软组织劳损等痛症；痧病、巧尹（头痛）、麻邦（半身不遂）、麻抹（麻木）、肌肤痹冷疼痛不适等内科病症；骆扔（骨折）愈后瘀积、林得叮相（跌打损伤）等外科病症；奔呗啷（带状疱疹及带状疱疹后遗症）等皮肤病症。

四、禁忌证

（1）自发出血性疾病、有出血倾向或凝血功能障碍者禁用。

（2）脑血管、心血管、肝、肾等严重原发性疾病者。

（3）体质虚弱、极度消瘦，皮肤没有弹性者。

（4）精神病患者或精神高度紧张、狂躁不安、抽搐不能合作者。

（5）局部皮肤有破溃、瘢痕、高度水肿及体表大血管处禁用。

（6）孕妇禁用。

五、操作流程

（一）操作前准备

（1）竹罐、电磁炉、不锈钢锅或其他锅具，消毒毛巾，长镊子、一次性注射针头、一次性医用外科手套、复合碘皮肤消毒液、医用棉签、无菌纱布、棉球。

（2）药物：根据病情选择相应壮药。常用壮药有大风艾、肿节风、鸡血藤等。

（3）药液准备：将药物装入布袋，加水浸药至少30分钟，然后加热煮沸20～30分钟，滤出药液备用，用于浸煮竹罐。

（4）医护人员详细询问患者的病情，进行治疗前评估，掌握适应病症。

（5）根据病情选择合适的体位，即以患者舒适、医者便于操作的体位，常取坐位或卧位为宜，选定拔罐部位或穴位及罐数。各部位拔罐数见附表1。

附表1　壮医药物竹罐疗法各部位拔罐数

部位	罐数
颈部（包括上背、颈）	≤12
背部	≤20
腰部	≤20
单侧肩关节（包括肩周、肩胛区）	≤16
单侧肘关节（包括肘、上臂、前臂）	≤10
单侧腕关节（包括腕、手背、前臂）	≤6
双侧臀部	≤16
单侧膝关节	≤10
单侧踝关节	≤8
单侧上肢	≤12
单侧下肢	≤16

（6）医护人员向患者说明治疗的目的、过程、体位、部位和注意事项，进行精神安慰与鼓励，消除紧张、恐惧情绪，使患者主动配合操作。

（二）操作步骤

（1）术者采用七步洗手法常规清洗双手，戴一次性医用外科手套。

（2）施术方法

① 煮罐：将竹罐投入煮好的药液中，煮沸5分钟备用。

② 拔罐：根据拔罐部位选定大小合适的竹罐，捞出甩尽水珠，（也可以迅速用折叠的消毒毛巾捂一下罐口，以便吸去药液，降低罐口的温度和保持罐内的热气），迅速扣于选定的部位或穴位上，根据病情及部位确定拔罐数量，5～10分钟后，按压罐边使空气进入，取下竹罐。

③ 热敷：用消毒毛巾浸于热药液中，捞出拧干，待热度合适时在拔罐部位热敷约5分钟。一般拔罐过程到此即可结束。如急性病，或慢性病患者体质较好，拔罐部位瘀血较重的，可以继续执行以下步骤。

④ 壮医刺血：根据病情选择相应罐印部位或穴位做壮医刺血，常规消毒皮肤，用一次性注射针头在罐印部位皮肤上迅速浅刺1～3针，以局部少量渗血为度。

⑤ 再次拔罐：另取煮热的竹罐在刺血部位再次拔罐，5～10分钟后取下竹罐，用消毒干棉球擦净针刺部位的血迹，常规消毒皮肤。

六、疗程

根据不同疾病及病情的轻重和病程的长短而定。一般急性病每日治疗1次，慢性病隔日1次或每2～3天1次，5～7次为1疗程。

七、注意事项

（1）拔罐时注意保暖，防止受寒。

（2）拔罐时尽量甩干水珠以免皮肤烫伤。

（3）拔罐过程中不能随便移动体位，以免引起疼痛或竹罐脱落。

（4）一般在患者饭后2小时进行，避免过度饥饿导致晕罐。

（5）取罐时动作要轻柔，不能硬拉竹罐。

（6）施术后如有渗血，用医用棉签擦拭后按压2分钟。

（7）使用过的竹罐、毛巾送消毒供应中心统一消毒，符合医院感控要求。

八、不良反应及处理

（1）烫伤：若仅出现皮肤潮红灼热，局部涂万花油即可；若水疱不大，只需告诉患者注意不要擦破，外涂万花油或烫伤膏等，几日后即可吸收而愈；水疱较大者，可以用消毒针具沿皮穿刺，放出疱内液体，用消毒敷料覆盖保护，防止感染。

（2）晕罐：立即停止拔罐，扶持患者平卧；头部放低，松解衣带，注意保暖。轻者静卧片刻，给予饮温开水，可加糖或食盐，即可恢复。

九、健康指导

（1）拔罐后嘱患者饮温开水，加盐或盐和白糖。

（2）拔罐后注意保暖，防止受寒。拔罐 8 小时后可温水淋浴，拔罐后 24 小时内忌洗冷水澡或拔罐部位不能洗冷水。

（3）拔罐后忌食生冷、油腻、辛辣食物。

（4）罐印未消退时，不宜在同一部位拔罐治疗。

壮医神龙灸疗法操作规程

一、定义

壮医神龙灸，是以壮医理论为指导，在人体背部或胸腹上铺上一层姜蓉（可借助灸器施灸），在姜蓉上沿脊柱（背部）或前正中线（胸腹部）方向铺一条细条状艾绒，再予施灸，通过姜蓉及艾绒的辛散温通之力达到预防和治疗疾病的一种壮医特色疗法，因其形似神龙，故称之为壮医神龙灸。

二、主要功效

祛寒、湿、瘀等毒，调气补虚、散寒祛瘀，强体健体，疏通三道两路等。

三、适用范围

（1）内科、外科、妇科、皮肤科、五官科、儿科等常见病、多发病。

（2）常见适应证主要有楞涩（鼻炎）、得凉（感冒）、奔埃（咳嗽）、奔墨（气喘）、年闹诺（失眠）、麻邦（中风）、令扎（强直性脊柱炎）、发旺（风湿病）、核嘎尹（腰腿痛）、活邀尹（颈椎病）、旁巴尹（肩周炎）、麻抹（麻木）、甬裆呷（半身不遂）、兰奔（头晕）、奔呗啷（带状疱疹及带状疱疹后遗神经痛）、腊胴尹（腹痛）、京尹（痛经）、约京乱（月经不调）、卟佷裆（不孕）、巧尹（头痛）、勒爷屙细（小儿泄泻）、嘞内嘘内（虚劳）等病症。

四、禁忌证

（1）发热（体温 ≥ 37.3℃）患者禁用。

（2）脉搏 ≥ 90 次 / 分患者禁用。

（3）开放性创口或感染性病灶者禁用。

（4）过度疲劳、过饥、过饱或精神高度紧张的患者禁用。

（5）严重心脑血管疾病、严重糖尿病、精神病、身体极度消瘦虚弱者等禁用。

（6）孕妇禁用。

五、操作前准备

（1）环境要求：治疗室内通风、清洁、安静，光线明亮，温度适宜，避免吹风受凉。

（2）用物准备：姜蓉、艾绒、桑皮纸、灸器、95% 乙醇棉球、酒精灯、打火机、止血钳、治疗单、毛巾、纱布、压板、一次性无菌手套。

（3）操作前护理：说明治疗的意义和注意事项，取得患者同意，进行精神安慰与鼓励，消除患者的紧张、恐惧情绪，使患者能积极主动配合操作。

六、操作流程

（1）体位选择：常有俯卧位、仰卧位等，根据病情确定体位，以患者舒适及便于施术者操作为宜，避免用强迫体位。

（2）部位选择：背廊穴（包括龙脊穴、夹脊穴）或脐行线。

（3）洗手，戴口罩、医用帽子及一次性无菌手套。

（4）施术方法

① 放灸器：再次评估施灸部位皮肤情况，将桑皮纸铺在患者施灸部位，灸器放在桑皮纸上。

② 铺姜：戴手套，将姜蓉挤干姜汁在手中压紧后放入灸器，铺满，厚度 2～3cm。

③ 铺艾：将艾绒在手中稍微压实后在姜蓉上从上至下铺成条状（可根据病情铺 1～3 条不等），厚度 1～2cm。

④ 燃艾：再次核对治疗部位，燃烧酒精棉球点燃艾绒进行施灸，使施灸热力缓慢升高通达龙脊，一次施灸即为 1 壮；待第一壮艾绒燃烧至大部分焦黑后，继续在艾灰上重复施灸，每次神龙灸可操作 2～5 壮，以患者自觉施灸部位温煦发热为宜。

⑤ 观察：随时询问患者耐热感受。如患者诉温度过高，可将压舌板插入灸器下平行滑动隔热及散热；或短暂的轻抬灸器，观察患者皮肤情况。

⑥ 灸毕：待艾绒燃烧完毕热力逐渐散去，可撤除灸器、桑皮纸。检查患者皮肤，用纱布轻拭施灸部位的水迹，立即给患者覆盖被子予以保暖。

（5）整理患者衣物及操作物品。

（6）交代患者治疗后注意事项等。

（7）洗手并记录治疗情况。

七、疗程

每次 2～5 壮，每隔 3～7 日 1 次，3～5 次为 1 疗程。

八、注意事项

（1）操作前做好沟通工作，患者情绪紧张或过度饥饿时不能操作。暴露治疗部位时，应注意保护患者隐私及保暖。

（2）施灸过程中注意随时询问患者自我感受，避免热力不足达不到治疗效果，或者温度过高导致皮肤烫伤。

（3）灸后注意观察皮肤情况，施灸后皮肤出现微红灼热，或轻微瘙痒，属正常现象，无需处理。

（4）治疗后 4～6 小时内不宜洗澡，注意保暖，避免吹风着凉。

（5）治疗当天避免过量运动，多饮水，忌食寒凉、热性及酸辣刺激、肥甘厚味、鱼腥等食物。

九、不良反应及应急处理

（1）晕灸：如患者在点灸过程中出现气短、面色苍白、出冷汗等晕灸现象，立即停止操作，让患者头低位平卧，亦可加服少量糖水使其恢复；若严重昏迷不醒者，立即行西医急救处理。

（2）由于治疗时间过长或操作不当，导致患者局部烫伤。

① 用生理盐水清洁创面及浸润无菌纱布湿敷创面直至疼痛明显减轻或者消失，外涂烧伤膏或紫草膏。

② 如有小水疱，皮肤可自行吸收，保持局部的干燥及水疱皮肤的完整性；如水疱较大，可用无菌针头将水疱戳破，放出疱内渗液，每日用碘伏消毒，外涂烧伤膏或紫草膏，保持局部干燥及清洁，预防感染。

十、健康指导

（1）告知患者在治疗后，要注意保暖，注意清淡饮食。

（2）告知患者坚持良好的生活习惯，预防感染。

壮医莲花针拔罐逐瘀疗法操作规程

一、定义

壮医莲花针拔罐逐瘀疗法是在壮医独特理论的指导下，莲花针叩刺与拔罐结合使用治疗疾病的一种方法。

二、主要功效

祛风、湿、寒、热、瘀、痰等毒；具有活血祛瘀、祛邪解毒、消肿止痛作用；可疏通三道两路，行气血等。

三、适用范围

（1）本疗法的适应证较广泛，可用于内、外、妇、儿、皮肤等多科病症。

（2）常见的适应证主要有奔疹（痧病）、发旺（痹痛）、核嘎尹（腰腿痛）、活邀尹（颈椎病）、旁巴尹（肩周炎）、骆芡（骨性关节炎）、隆芡（痛风）、麻抹（麻木）、甬裆呷（半身不遂）、林得叮相（跌打损伤）、年闹诺（失眠）、巧尹（头痛）、嗉呗啷（带状疱疹及带状疱疹后遗神经痛）、能啥能累（瘙痒、湿疹）、叻仇（痤疮）、泵栾（脱发）、斑秃、脂溢性脱发、产后脱发、瘢痕性脱发、骨折愈合后淤积等。

四、禁忌证

（1）高热抽搐者禁用。

（2）自发出血性疾病、有出血倾向或凝血功能障碍者禁用。

（3）严重心脑血管疾病、严重糖尿病、精神病患者、身体极度消瘦虚弱患者等禁用。

（4）局部皮肤有破溃、瘢痕、高度水肿及浅表大血管处禁用。

（5）过度疲劳、饥饿或精神高度紧张的患者禁用。

（6）孕妇禁用。

五、操作前准备

（1）环境要求：治疗室内清洁、安静，光线明亮，温度适宜，避免吹风受凉。

（2）用物准备：一次性莲花针（单头、双头皮肤针）、消毒真空抽气罐、复合碘皮肤消毒液、医用棉签、无菌布、镊子、一次使用灭菌外科手套、大毛巾、治疗车等。

（3）操作前护理：说明治疗的意义和注意事项，取得患者同意，进行精神安慰与鼓励，消除患者的紧张、恐惧情绪，使患者能积极主动配合操作。

六、操作流程

（1）体位选择：常取坐位、俯卧位、仰卧位、侧卧位等，根据病情确定体位，以患者舒适及便于施术者操作为宜，避免用强迫体位。

（2）部位选择

① 循路：依龙路、火路循行路线叩打；

② 循点：根据龙路、火路网结穴位的主治症进行叩刺，常用各种特定穴、龙脊穴、反应点等；

③ 局部：取局部病变部位进行围刺、散刺，常用于局部瘀肿疼痛、瘙痒、顽癣等。根据病情选取莲花针叩刺、拔罐的部位，避开浅表大血管。

（3）洗手，戴外科口罩、医用帽子及一次性无菌手套。

（4）消毒

① 针具消毒：选择一次性莲花针（单头、双头皮肤针）。

② 部位消毒：常规消毒施术部位皮肤，消毒直径大于施术部位5cm。

（5）施术方法

① 叩刺：右手握莲花针针柄尾部，食指在下，拇指在上，针尖对准叩刺部位，用腕力借助针柄弹性将针尖垂直叩打在皮肤上，反复进行，叩刺至皮肤微微渗血。

② 拔罐：叩刺完毕，左手将真空抽气罐扣压在叩刺部位，右手持真空抽气枪连接真空抽气罐气嘴进行抽气，使罐内形成负压，抽气次数以患者耐受为度，然后撤枪，留罐5~15分钟，盖上大毛巾。

③ 起罐：将气罐活塞拔起，然后把罐向一侧倾斜，让空气进入罐内，同时让瘀血流入罐内，慢慢将罐提起，用无菌纱布擦拭所拔部位的瘀血，常规消毒治疗部位的皮肤。

（6）施术后处理：莲花针一人一针，用后丢入利器盒，防止交叉感染。冲洗抽气罐内瘀血后放入500~1000mL/L含氯消毒液中，浸泡消毒30分钟。

（7）整理患者衣物及操作物品。

（8）交代患者治疗后注意事项等。

（9）洗手并记录治疗情况。

七、疗程

每隔 1～3 日 1 次，5～10 次为 1 疗程。

八、注意事项

（1）患者情绪紧张或过度饥饿时不能操作。暴露治疗部位时，应注意保护患者隐私及保暖。

（2）注意检查莲花针针尖，应平齐，无钩、无锈蚀和缺损。

（3）叩打时，针尖应垂直，避免勾挑，叩刺范围应小于所选的罐号罐口。

（4）根据患者的病情及施术部位选择相应规格的莲花针及适合的手法。叩刺手法为轻手法、重手法和中手法 3 种。轻手法为轻腕力叩刺，以致局部皮肤潮红，适用于老弱者、头面部等肌肉浅薄处；重手法以较重腕力敲打叩刺，致局部皮肤隐隐出血，用于壮者、实证及肌肉丰厚处；中刺激介于轻、重刺激之间，以致局部皮肤潮红，局部无渗血为度，适用于一般疾病及多数患者。

（5）治疗过程中随时观察局部皮肤及病情，随时询问患者对叩刺及施罐的耐受程度，防止晕针、晕罐。

（6）治疗过程中应遵守无菌操作规则，防止感染。

（7）治疗后避免患者立即起身离开，安排舒适的体位，并嘱其休息 5～10 分钟后，方可活动。

（8）操作后必须交代患者，若施术部位有瘙痒，属正常的治疗反应；避免用手抓破，以免引起感染。保持施术部位皮肤清洁干燥，6 个小时内不宜淋浴。

（9）治疗后在饮食上应注意忌口，以清淡饮食为主。

九、不良反应及应急处理

（1）晕针、晕罐：如患者治疗过程中出现气短、面色苍白、出冷汗等晕针现象，立即让患者头低位平卧，亦可加服少量糖水可使其恢复；若严重昏迷不醒者，立即行西医急救处理。

（2）由于治疗时间过长或操作不当，导致患者局部起水疱。

① 用生理盐水清洁创面及浸润无菌纱布湿敷创面直至疼痛明显减轻或者消失，外涂烧伤膏或紫草膏。

② 拔罐部位皮肤若出现小水疱，皮肤可自行吸收，保持局部的干燥及水疱皮肤的完整性；如水疱较大，可用无菌针头将水疱戳破，放出疱内渗液，每日用碘伏消毒，外涂烧伤膏或紫草膏，保持局部干燥及清洁，预防感染。

十、健康指导

（1）告知患者在治疗后，要注意保暖，避免受风。

（2）告知患者坚持良好的生活习惯，预防感染。

（3）告知患者注意清淡饮食，少食辛辣刺激性食物。

壮医刺血疗法操作规程

一、定义

壮医刺血治疗是用针刺人体的一定穴位或部位，运用挤压或拔罐等方法使针眼出血达到治病目的。具有调整阴阳，调理气血，止痛消肿，通调龙路、火路气机等功效。

二、主要特点和作用

调整阴阳，调理气血，止痛消肿，通调龙路、火路气机。

三、适用范围

（1）内科、外科、妇科、皮肤科、五官科等常见病、多发病，某些疑难杂症均可使用本疗法治疗。

（2）主要用于火毒、热毒炽盛的阳证、实证、热证。常见适应证主要有昏厥、中暑、中风等急症；痧病，外感发热，痛风，类风湿关节炎、强直性脊柱炎、骨关节炎等风湿病，头痛、失眠、腰痛、哮喘等内科病症；跌打损伤瘀积，腱鞘炎、颈肩腰腿痛等病症；痤疮、荨麻疹、银屑病、慢性湿疹、带状疱疹后遗神经痛、疮、痈、无名肿毒等皮肤科病症；急性咽炎、目赤肿痛、鼻炎等五官科等病症。

四、禁忌证

（1）出血性疾病、有出血倾向或损伤后不易止血者。
（2）体质虚弱、贫血、低血压者。
（3）局部皮肤溃烂、瘢痕，皮肤有感染的患者。
（4）合并心、肝、肾等严重原发性疾病，精神病患者。
（5）体质虚弱、极度消瘦者、贫血、低血压者。
（6）孕妇或有习惯性流产者，女性经期最好不做本疗法。

五、操作流程

（一）操作前准备

（1）针具及其他：三棱针或一次性注射针头、拔罐器、一次性灭菌橡胶外科手套、0.5% 碘伏或 75% 乙醇、医用棉签、无菌纱布、胶布。

（2）刺血部位的选择：根据病症选取适当治疗部位，包括穴位、浅表龙路脉络、病理反应点，如穴位周围可见浅表龙路脉络，则首选刺脉络，如看不见脉络则刺穴位局部皮肤。

① 穴位：穴位以痛处为主取穴，则直达病所，是最常用的取穴法。

② 络脉：浅表能见得到的龙路脉络。

③ 病理反应点：指脏腑病变在皮肤上的所表现出的反应点。如眼病、痔疮均可在胸背、腰骶部寻找细小的暗红色点。

（二）操作步骤

（1）持针：右手拇指、食指二指持针，中指抵住针体，露出针尖 1～2cm，左手捏住或夹持刺血部位皮肤。

（2）进针：右手持针迅速浅刺治疗部位，深 0.1～0.3cm，左手挤按针孔，使其出血，出血量根据病情而定。

（3）根据病情可加用拔罐增加出血量。

（4）术后常规消毒皮肤，敷无菌纱布，胶布固定。

（三）施术方法

（1）点刺：先在刺血治疗部位轻轻推搓，使血液凝聚穴位，用三棱针或毫针在浅表络脉聚集血明显处迅速点刺，使其出血，挤压，血尽而止或3到5滴血。此法常用于少或小的穴位刺血。如点刺少商治咽喉痛，点刺额中治疗头胀头痛，点刺四缝穴治疗小儿疳积等。

（2）散刺：根据刺血部位大小，用三棱针或一次性针头在病灶进行多点散刺，先取最肿痛严重处中心，上下左右各一点，呈梅花形，即梅花穴，用于风湿病、皮肤病及扭挫伤局部等病症。

（3）刺络：先用止血带捆扎刺血部位上端，后用三棱针刺入突显的细浅静脉，使其少量出血。如中暑时在肘窝、腘窝处浅静脉处刺络出血。

（4）挑刺：在病灶反应点处，用三棱针由浅至深挑破皮肤部分的纤维组织。多用于痔疾等病。

壮医刺血治疗出血量估算。微量：出血量≤1.0mL。少量：出血量在

1.1～5.0mL。中等量：出血量在 5.1～10.0mL。大量：出血量＞10.0mL。

六、疗程

壮医刺血疗法一般可起到立竿见影的效果，急性病症，一次可见效，中病即止，根据病情，每1～2天1次；慢性病症，每3～5天1次，中病即止或病已大减则停止。

七、注意事项

（1）术前要做好沟通工作，消除患者的思想顾虑，使患者配合治疗。
（2）刺血针具必须严格消毒，或用一次性，防止感染。
（3）要选择合适体位，既要使患者舒适，又要便于医生操作，首次接受刺血治疗者建议取卧位。
（4）操作时要严格执行无菌技术操作，防止感染。
（5）治疗过程中应观察患者面色、神情，询问患者耐受情况，如出现面色苍白、出冷汗等晕针、晕血情况，立即停止操作。
（6）手法要快、准、稳，针刺宜浅，出血量不要过多。

八、不良反应及处理

（1）晕针：如患者在针刺过程中出现气短、面色苍白、出冷汗等晕针现象，立即停止操作，让患者头低位平卧，喝热水，或加少量糖，并注意观察面色、脉象、血压等。
（2）血肿：用消毒干棉球按压血肿部位 3～5 分钟，防止血肿变大；出血量较大的血肿加以冷敷，以促进凝血，24 小时后可行热敷，促进血肿吸收。

九、健康指导

（1）刺血后嘱患者饮温开水，加食盐或食盐和白糖。
（2）刺血后 24 小时内避免淋浴，保持施术部位清洁、干燥。
（3）刺血后注意保暖，防止受寒。拔罐后忌食生冷、油腻、辛辣食物。
（4）禁止在同一个部位反复刺血，避免造成局部出现硬结。

壮医敷贴疗法操作规程

一、定义

壮医敷贴疗法是将壮药敷贴于人体某些部位或穴位上，通过皮肤对药物的吸收，达到预防、治疗疾病的一种外治疗法。

二、主要特点和作用

（1）主要特点：该疗法在壮族民间应用广泛，疗效好，无需贵重仪器设备及特殊场地，适合在基层推广。

（2）作用：具有调气血、疏通三道两路、调阴阳、祛邪毒、消肿痛等功效。

三、适用范围

（1）内科、外科、妇科、皮肤科、五官科、儿科等常见病、多发病。

（2）常见适应证主要有发旺（风湿病）、奔唉（咳嗽）、哈呷（哮喘）、麻邦（中风）、血压嗓（高血压）、年闹诺（失眠）、胴尹（胃痛）、鹿（呕吐）、呃逆、腰痛等内科病症；颈淋巴结核、幽堆（前列腺肥大）、夺扼（骨折）、林得叮相（跌打损伤）、呗（痈疮肿毒）等外科病症；京尹（痛经）、乳腺增生、慢性盆腔炎、子宫肌瘤等妇科病症；航靠谋（痄腮）、勒爷屙细（小儿泄泻）、奔疳（疳积）、勒爷病卟恨（小儿厌食症）、小儿支气管炎等儿科病症；楞涩（过敏性鼻炎）、近视、副鼻窦炎、急性扁桃体炎等五官科病症等病症。

四、禁忌证

（1）皮肤损伤、溃疡、炎症、水疱等。

（2）皮肤过敏者。

（3）孕妇。

五、操作流程

（1）施术前准备

① 物品：低度米酒、姜汁或米醋、玻璃贴或敷贴、胶布、绷带、医用棉签、医用手套。

② 药物：根据病情选择相应药物，可用鲜药，或干药粉碎制成药散，或制成药膏。

（2）备齐用物，说明治疗的目的和注意事项，进行精神安慰与鼓励，消除患者的紧张、恐惧情绪，使患者能积极主动配合操作。

（3）部位选择：根据病症选取适当治疗部位，敷贴前宜用温开水将敷贴部位清洗干净。

（4）体位选择：选择患者舒适、医者便于操作的体位，以坐位或卧位为宜。

（5）施术方法

① 调药：取适量药物，阴证方用低度米酒或姜汁配制，阳证方用米醋配制，调成糊状后均匀涂抹于玻璃贴或敷贴上。

② 敷贴：选择合适的敷贴。如使用米酒调制膏药，先加热至 40 ～ 50℃，温度适宜即敷贴在治疗部位或穴位，敷贴时间为 4 ～ 6 小时（根据患者耐受或病情而定），老年人、小儿及体质虚弱的患者敷贴时间可以适当缩短。

③ 固定：敷贴部位如果在头面或躯干，只需用胶布固定即可；如果在关节或活动度大的部位，必须用绷带固定，以免药贴容易脱落。小儿往往用手抓挠敷贴部位，加用绷带固定。

六、疗程

每日 1 次，贴敷时间为 4 ～ 6 小时（老年、小儿及体质弱者敷贴时间可适当缩短，为 1 ～ 2 小时），病情症状严重者可每日 2 次，7 ～ 14 天为 1 疗程。

七、注意事项

（1）注意观察有无皮肤瘙痒、红肿等皮肤过敏现象。

（2）根据病情需要确定敷贴穴位数量。

八、不良反应及处理

皮肤过敏：停止敷贴，并将残余药物及药渍洗净，轻者无需处理，重者遵医嘱给内服或外用抗过敏药。

九、健康指导

（1）敷贴时间不宜超过 6 小时，以免胶布过敏。

（2）治疗后注意保暖防寒。

（3）忌食生冷、辛辣及海鲜等食物。

（4）调畅情志，劳逸结合。

壮医药熨疗法操作规程

一、定义

壮医药熨治疗是将药物反复烫熨部位或穴位的一种治疗方法。具有祛风毒、散寒毒、除湿毒、化瘀毒，消肿痛，散瘀结，通龙路、火路气机等功效。

龙路（Loh longz）：龙路在人体内即是血液传输的通路（部分壮医又称之为血脉、龙脉），其主要功能是为脏腑骨肉输送营养。龙路有干线，有网络，遍布全身，其中枢在心脏。

火路（Loh feiz）：火路为人体内传感之道，用现代语言来说为"信息通道"，其中枢在"巧坞"。

二、主要特点和作用

（1）主要特点

① 无创无痛，安全有效；

② 作用直接，适应证广；

③ 简单易学，便于推广。

（2）作用：祛风毒、散寒毒、除湿毒、化瘀毒，消肿痛，散瘀结，通龙路、火路气机等功效。

三、适用范围

（1）内科、外科、妇科、皮肤科、五官科、儿科等常见病、多发病。

（2）主要用于寒毒、湿毒、风毒、痧毒、瘀毒所致的病症，如发旺（风湿病）；痧病（如感冒）；麻邦（中风偏瘫）、肌肤麻木不仁、肌肤痹冷疼痛、萎软无力；颈肩腰腿痛、骨折、跌打损伤等；带状疱疹后遗神经痛；哮喘、慢性咳嗽、鼻炎等；痛经、闭经等妇科病。

四、禁忌证

（1）皮肤有创面、溃烂者。

（2）有出血性疾病者禁用，如血小板减少性紫癜、过敏性血小板减少性紫癜、月经过多、崩漏等。

（3）孕妇腹部、腰骶部。

五、操作流程

（一）施术前准备

（1）医护人员详细询问，对患者的病情进行治疗前评估，掌握好适应证。

（2）根据病情确定治疗药物、部位、体位。

（3）医护人员向患者阐明治疗的目的、过程及体位，以期配合。

（4）药物：根据病情选择相应壮药，可粉碎。

（5）药液准备：将药物装入布袋，加水浸药至少30分钟，然后加热煮沸20分钟，滤出药液备用。

（6）消毒毛巾、木桶、一次性木桶袋。

（7）部位选择：根据病症选取适当治疗部位。每次治疗部位≤4个。

（8）体位选择：选择患者舒适、医者便于操作的体位，以坐位或卧位为宜。

（二）消毒

术者消毒：清洁洗手，先戴无菌手套，再戴纱手套，最外层戴防烫厚胶手套。

（三）施术方法

（1）熨敷：用加厚毛巾趁热浸药液，拧成半干，反复熨敷患处，药熨过程中保持适合的温度（以患者耐受为宜），温度一般不超过50℃，及时更换热毛巾。

（2）浸洗：根据病情需要，熨敷后可选择使用药水浸洗患处或浸泡双足。

（3）施术后处理：施术后，用消毒方纱拭干局部。

六、疗程

每次每个部位20～30分钟，根据病情确定。一般每日1次，5～15天为1疗程。

七、注意事项

（1）老年人、幼儿及对热不敏感者，药熨温度不超过50℃。

（2）在腹部行药熨时手法宜轻。

八、可能的意外情况及处理

烫伤：立即停止治疗，外涂新鲜芦荟、万花油或烫伤膏。若水疱不大只要告诉患者注意不要擦破，几日后即可吸收而愈。如水疱较大者，可以用消毒针具沿皮穿刺，放出水液，外用消毒敷料保护。

九、健康指导

（1）药熨治疗后嘱患者饮温开水，加食盐或食盐和白糖。
（2）药熨后 24 小时内避免淋浴，保持施术部位清洁、干燥。
（3）药熨后注意保暖，防止受寒。

壮医熏洗疗法操作规程

一、定义

壮医熏洗疗法是在壮医药理论指导下，采用壮药煎煮至沸腾后，取药液熏蒸皮肤患处，等药液温度适宜后，再用药液淋洗或浸泡局部患处或全身，从而产生治疗作用的一种防治疾病方法。

二、主要特点和作用

（1）主要特点
①无创无痛，疗效显著；
②经济简便，适应范围广；
③易学易用，安全可靠。
（2）主要作用：疏通三道两路，祛风散寒，活血化瘀，解毒消肿，除湿止痛，扶正祛邪。

三、适用范围

（1）内科、外科、妇科、皮肤科、五官科、儿科等常见病、多发病。
（2）主要用于风湿病关节痛、硬皮病、痧症、中风偏瘫、肢体麻木等内科病症；跌打损伤、骨折愈合瘀积、骨折后遗症、血栓闭塞性脉管炎、血管炎、痔疮等外科病症；急性结膜炎、急性睑腺炎、鼻炎等五官科病症；颈椎病、落枕、肩周炎、颈肩痛、腰腿痛、腰椎间盘突出症、腰肌劳损等痛症；皮癣、皮疹、荨麻疹、神经性皮炎、脂溢性皮炎、脚气等皮肤病症。

四、禁忌证

（1）急性传染病、恶性肿瘤者、重症心脑血管疾病、高血压病、严重贫血、活动性肺结核患者，高热患者。
（2）内痔出血量大，缝合伤口术后禁用。
（3）眼部的新鲜出血性疾病，或局部已成脓病灶。

（4）严重皮肤过敏病史者禁用。

（5）孕妇或妇女经期。

五、操作流程

壮医熏洗疗法借助于蒸汽与药液的熏洗，可用于全身性疾病或局部病症的治疗。根据操作方法的不同，可将熏洗疗法分为熏洗法、淋洗法、渐渍法；根据部位不同，可分为全身熏洗法和局部熏洗法。

（一）操作前准备

（1）药物：根据病情选用壮药。

（2）器具：木盘、水桶、浴盆或浴缸。

（3）其他：毛巾、浴巾、布袋，一次性塑料薄膜袋（用于套熏洗器具），布单等。

（二）操作步骤

（1）药液制备

① 煮药：将药物放入容器内，或放入布袋，绑好袋口，加水煎煮，煮沸约30分钟。

② 过滤去渣取药液备用，盖好保温。

（2）熏蒸：将药液放入熏洗容器内，趁药液热而有蒸汽时，将患病部位置于容器上，药液蒸汽上直接熏蒸患病部位。为避免药物蒸汽散失和温度降低过快导致熏蒸效果降低，要扎好塑料薄膜或布单，在熏蒸部位之外加上布单。

（3）浸洗或淋洗：待药液温度降低（药液温度以 40～50℃为宜，以不烫为度）时，将患部浸入药液中洗浴或淋洗患部。

（4）熏洗完毕后，迅速用干毛巾拭去患部或身体上的药液或汗液，用适宜物品盖住患部或身体。此法多用于治疗全身疾病。

（三）操作方法

（1）熏洗法：将药液倒入容器中（木盘、水桶、浴盆或浴缸，事前套好一次性套袋），将患病部位置于药物蒸汽上直接熏蒸。为了保持疗效，多在熏蒸部位之外加上布单，以避免药物蒸汽散失和温度降低过快导致熏蒸效果降低。待药液温度降低（以不烫为度）时，将患部浸入药液中洗浴或淋洗患部。熏洗完毕后，迅速用干毛巾拭去身体或患部上的药液或汗液，用适宜物品盖住患部或身体。此法多用于治疗全身疾病。

（2）淋洗法：将药物放入容器内，趁热装入小喷壶或小嘴茶壶内，连续不断地淋洗患处，或用消毒纱布蘸药汤连续淋洗患处。淋洗完毕后，根据伤口情况进行常规换药。此法多用于治疗疖、痈破溃流脓或创伤感染、皮肤溃疡等，尤其是发生于腹部及腰背部者。

（3）溻渍法：将药液倒入盆中，于盆上放置带孔横木架，将患肢放在横木架上，外盖布单或毛巾，不使热气外透，进行熏蒸，待药汤不烫时，再用消毒纱布、干净布或干净毛巾，蘸药汤溻渍患处，稍凉时再换热汤，连续乘热溻渍患处。此法多用于治疗四肢或头面部的疾病。

（四）具体实施的部位

1. 全身熏洗法

将药液倒入容器（浴盆或浴池）中，先在盆内放一小木凳，高出液面 10cm 左右，令患者坐在小木凳上面，外罩塑料薄膜或布单，勿使热气外泄，使入浴者头部外露，进行熏疗。待药液不烫时，以患者耐受为度，患者浸于药液内，洗浴全身，以汗出为度。熏洗疗法多用于全身疾病的治疗。

2. 局部熏洗法

（1）头面熏洗法：将药液倒入清洁消毒的脸盆中，先俯首与面盆保持一定的距离，趁热熏蒸面部，待药液温度适宜后，进行沐发、洗头、洗面。此法多用于治疗头面疾病。

（2）眼熏洗法：将药液倒入小杯子中，先俯首，使眼杯与眼窝边缘紧紧贴住，然后仰首，并频频瞬目，进行熏蒸。待药液温度适宜后，用消毒纱布或棉球浸药液，不断淋洗眼部。此法多用于治疗眼科病症。

（3）手足熏洗法：将药液倒入瓷盆或木桶内，外罩布单，将患处手足与容器封严，趁热熏蒸，然后待药液温后浸洗手足，洗足时可以用手摩擦双足的穴位。水温以 50 ～ 60℃为宜。根据患病部位的不同，决定药液量的多少，如熏洗足部以药液浸没两足踝部为宜。此法多用于治疗四肢疾病。

（4）坐浴熏洗法：将药液置盆中，先趁热熏蒸，待药液温度适宜时，浸洗肛门或阴部。药液温度以 40 ～ 50℃为宜。此法多用于治疗肛门及会阴部位疾病。

六、疗程

每天治疗 1 ～ 3 次，每次操作时间 20 ～ 30 分钟，14 天为 1 疗程。

七、注意事项

（1）用药安全：在选择用药时，避免用对皮肤有刺激性、腐蚀性的药物或有毒的药物。不能内服的药，应防止药液溅入口、眼、鼻中，治疗后洗手方可接触食物。

（2）合理煎煮：根据不同药物煎煮方法煎煮，鱼腥草、薄荷、荆芥、藿香等宜后下，石决明、石膏等宜先煎，苍耳子、蒲黄、车前子等宜布包煎，以保证药效。

（3）掌握好患处与盛药液器皿的距离，过热会烫伤或烧伤患处。

（4）温度适宜：根据熏洗部位、病情、体质及年龄等因素而定。保持熏洗药液的适当温度，不可太热，以不烫为宜，以免发生皮肤烫伤。在熏洗过程中，药液必须保持一定的温度，药液不宜过冷，否则不利于药物吸收。如果药液变凉时，可再加热，保持用持续温热的药液进行熏洗。

（5）避风寒：熏洗治疗时，尤其是冬季应注意保暖，夏季要避免风吹。全身熏洗后，皮肤血管扩张，血液循环旺盛，全身温热出汗，必须待汗解，穿好衣服，以免受寒感冒。

八、不良反应及处理

（1）晕厥：在全身熏洗过程中，若患者出现头晕、恶心、冒冷汗等不适时，应立即停止熏洗，让患者卧床休息，按压人中穴，监测生命体征，必要时进一步诊治。

（2）皮肤过敏：若患者出现皮肤过敏，表现为瘙痒等症，应立即停止熏洗，并给予对症处理。

九、健康指导

（1）熏洗治疗后，适当饮温开水、温盐水或糖盐水。
（2）熏洗治疗后，注意保暖防寒。
（3）熏洗治疗后6小时内暂时不要沐浴，以维持较长的药效。

壮医熏蒸疗法操作规程

一、定义

壮医熏蒸疗法是在壮医药理论指导下，通过煎煮壮药产生的蒸汽熏蒸患处，从而达到防治疾病的一种外治方法。

二、主要特点和作用

（一）主要特点

（1）无创无痛，疗效显著。
（2）经济简便，适应范围广。
（3）易学易用，安全可靠。

（二）主要作用

祛风散寒，温通经络，活血化瘀，除湿止痛，调和气血，疏通龙路、火路气机。

三、适用范围

（1）内科、外科、妇科、皮肤科、五官科、儿科等常见病、多发病。
（2）主要用于痧病、风寒感冒、风湿病关节痛、硬皮病、肢体麻木等内科病症；颈椎病、落枕、肩周炎、颈肩痛、腰腿痛、腰椎间盘突出症、腰肌劳损等痛症；跌打损伤、骨折愈合瘀积、骨折后遗症、血栓闭塞性脉管炎、血管炎等外科病症。

四、禁忌证

（1）重症高血压、心脏病、急慢性心功能不全者，重度贫血、动脉硬化症、心绞痛、精神病、青光眼等。
（2）急性传染病。

（3）有开放性创口、感染性病灶。

（4）月经期及妇女妊娠。

（5）年龄过大或体质特别虚弱的人群。

五、操作流程

（一）操作前准备

（1）药物：根据病情选用壮药。

（2）器具：熏蒸治疗设备（带有熏蒸发生器），如足浴熏蒸桶（带有熏蒸发生器），或全身熏蒸桶（带有熏蒸发生器），或自动熏蒸治疗仪。

（3）其他：毛巾、浴巾、一次性治疗巾、一次性塑料薄膜袋（用于套熏蒸桶）等。

（二）操作步骤

（1）药液制备

① 煮药：将药物放入容器内，或放入布袋，绑好袋口，加水煎煮，煮沸约30分钟。

② 过滤去渣取药液备用。

（2）熏蒸：将药液放入熏蒸治疗设备的熏蒸发生器，调好模式，患者进入熏蒸桶内或将患病部位置于药物蒸汽上直接熏蒸。

（3）熏蒸完毕后，迅速用干毛巾拭去患部或身体上的药液或汗液，用适宜物品盖住患部或身体。此法多用于治疗全身疾病。

（三）操作方法

根据使用的熏蒸治疗设备和治疗部位不同各有其操作方法，常用方法如下。

1.熏蒸治疗仪局部熏蒸

将过滤后的药液置于熏蒸治疗仪中，调好治疗模式，待出蒸汽，将患病部位置于药物蒸汽下直接熏蒸，距离以能接受为度。熏蒸完毕后，迅速用干毛巾拭去身体或患处部位上的药液或汗液，用适宜物品盖住患处部位。此法多用于治疗局部病症。

2.足浴熏蒸桶足浴熏蒸

将过滤后的药液置于足浴熏蒸桶的熏蒸汽发生器中，调好治疗模式，待出蒸汽，将患病双足置于足浴熏蒸桶直接熏蒸，温度以能接受为度。熏蒸完毕后，迅速用干毛巾拭去身体或患处部位上的药液或汗液，用适宜物品盖住患处部位。

此法多用于治疗四肢病症。

3. 全身熏蒸桶全身熏蒸

将过滤后的药液置于足浴熏蒸桶的熏蒸汽发生器中，调好治疗模式，待出蒸汽，患者进入熏蒸桶内坐住，直接熏蒸，温度以能接受为度。熏蒸完毕后，打开桶盖出来，迅速用干毛巾拭去身体或患处部位上的药液或汗液，用适宜物品盖住患处部位。此法多用于治疗全身病症。

六、疗程

一般是每天治疗 1 次，每次时间 30 分钟，体质较弱者 2～3 天治疗 1 次，每次时间 20 分钟，14 天为 1 疗程，或中病即止。

七、注意事项

（1）饭前饭后半小时内、饥饿、过度疲劳。

（2）每一次接受治疗的时间不宜超过半小时。

（3）在接受熏蒸治疗的过程中如出现头晕或恶心等不适时，应马上停止治疗，静卧休息。

（4）冬季应注意保暖。

（5）老人和小孩接受熏蒸治疗应有专人陪护。

八、不良反应及处理

（1）若患者出现头晕、恶心，则应立即停止熏蒸，让患者立即停止熏蒸，卧床休息，轻者静卧片刻，给予饮温开水，可加糖或食盐，即可恢复。

（2）出现皮肤烫伤，立即停止熏蒸，外涂湿润烧伤膏。

九、健康指导

（1）告知患者壮药熏蒸过程中注意药液温度，出现灼热不适应，及时报告。

（2）熏洗治疗后，适当饮温开水、温盐水或糖盐水。

（3）熏洗治疗后，注意保暖防寒。

（4）壮药熏蒸后 6 小时内暂时不要沐浴，以维持较长的药效。

壮医点穴疗法操作规程

一、定义

壮医点穴疗法是以壮医理论为基础，将相应的药酒涂在患者的特定穴位上，通过医者的手、指、掌、肘等部位运用点、按、揉等按摩手法直接作用于患者身体的经络穴位上，同时以意领气，以意灌指，以指代针，气功指针，意气相合，意至气至，对症相求，以去其疾，以通调三道两路，使三气同步，从而达到防治疾病的一种方法。

二、主要特点和作用

祛风毒，除湿毒，化瘀毒，散寒毒，通调龙路火路气机。

三、适用范围

（1）内科、外科、妇科、皮肤科、五官科、儿科等常见病、多发病。

（2）主要用于寒毒、湿毒、瘀毒内阻等引起的病症，如神经性头痛、周围性面神经麻痹、颈椎病、肩周炎、网球肘、胸椎功能紊乱症、腰椎间盘突出症、骨质增生症、第三腰椎横突综合征、臀上皮神经炎、梨状肌损伤、退行性膝关节炎等伤科疾病；失眠、腹痛、腹泻、脑卒中后遗症等内科病症；闭经、痛经等妇科疾病。

四、禁忌证

（1）年老体弱者。

（2）严重心脏病患者。

（3）严重皮肤病患者。

（4）各种骨折以及急性软组织损伤者。

（5）各种出血性疾病患者。

（6）严重传染病患者。

（7）酒醉、饥饿、剧烈运动后禁用。

（8）妇女妊娠期、经期、产后未恢复者禁止在腰、臀、腹部治疗。

五、操作流程

（1）施术前准备：按摩床、药酒。

（2）环境要求：治疗室内清洁、安静，光线明亮，温度适宜，避免吹风受凉。

（3）术前护理：备齐用物，说明治疗的意义和注意事项，进行精神安慰与鼓励，消除患者的紧张、恐惧情绪，使患者能积极主动配合操作。

（4）部位选择：根据病症选取适当治疗部位。

（5）体位选择：常有仰卧位、俯卧位。根据病情确定体位。

（6）术者清洁双手。

（7）施术方法

① 经络诊查，明确相关的经络上是否有压痛及硬结条索点。

② 患者双手抱枕俯卧于治疗床上，充分暴露腰背部，医生立于患者的左侧，在背部膀胱经的相应腧穴涂擦配制好的药酒。

③ 自上而下掌推背部；双手叠掌揉按背部膀胱经；双手拇指揉按膀胱经第一侧线；滚法滚动背部膀胱经；弹拨背部膀胱经上重点穴位（如心俞、肝俞、脾胃俞、肾俞等）；肘尖揉按背部敏感点；轻快叩击背部膀胱经。

④ 平卧位，在相应穴位上涂擦配制好的药酒，运用点、按、揉等手法治疗。

六、疗程

每次 10～15 穴，每日 1 次，10 次为 1 疗程。

七、注意事项

（1）点穴治疗后患者往往在施术部位有酸、胀麻、热、抽动感，此为正常现象。

（2）在运用手法时不宜过重，以防造成骨折。

八、不良反应及处理

软组织损伤：可局部加压包扎或用冰袋冷敷，24 小时后改热敷治疗。

九、健康指导

（1）告知患者在治疗后，要注意保暖，忌食辛辣、生冷、油腻食物，坚持良好的生活习惯，保证充足的睡眠时间。

（2）告知患者治疗后局部出现红肿、丘疹、奇痒等现象，及时报告。

壮医经筋针刺疗法操作规程

一、定义

壮医经筋针刺是在十二经筋理论理论指导下，结合壮族民间理筋术，总结出以筋结摸结诊病术和针刺解结治病术的一种综合针刺方法。

二、主要特点和作用

具有祛风毒、除湿毒、化瘀毒、散寒毒及通调龙路、火路气机的功效。

三、适用范围

（1）内科、外科、妇科、皮肤科、五官科、儿科等常见病、多发病。

（2）主要用于寒毒、湿毒、瘀毒内阻等引起的病症，如颈椎病、肩周炎、网球肘、胸椎功能紊乱症、腰椎间盘突出症、骨质增生症、第三腰椎横突综合征、臀上皮神经炎、梨状肌损伤、退行性膝关节炎、神经性头痛、周围性面神经麻痹、脑血管意外后遗症等。

四、禁忌证

（1）有出血性疾病者。

（2）严重心脏病患者。

（3）精神病患者，或精神高度紧张、狂躁不安、抽搐不能合作者。

（4）局部皮肤有破溃、瘢痕、高度水肿及浅表大血管处禁用。

（5）孕妇、年老体弱者。

（6）过度疲劳、饥饿的患者慎用。

五、操作流程

（1）施术前准备：一次性针灸针，75％乙醇，0.5％碘伏，75％乙醇棉球，医用棉签。

（2）环境要求：治疗室内清洁、安静，光线明亮，温度适宜，避免吹风受凉。

（3）术前护理：备齐用物，说明治疗的意义和注意事项，进行精神安慰与鼓励，消除患者的紧张、恐惧情绪，使患者能积极主动配合操作。

（4）部位选择：根据病症选取适当治疗部位。

（5）体位选择：常有坐位、仰卧位、俯卧位、侧卧位等。根据针刺部位确定体位。

（6）消毒

① 针具消毒：选择一次性针灸针。

② 部位消毒：施术部位常规消毒。

③ 术者消毒：术者采用七步洗手法清洗双手，再用75%乙醇棉球擦拭。

（7）施术方法

① 壮医经筋摸结：运用拇指的指尖、指腹及拇指与四小指的指合力或用肘尖，对经筋循行路线做浅、中、深层次，由浅至深，由轻至重，以切、循、按、摸、弹拨、推按、拨刮、拑捏、揉捏等手法行检。筋结分点、线、面等形状，触摸有粗糙样、小颗粒状、结节状、条索状、线样，甚至成片状，大小不一，深浅不一，以触压疼痛异常敏感为特征。

② 固结行针：根据病情选用3～10个筋结点，局部常规消毒，手持一次性针灸针，对准筋结点快速进针，不留针，每个筋结点针刺3～5次。

（8）施术后处理：术后用75%乙醇局部消毒皮肤。

六、疗程

每日1次，10次为疗程。

七、注意事项

（1）根据患者体质和病情，注意掌握手法的刺激强度。

（2）进针时应避开动脉、静脉。

八、不良反应及处理

（1）晕针：如患者在治疗过程中出现气短、面色苍白、出冷汗等晕针现象，立即让患者头低位平卧10分钟左右，亦可加服少量糖水。

（2）血肿：用消毒干棉球按压血肿部位3～5分钟，以防止血肿变大；出血量较大的血肿加以冷敷，以促进凝血，24小时后可行热敷，促进血肿吸收。

九、健康指导

（1）告知患者在治疗后，要注意保暖，忌食辛辣、生冷、油腻食物，坚持良好的生活习惯，保证充足的睡眠时间。

（2）告知患者治疗后局部出现发红、瘀肿、出血等现象，不要抓挠，及时报告。

壮医经筋疗法操作规程

一、定义

壮医经筋疗法是在十二经筋理论指导下，结合壮族民间理筋术，总结出以手法、针刺、拔罐相结合的一种综合疗法。

二、主要特点和作用

具有祛风毒、除湿毒、化瘀毒、散寒毒、消肿痛、散癥结及通调龙路、火路气机等功效。

三、适用范围

（1）内科、外科、妇科、皮肤科、五官科、儿科等常见病、多发病。

（2）主要用于寒毒、湿毒、瘀毒内阻等引起的病症，如颈椎病、肩周炎、网球肘、胸椎功能紊乱症、腰椎间盘突出症、骨质增生症、第三腰椎横突综合征、臀上皮神经炎、梨状肌损伤、退行性膝关节炎、神经性头痛、周围性面神经麻痹、脑血管意外后遗症等。

四、禁忌证

（1）有出血性疾病者。

（2）严重心脏病患者。

（3）各种骨折以及急性软组织损伤者。

（4）精神病患者，或精神高度紧张、狂躁不安、抽搐不能合作者。

（5）严重皮肤病患者。

（6）严重传染病患者。

（7）酒醉、饥饿、剧烈运动后禁用。

（8）年老体弱者。

（9）妇女妊娠期、经期、产后未恢复者禁止在腰、臀、腹部治疗。

五、操作流程

（一）施术前准备

一次性针灸针、拔罐器、按摩床、75％乙醇、0.5％碘伏、75%乙醇棉球、医用棉签。

（二）环境要求

治疗室内清洁、安静，光线明亮，温度适宜，避免吹风受凉。

（三）术前护理

备齐用物，说明治疗的意义和注意事项，进行精神安慰与鼓励，消除患者的紧张、恐惧情绪，使患者能积极主动配合操作。

（四）部位选择

根据病症选取适当治疗部位。

（五）体位选择

常有坐位、仰卧位、俯卧位、侧卧位等。根据病情确定体位。

（六）消毒

（1）针具消毒：选择一次性针灸针。

（2）部位消毒：常规消毒施术部位皮肤。

（3）术者消毒：术者采用七步洗手法清洗双手，再用75％乙醇棉球擦拭。

（七）施术方法

运用拇指的指尖、指腹及拇指与四小指的指合力或用肘尖，对经筋循行路线做浅、中、深层次，由浅至深，由轻至重，以切、循、按、摸、弹拨、推按、拨刮、拑掐、揉捏等手法行检。筋结分点、线、面等形状，触摸有粗糙样、小颗粒状、结节状、条索状、线样，甚至成片状，大小不一，深浅不一，以触压疼痛异常敏感为特征。

（1）手法解结：先用拨法在病变部位来回滚动3～5遍，使局部充分放松发热。肘部和手指相结合，顺着病变部位的经筋线进行按、揉、点、推、捏拿等分筋理筋手法，施术时间约10分钟。

（2）固结行针：局部常规消毒，手持一次性针灸针，对准筋结点快速进针，不留针。

（3）如是寒证，用壮医火针：局部常规消毒，术者左手拇指按压固定查及的筋结点，右手持火针针具，将针尖置于酒精灯上烧红至发白，迅速将针尖垂直刺入皮肤，直达筋结点，不留针。

（4）拔罐：在筋结点上拔罐，留罐 8 ～ 10 分钟。

（八）施术后处理

术后常规消毒皮肤。

六、疗程

1 ～ 2 日 1 次，每次 1 ～ 3 个部位，7 ～ 14 次为 1 疗程。

七、注意事项

（1）术者选择好合适的位置、步态、姿势，以有利于发力和持久操作，并避免自身劳损。

（2）手法由轻到重，不可粗暴用力。

（3）进针时应避开动脉、静脉。

（4）注意留罐时间，避免出现水疱。

八、不良反应及处理

（1）软组织损伤：局部加压包扎或用冰袋冷敷，24 小时后改热敷治疗。

（2）血肿：用消毒干棉球按压血肿部位 3 ～ 5 分钟，以防止血肿变大；出血量较大的血肿加以冷敷，以促进凝血，24 小时后可行热敷，促进血肿吸收。

（3）晕针：如患者在针刺过程中出现气短、面色苍白、出冷汗等晕针现象，立即让患者头低位平卧 10 分钟左右，亦可加服少量糖水。

（4）水疱：若水疱不大，只需告诉患者注意不要擦破，数日后即可吸收而愈。水疱较大者，可以用消毒针具沿皮刺穿，放出水液，外用消毒敷料保护，或到医院进行处理。

九、健康指导

（1）告知患者在治疗后，要注意保暖，忌食辛辣、生冷、油腻食物，坚持良好的生活习惯，保证充足的睡眠时间。

（2）告知患者治疗后局部出现发红、瘀肿、出血、瘙痒等现象，不要抓挠，及时报告。

壮医经筋推拿疗法操作规程

一、定义

壮医经筋推拿疗法是在壮医三道两路、三气同步、毒虚致病等理论指导下，并结合十二经筋理论，运用壮族民间流传的理筋术手法动作的一种壮医推拿疗法。

二、主要特点和作用

壮医经筋推拿疗法具有简便易行、渗透力强、见效较快的特点，具有祛风毒、除湿毒、化瘀毒、散寒毒、消肿痛、散瘀结及通调龙路、火路气机等治疗作用。

三、适用范围

（1）内科、外科、妇科、皮肤科、五官科、儿科等常见病、多发病。

（2）主要用于治疗因长期劳损或急慢性运动损伤等原因引起的多种躯体痛症和一些其他病症，如颈椎病、肩周炎、网球肘、胸椎功能紊乱症、腰椎间盘突出症、骨质增生症、第三腰椎横突综合征、臀上皮神经炎、梨状肌损伤、退行性膝关节炎、神经性头痛、周围性面神经麻痹、脑卒中后遗症等。

四、禁忌证

（1）有出血性疾病者。

（2）严重心脏病患者。

（3）各种骨折以及急性软组织损伤者。

（4）精神病患者，或精神高度紧张、狂躁不安、抽搐不能合作者。

（5）严重皮肤病患者。

（6）严重传染病患者。

（7）酒醉、饥饿、剧烈运动后禁用。

（8）年老体弱者。

（9）经期、妇女妊娠期、产后未恢复者禁止在腰、臀、腹部治疗。

五、操作流程

（1）查灶：运用的是手指触诊法，用拇指的指尖、指腹及拇指与其余四指的合力作为探查工具，按经筋线路图从远到近，对患者做按、压、切、弹等查灶手法进行探查，结合"常"与"异"的感觉对比和患者对检查的敏感性和反应程度，识别阳性"病灶"。

（2）松筋解结：医者需根据经筋的走行方向，采用滚、按、揉、点、推、弹拨等手法从足部到腰部使患者放松，然后采用肘鹰嘴、肱骨内髁、前臂尺骨、前臂内侧4个部位配合拇指及四指顺着"病灶"——筋结、神经出口点、神经受压处，进行垂直点压、顺牵拉、横弹拨等分筋理筋手法，要求手法要"中结"，即以肘尖或手拇指沿筋结肌纤维或神经走行方向进行顺牵、横弹约2分钟。力量要求从轻到重，刚中有柔，柔中有刚，刚柔相济。

（3）整复：患者完成放松后，进行必要的关节复位。

六、疗程

每日治疗1次，每次操作20分钟，15次为1疗程。

七、注意事项

（1）颈椎病患者治疗期间要注意休息，少低头，腰椎间盘突出症患者治疗期间要卧硬板床，肩周炎患者治疗期间应避免提重物，躯体痛症患者均应注意保暖。

（2）已临床治愈，病情稳定者当逐渐加强局部肌肉功能锻炼，必要时应使用相关护具保护关节。

（3）脊髓型颈椎病患者慎用扳法，腰椎间盘中央型巨大突出者，使用扳法当慎重，以免加剧神经根的损伤，但并不绝对。

（4）手术后效果不好，或反复发作者，情况较复杂，应当认真根据具体情况进行处理，慎用整复类方法。

（5）急性扭伤致病者，急性扭伤24小时内避免在损伤局部做过多手法。

（6）治疗手法以不造成患者治疗部位的组织损伤和患者能忍受为度。

八、不良反应及处理

壮医经筋推拿治疗后一般患者无明显不良反应，但少数病人特别是初次接受推拿手法治疗的患者容易出现酸胀、疼痛等手法反应，一般不需要做特别处理。如手法使用不当，可导致局部皮肤破损及疼痛或加重，或头晕现象，应立即停止推拿并予相应处理。

九、健康指导

（1）避风寒，畅情志，免劳累，慎起居。
（2）注意保持良好作息姿势，避免长时间处于不良姿势。
（3）注意选择适当的卧具（床、床垫、枕头等）。
（4）适当加强运动，进行必要的功能训练。

壮医火针疗法操作规程

一、定义

壮医火针治疗是在十二经筋理论指导下，结合民间火针点刺术总结出的一种筋结解结治疗方法。

二、主要特点和作用

（1）泻火解毒。
（2）消肿止痛。
（3）软坚散结。
（4）祛腐排脓。
（5）温经通络。
（6）活血化瘀。
（7）调和气血。
（8）祛风毒，除湿毒，化瘀毒，散寒毒；通调龙路、火路气机。

三、适用范围

（1）内科、外科、妇科、皮肤科、五官科、儿科等常见病、多发病。
（2）主要用于寒毒、湿毒、瘀毒内阻等引起的病症，如神经性头痛、周围性面神经麻痹、颈椎病、肩周炎、网球肘、胸椎功能紊乱症、腰椎间盘突出症、骨质增生症、第三腰椎横突综合征、臀上皮神经炎、梨状肌损伤、退行性膝关节炎、脑血管意外后遗症、腱鞘囊肿、跟痛症等。壮医火针不仅适用于寒证、痛证的治疗，火针借助温热之力，引火毒热邪外出，也适用于热证的治疗，火针浅刺治疗常用于皮肤科感染性和气血失和的皮肤病，如带状疱疹、带状疱疹后遗神经痛、白癜风、结节性痒疹、扁平疣、痤疮、毛囊炎等。

四、禁忌证

（1）有出血性疾病者。

（2）合并严重高血压、心脑血管病、肝、肾和造血系统等严重危及生命的原发病以及精神病患者。

（3）精神病患者，或精神高度紧张、狂躁不安、抽搐不能合作者。

（4）局部皮肤有破溃、瘢痕、高度水肿及浅表大血管处禁用。

（5）孕妇、产妇、婴儿及年老体虚弱者。

（6）皮肤敏感者。

（7）过度疲劳、饥饿的患者慎用。

五、操作流程

（一）施术前准备

一次性针灸针，75％乙醇，0.5％碘伏，75％乙醇棉球，医用棉签、酒精灯。

（二）环境要求

治疗室内清洁、安静，光线明亮，温度适宜，避免吹风受凉。

（三）术前护理

备齐用物，说明治疗的意义和注意事项，进行精神安慰与鼓励，消除患者的紧张、恐惧情绪，使患者能积极主动配合操作。

（四）部位选择

根据病症选取适当治疗部位。

（五）体位选择

常有坐位、仰卧位、俯卧位、侧卧位等。根据针刺部位确定体位。

（六）消毒

（1）针具消毒：选择一次性针灸针。

（2）部位消毒：施术部位常规消毒。

（3）术者消毒：术者采用七步洗手法清洗双手，再用75％乙醇棉球擦拭。

（七）施术方法

（1）壮医经筋摸结：运用拇指的指尖、指腹及拇指与四小指的指合力或用肘尖，对经筋循行路线做浅、中、深层次，由浅至深，由轻至重，以切、循、按、摸、弹拨、推按、拨刮、拑掐、揉捏等手法行检。筋结分点、线、面等形状,触摸有粗糙样、小颗粒状、结节状、条索状、线样,甚至成片状,大小不一,深浅不一,以触压疼痛异常敏感为特征。

(2)火针消结:根据病情选用 3 ~ 10 个筋结点,局部常规消毒,术者以左手按压固定查及的筋结点,右手持火针针具,将针尖置于酒精灯上烧红直至发白,迅速将针尖垂直刺入皮肤,直达筋结点,疾进疾出,不留针,每个筋结点施针 3 ~ 5 次。

(3)针刺的深度:应根据病情、体质、年龄以及治疗部位而定,一般以达到筋结点为宜;皮肤科疾病以及皮损厚薄、血管深浅而定,较薄的皮损,可以针刺深度较浅,面积大的皮损,点刺点的间距一般为 0.5 ~ 1cm,均匀点刺。较厚的皮损,可以手法较重,针刺深度较深。

(八)施术后处理

术后用 75% 乙醇局部消毒皮肤。

六、疗程

隔日 1 次,7 ~ 10 次为 1 疗程。

七、注意事项

(1)根据患者体质和病情,注意掌握手法的刺激强度。
(2)进针时应避开动脉、静脉。

八、不良反应及处理

(1)晕针:如患者在针刺过程中出现气短、面色苍白、出冷汗等晕针现象,立即让患者头低位平卧 10 分钟左右,亦可加服少量糖水。
(2)血肿:用消毒干棉球按压血肿部位 3 ~ 5 分钟,防止血肿变大;出血量较大的血肿加以冷敷,以促进凝血,24 小时后可行热敷,促进血肿吸收。

九、健康指导

(1)告知患者在治疗后注意保暖,忌食辛辣、生冷、油腻食物,坚持良好的生活习惯,保证充足的睡眠时间。
(2)告知患者治疗后局部出现发红、瘀肿、出血、瘙痒等现象,不要抓挠,及时报告。

壮医全身药浴疗法操作规程

一、定义

壮医全身药浴疗法是用壮族地区草药加水煎煮后，放入药浴桶中，待温度适宜后，行泡浴的一种外治方法。其集本草、矿物或动物药之药性物质，散发于浴汤之中，为肌肤、孔窍、腧穴等部位所吸收，进入经脉血络，输布全身，以解毒调气，祛湿通络，通调龙、火两路，发挥天、地、人三气同步的效果，进而达到增强免疫、强身健体、未病先防、已病防变、病愈防复发作用的一种疗法。

二、主要特点和作用

（1）主要特点
① 治疗范围广泛，疗效显著；
② 易学易用，容易掌握；
③ 安全可靠，副作用小；
④ 经济简便。
（2）主要作用
① 清洁皮肤，润肤护肤；
② 清热解毒，祛风止痒；
③ 祛湿通络，活血化瘀；
④ 调气补虚，祛寒湿，消肿痛，通调三道两路。

三、适用范围

（1）内科、外科、妇科、皮肤科、五官科、儿科等常见病、多发病。
（2）主要用于风湿性关节炎，类风湿性关节炎，膝关节炎，风湿病肌肉关节疼痛；肌肤麻木不仁，肌肤痹冷疼痛；颈肩痛，腰腿痛；扭伤或骨折后期恢复；腹水，黄疸，慢性胆囊炎和肝炎等中、下焦湿热导致的疾病；失眠，多发性神经炎；皮肤瘙痒症，急慢性湿疹，银屑病，硬皮病，神经性皮炎，荨麻疹，黄褐斑，鱼鳞病。带状疱疹后遗神经痛；颈椎病，肩周炎，腰腿痛；盆腔炎，月经不调，痛经，宫寒，带下病；产后虚弱，产后乳汁不通，产后肥胖，产后汗证，产后骨节疼痛；小儿黄疸，小儿寒感，热痱，消化不良；痧病，预防保健，养颜减肥，祛除体内湿气等。

四、禁忌证

（1）年老体弱（65岁以上）、妊娠、女性经期、药物过敏、皮肤有开放性创口者，不宜洗药浴，以免发生意外。

（2）高热大汗、高血压、主动脉瘤、冠心病、心功能不全及有出血倾向患者，肝肾功能不全、活动性肺结核、精神病、癫痫、浮肿、酗酒及其他传染病的患者禁止药浴。

五、操作流程

（1）浴室保持清洁、安静，空气新鲜温度适宜。

（2）评估患者主要生命体征、既往史、过敏史、体质、心理状况等。

（3）在浴桶里加适量药浴液，加热至适当温度，一般38～42℃为宜。

（4）入浴：指导患者淋浴，进入浴缸，取坐位。

（5）泡浴：水位以胸部以下为宜，嘱患者用毛巾不断将药液淋洗至上身。泡浴约5分钟后根据患者的耐受程度调整水温，以头面部、全身皮肤微红、轻微汗出为宜，嘱及时擦汗，多饮水。泡浴时间为15～20分钟。

（6）药浴过程中随时询问患者感受，如有不适，及时协助停止浸浴。

（7）药浴完毕，休息20～30分钟，再次评估生命征，观察皮肤情况。

六、疗程

根据病情，一日1次或一日2次，7次为1疗程。

七、注意事项

（1）肢体残疾行动不便患者药浴应有家属助浴。

（2）饱餐或空腹，饭前、饭后30分钟内不宜全身药浴。

（3）药浴时水位不没过心脏，以免引起头晕、胸闷等不适。

（4）药浴过程中水温适宜，勿过高，避免出汗过多，若出汗过多则建议先出来休息5～10分钟后再进行泡浴，并及时饮用温水，补充水分。

八、不良反应及处理

若药浴中出现头晕、胸闷、恶心呕吐等症状，立即停止药浴，适当饮用一些温水，休息 15 ～ 30 分钟后即可缓解。

九、健康指导

（1）药浴之后及时擦干汗液，避免直接吹风，注意保暖防寒。
（2）少量多次饮用温开水以补充水分；
（3）调畅情志，劳逸结合，药浴后避免剧烈运动。

壮医香囊佩药疗法操作规程

一、定义

壮医香囊佩药疗法是选用一些壮药佩挂于人体一定部位，利用药物的特殊气味，以达到防病治病目的的一种疗法。

二、主要特点和作用

通常选用芳香走窜、调气安神、辟瘟驱邪、调节谷道气道等作用的壮药加工成粉置于香囊内，佩挂于人体一定部位，通过气道吸收或局部吸收，从而达到畅通气道、健运谷道、芳香通窍、安神醒脑、避秽祛毒、防病治病的作用。

三、适用范围

（1）内科、外科、妇科、皮肤科、五官科、儿科等常见病、多发病。

（2）主要用于上呼吸道感染、流行性感冒；小儿谷道脾胃虚弱之泄泻、气滞腹胀、腹痛等症，小儿消化不良、积滞症；中风、睡眠障碍、抑郁；乳腺炎、结膜炎；预防保健。

四、禁忌证

（1）妊娠期妇女禁用。

（2）皮肤过敏者慎用。

五、操作流程

（一）操作前准备

（1）双人核对医嘱。

（2）评估患者，向患者阐明治疗的目的、过程，以期配合。

（3）用物准备：将干性壮药材粉碎，过 40 ～ 60 目筛，混匀，用小药勺取20 克壮药粉装入无纺布小药袋并封口，再装入香囊袋，扎紧袋口，保持清洁干燥。必要时根据医嘱辨证配药。阳证者，在壮药粉内加适量米醋，阴证者，壮药粉加适量低度米酒，搅拌均匀，加热烘干，确认壮药粉干燥后放入非金属密闭容器避光保存。

（4）环境准备：治疗环境符合患者隐私保护和保暖要求。

（二）操作步骤

（1）佩挂：将香囊佩挂于患者颈胸前、手腕、腰部、脐部、枕边、床头等位置，可每日置于鼻前闻香3次，每次1～3分钟以加强治疗作用。

（2）佩挂过程中随时观察皮肤情况，询问患者感受。

（3）洗手，记录。

六、疗程

药袋内药物一般7～14天换药1次，佩戴至疾病明显好转直至痊愈；强壮保健的药可长期佩戴；用于避瘟防病，以度过传染病流行期为原则。

七、注意事项

香囊内药物禁止口服。

八、不良反应及处理

佩挂香囊后，如患者出现红疹、瘙痒等不适症状，应暂停使用，报告医生，遵医嘱处理，避免使用刺激性清洁剂或热水烫洗皮肤。

九、健康指导

（1）告知患者勿自行取出香囊内药物，避免误服。

（2）剧烈运动或洗澡前取下香囊，避免潮湿。

壮医滚蛋治疗操作规程

一、定义

壮医滚蛋治疗是将用药物浸煮过的药蛋在身体相关部位来回滚动，通过刺激龙路、火路的体表经络，达到鼓舞正气、逐毒外出、调节气血目的的一种治疗方法。

二、主要特点和作用

解表退热，祛风除湿，温肺止咳，活血散瘀，通经止痛，健脾消食。

三、适用范围

（1）内科、外科、妇科、皮肤科、五官科、儿科等常见病、多发病。

（2）主要用于颈椎病、肩周炎、腰腿痛、腰肌劳损、类风湿性关节炎；寒湿、虚寒引起的胃脘痛、腹痛、胁痛、泄泻；痛经、月经不调、盆腔炎；伤风感冒、咳嗽、支气管炎、肺炎；眩晕症、睡眠障碍；小儿泄泻、腹胀等。

四、禁忌证

（1）有开放性创口、感染性病灶者禁用。

（2）孕妇腰腹部禁用。

（3）对蛋白过敏者慎用。

五、操作流程

（一）操作前准备

（1）双人核对医嘱。

（2）评估患者，向患者阐明治疗的目的、过程，以期配合。

（3）用物准备：根据病情选择不同药物与鸡蛋或鸭蛋同煮，将煮好的蛋剥掉壳后，用纱布包裹放在原药液中保温备用。

（4）环境准备：治疗环境符合患者隐私保护和保暖要求。

（二）操作步骤

（1）取患者合适体位，暴露治疗部位，注意保暖，保护隐私，垫治疗巾。

（2）取穴、松解筋结：遵医嘱取穴，或阿是穴，用指尖按揉法或掌根按揉法等理筋手法松解筋结 3～5 分钟。

（3）戴手套，取出药蛋，用温度计测温，70～80℃为宜（小儿、老年人及对热不敏感者，药蛋温度 60～70℃），并在操作者手臂内侧试温。

（4）点蛋：取煮好的药蛋 1 只，以穴位为中心，由内向外快速点熨治疗部位，时长约 10 秒。

（5）滚蛋：用 2 只热药蛋，轮流在患者的治疗部位由内到外反复滚动烫熨，直至皮肤潮红，患者微微汗出为止，时长约 15 分钟。

（6）治疗过程中询问患者感受，观察皮肤情况，并交代患者治疗后的注意事项。

（7）洗手，记录。

六、疗程

每天 1～2 次，直至患者症状缓解。

七、注意事项

（1）成人药蛋需煮 1 小时，蛋壳变成褐色为宜；小儿药蛋需煮 15 分钟。

（2）滚蛋后以蛋黄判断病情。

① 感冒发热患者，可见蛋黄表面隆起小点。小点多，说明病情较重；小点少，说明病情较轻。

② 蛋黄呈青色为阴证；蛋黄呈金黄色为阳证。

③ 如患者对药蛋热烫温度不敏感，说明病灶较深，可每天在麻木处或受寒处滚蛋，直至患者对热烫感觉灵敏，蛋黄表面隆起的小点减少或消失为止。

八、不良反应及处理

（1）如患者出现局部皮肤红疹、瘙痒，应立即停止治疗，遵医嘱给予抗过敏药物。

（2）如患者局部皮肤出现红、肿、热、痛，可使用碘伏消毒，必要时遵医嘱使用消炎药。

九、健康指导

（1）告知患者治疗后 4 ～ 6 小时内不宜洗澡，注意防寒保暖。

（2）指导患者忌食生冷、寒凉、酸辣刺激之品。

壮医壮火灸条治疗操作规程

一、定义

壮医壮火灸条治疗是运用灸条在体表的穴位上烧着，借助火的热力以及药物的作用，通过温热刺激疏通龙路、火路气机，逐寒祛毒，回阳救逆，达到防病治病目的。

二、适应证

（1）内科、外科、妇科、皮肤科、五官科、儿科等常见病、多发病。

（2）主要用于痧病、胃脘痛、头痛、头晕、风湿关节疼痛等内科疾病；带状疱疹、慢性湿疹、荨麻疹皮肤瘙痒等皮肤病；痛经、附件炎、带下病等妇科病；小儿疳积；眼干、视物模糊等眼科疾病；口腔溃疡等口腔科疾病；耳鸣等耳鼻喉科疾病。

三、禁忌证

（1）发热（体温 >37.3℃）患者。

（2）脉搏 >90 次 / 分患者。

（3）施灸部位皮肤感染者。

（4）过度疲劳、饥饿或精神高度紧张的患者。

（5）严重心脑血管疾病、严重糖尿病、高血压、皮肤病患者。

（6）孕妇。

四、操作步骤及要求

（1）施术前准备：壮药艾条，艾盒，芦荟胶等。

（2）环境要求：治疗室内清洁、安静，光线明亮，温度适宜，避免吹风受凉。

（3）术前护理：备齐用物，说明治疗的意义和注意事项，进行精神安慰与鼓励，消除患者的紧张、恐惧情绪，使患者能积极主动配合操作。

（4）部位选择：根据病症选取适当治疗部位。

（5）体位选择：常有坐位、仰卧位、俯卧位、侧卧位等。根据病情确定体位。

（6）施术方法

① 将已制备好的壮火灸条插入特制灸盒，放在所选穴位上施灸 20 ~ 30 分钟。

② 术毕使用芦荟胶涂擦施灸部位。

五、治疗时间及疗程

每日 1 次。5 ~ 10 次为 1 疗程。

六、注意事项

（1）施灸过程中注意询问患者耐热感受，避免烫伤。

（2）艾灸后 1 小时内不能淋浴。

七、可能的意外情况及处理

烫伤：若仅出现皮肤潮红灼热，局部用烫伤膏等涂敷即可；若水疱不大，只需告诉患者注意不要擦破，外涂万花油、烫伤油等，几日后即可吸收而愈；水疱较大者，可以用消毒针具沿皮刺穿，放出水液，外用消毒敷料保护。

壮医刮痧疗法操作规程

一、概念

壮医刮痧疗法是以壮医理论为基础，利用刮痧器具在患者皮肤相关经络穴位反复刮拭，通过良性刺激，充分激发天、地、人三部之气，使之同步，以达到疏通三道两路、活血化瘀、排毒的作用，起到治疗和预防疾病的一种独特的方法。

二、适应证

（1）内科、外科、妇科、皮肤科、五官科、儿科等常见病、多发病。

（2）主要有各类痧病（如感冒）、发热、咳嗽；风湿病；颈肩腰腿痛；急慢性胃肠炎；头痛、牙痛、三叉神经痛、偏头痛；小腿痉挛；中暑；失眠；黄褐斑；肥胖症等。

三、禁忌证

（1）刮治部位的皮肤有损伤及皮肤病不宜用此法。

（2）有出血倾向者。

（3）严重心脏病、肾衰竭、肝硬化腹水、全身重度水肿者。

（4）体型过于消瘦者。

（5）孕妇的腹部、腰骶部，妇女的乳头。

（6）大病初愈、重病、气血亏虚及饱食、饥饿状态下不宜刮痧。

四、操作步骤及要求

（一）施术前准备

刮痧板、刮痧油、治疗盘、治疗碗、75%的乙醇、医用棉签、无菌纱布、治疗巾。

（二）环境要求

治疗室内清洁、安静，光线明亮，温度适宜，避免吹风受凉。

（三）术前护理

备齐用物，说明治疗的意义和注意事项，进行精神安慰与鼓励，消除患者的紧张、恐惧情绪，使患者能积极主动配合操作。

（四）部位选择

根据病症选取适当治疗部位。

（五）体位选择

常有坐位、仰卧位、俯卧位、侧卧位等。根据病情确定体位。

（六）施术方法

（1）在患者的衣边垫上治疗巾，用无菌纱布清洁皮肤。

（2）用75%的乙醇消毒刮板。

（3）将刮痧油倒于治疗碗内，用医用棉签蘸刮痧油涂擦刮痧部位。

（4）术者手拿刮板，治疗时刮板厚的一面对手掌，用另一面在患者体表一定部位反复刮动，刮拭方向为颈→背→腰→腹→上肢，从上向下刮拭；胸背部从内向外刮拭，刮板与刮拭方向一般保持 45° ～ 90°。刮痧时间一般每个部位 3 ～ 5 分钟，最长不超过 20 分钟，以皮肤出现紫色痧点为宜。对于部分不出痧或痧点少的患者，不可强求出痧，以患者感到舒适为原则。

（5）年轻、体壮、新病、急病的实证患者用重刮，即刮拭按压力大、速度快。

（6）正常人保健或虚实兼见证患者用平补平泻法，即刮拭按压力中等、速度适中。刮拭部位要正确，只有根据不同的病证选取相应的穴位刮痧的效果才会显著。

（7）挑放血治疗。

（8）刮痧完毕，用无菌纱布清洁皮肤，协助患者整理衣着，整理床单，安排舒适的体位，给患者饮一杯温开水，并嘱其休息 15 ～ 20 分钟后，方可活动。

五、治疗时间及疗程

根据病情，急性病症，每2天1次，中病即止；慢性病症，每3～5天1次，5次为1疗程。

六、注意事项

（1）告知患者，刮痧部位会有疼痛、灼热感，属于正常现象，刮痧部位出现红紫色痧点或瘀斑，数日后方可消失，刮痧后 6 小时内忌淋浴，刮痧部位注意保暖。

（2）下肢静脉曲张者刮拭方向应从下向上，用轻手法。

（3）前一次刮痧部位的痧斑未退之前，不宜在原处再次进行刮痧。再次刮痧时间一般间隔 3 ~ 6 天。

（4）操作过程中注意观察患者对刮痧手法的耐受情况，如有不适，及时调整手法或停止操作。

七、可能的意外情况及处理

晕刮：迅速让患者平卧，让患者饮用温含糖开水，迅速点按患者百会穴、人中穴。

壮医香灸疗法操作规程

一、概念

壮医香灸疗法是采用芳香壮药制成的香灸条，在穴位及部位上施以灼灸或温熨以治疗和预防疾病的常用壮医外治疗法。具有芳香温通、活血化瘀、软坚散结、疏肝解郁、行气止痛，通龙路、火路，调气道、谷道、水道等作用，通过药力、热力发挥作用，从而有效地解除症状。

二、适应证

（1）内科、外科、妇科、儿科、皮肤科、五官科、男科等常见病、多发病。

（2）主要用于各类心脑血管病；脾胃病；风湿病（风湿性关节炎、类风湿关节炎、痛风、肩周炎、骨性关节炎等）；瘴疫；痧病（如感冒、发热、咳嗽）；肺病；肾病；失眠；颈肩腰腿痛；肢体麻木；中风后遗症；男科（前列腺炎、阳痿等）；妇科（乳癖、痛经、黄褐斑、盆腔炎、子宫肌瘤、产后风湿、多囊卵巢综合征等）；儿科（感冒、疳积、消化不良、便秘、泄泻等）；失眠；肥胖症；跌打损伤等病症。

三、禁忌证

（1）局部皮肤有皮损、溃烂、烫伤者禁用。

（2）合并出血性疾病或有出血倾向者，如血友病、白血病、紫癜、毛细血管脆性试验阳性患者。

（3）严重心脏病、脑血管病、肾衰竭。

（4）孕妇、身体极度虚弱者，极度消瘦者。

（5）精神病患者，或精神高度紧张、狂躁不安、抽搐不能合作者。

四、操作步骤及要求

（一）施术前准备

壮医香灸、点火器、刮灰器、灭火器、治疗盘、治疗凳、治疗床。

（二）环境要求

治疗室内清洁、安静，光线明亮，温度适宜，避免吹风受凉。

（三）术前护理

备齐用物，说明治疗的意义和注意事项，进行精神安慰与鼓励，消除患者的紧张、恐惧情绪，使患者能积极主动配合操作。

（四）部位选择

根据病症选取适当治疗部位。

（五）体位选择

常有坐位、仰卧位、俯卧位、侧卧位等。根据病情确定体位。

（六）施术方法

（1）温和灸：施灸时，将香灸条的一端点燃，对准应施灸的部位，在距离皮肤2～3cm处熏灸，使被施灸部位有温热感而无灼痛感为宜，一般每次每穴灸1～2分钟，至皮肤出现红晕为度。对于局部知觉迟钝者，医者可将食指、中指分开置于施灸部位两侧，以医者手指感知患者局部受热程度，以便及时调节香灸条高度，防止烫伤。

（2）雀啄灸：施灸时，香灸条点燃的一端，与施灸部位的皮肤并不需要固定在一定的距离，而是如鸟雀啄食般，一上一下地活动着施灸，至皮肤红晕为度。

（3）回旋灸：施灸时，香灸条点燃的一端与施灸部位的皮肤保持2～3cm的距离，但位置不固定，而是以施灸部位为中心，均匀地向左右方向移动或反复旋转施灸。以穴位局部皮肤红润、红晕为度。

（4）施灸完毕，将燃着的香灸条一端置入灭火器中。以备下次使用。协助患者整理衣着，整理床单，安排舒适的体位，给患者饮一杯温开水，并嘱其休息10～15分钟后，方可离开。治疗后忌食生冷，注意保暖。

五、治疗时间及疗程

根据病情，急性病症，每天1次，中病即止；慢性病症，每天1次，5次为1疗程。

六、注意事项

（1）患者在过度疲劳、过饥、过饱、过渴或饮酒的情况下不宜施行香灸治疗。

（2）颜面五官、隐私部位、大血管处、皮肤破损处、身体发炎处等部位，不宜灸治。

（3）施灸过程中，应注意及时清理香灰，以免造成烧伤或烧坏衣物。如患者感觉灼热难忍，应及时停灸。

（4）施灸时将有火星端对准穴位，注意熨灸时间，避免灸伤皮肤。

（5）灸后有灼热感，不要用手抓，以防抓伤。6小时内忌淋浴，香灸部位注意保暖。

（6）在治疗过程中，应密切观察患者的反应，不定时询问患者的感觉，有异常反应应及时处理。

七、可能的意外情况及处理

（1）晕灸：如患者治疗过程中出现气短，面色苍白，出冷汗等晕灸现象，立即停止操作，扶患者平卧，头部放低，松解衣带，注意保暖。轻者静卧片刻，给饮温水，即可恢复。必要时可配用现代急救措施，晕灸缓解后，仍需适当休息。

对晕灸要重视预防，如初次接受香灸者，要做好解释工作，解除紧张心理，正确选取舒适持久的体位，选穴宜少，手法要轻，对劳累、饥饿、大渴者，应嘱其休息，进食、饮水后再行香灸。香灸过程中，应随时注意观察患者的神态，一旦出现不适等先兆，需及早采取处理措施。此外，注意室内空气流通，消除过热过冷等环境因素。

（2）烫伤：用生理盐水清洁创面及浸润无菌纱布湿敷创面，直至疼痛明显减轻或者消失，外涂万花油、烫伤膏或紫草膏。若出现小水疱，皮肤可自行吸收，保持局部的干燥及水疱皮肤的完整性；如水疱较大，可用无菌针头将水疱戳破，放出疱内渗液，每日用碘伏消毒，外涂烧伤膏或紫草膏，保持局部干燥及清洁，预防感染。